노화의 재설계

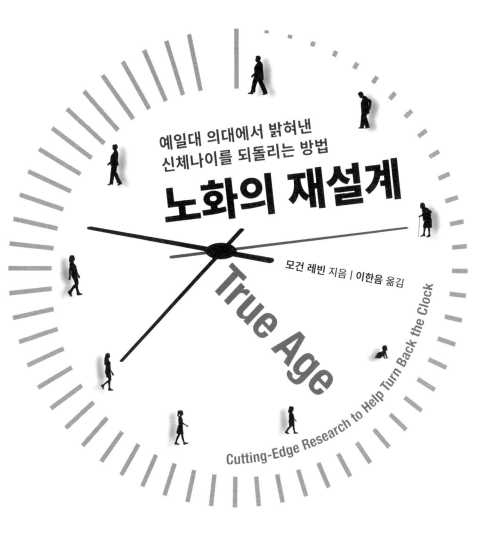

예일대 의대에서 밝혀낸
신체나이를 되돌리는 방법

노화의 재설계

True Age

모건 레빈 지음 | 이한음 옮김

Cutting-Edge Research to Help Turn Back the Clock

위즈덤하우스

우리 딸 애리어Aria와 남편 자크Zach에게.

내 하루하루를 기쁨으로 채워줘서 고마워.

덕분에 내 삶이 너무나 소중하다는 것을 늘 되새기고 있어.

앞으로도 수십 년 동안 함께 많은 모험을 즐기면서

행복하게 살기로 해.

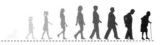

1부

노화와 나이

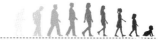

2부

노화를 재설계하는 방법

나이는 먹은 햇수로 재는 것이 아니다. 자연은 에너지를 균등하게 배분하지 않는다. 더 빨리 늙고 쇠약해지는 사람이 있는 반면 70세에 활기찬 사람도 있다.

– 도로시 톰프슨 Dorothy Thompson, 미국 언론의 퍼스트레이디

노화와 나이

True Age Cutting-Edge Research to Help Turn Back the Clock

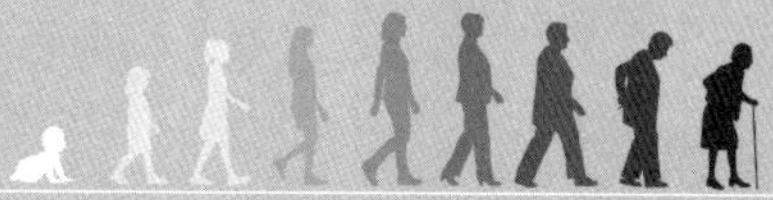

4월 코네티컷의 어느 화창한 오후, 나는 주방에 서서 침을 흘리려 애쓰고 있다. 오늘은 내가 36세를 맞는 생일이고, 나는 생일을 축하하기 위해 깨끗한 시험관에 침을 모으는 중이다. 다 모으고 나면 작은 상자에 잘 담아 조지아주 애틀랜타에 있는 한 연구실로 보낼 것이다. "여기까지 채우세요"라 적힌 검은 선에 이르기까지 침이 거의 채워지자 나는 시험관을 빛에 비춰 보며 내용물을 살핀다. 거품 섞인 그 액체 안에는 내 백혈구와 뺨의 세포들을 비롯한 온갖 세포들이 떠다닐 거라 상상을 해본다. 각 세포에는 꼼꼼히 해독하면 내 개인건강과 노화 양상을 파악하는 데 쓸 수 있는 화학적 암호가 들어 있다.

뚜껑 달은 시험관을 함께 제공된 봉지에 집어넣으면서, 지난 한 해 동안 내가 어떻게 살았는지를 하나하나 되짚어본다. 잠은 충분히 잤을까? 휴일마다 그 온갖 단것들을 과연 다 먹어야 했을까? 격리된 상태에서 보낸 1년은 어떤 효과를 낳았을까? 때는 2021년 4월이었고, 코로나19COVID-19는 우리가 알던 세상을 바꿔놓았다. 나는 스스로 아주 건강하다고 생각하지만, 막상 내 안에 숨겨진 무언가를 들여다보려니 불안감이 들기도 한다. 오늘 저녁에는 생일케이크에 꽂힌 36개의 초를 끄겠지만, 이 검사야말로 나중에 내 진짜 나이를 알려줄 것이기 때문이다.

시료가 조지아의 연구실에 도착하면 과학자들은 DNA를 따로 분리한다. 알다시피 DNA에는 유전암호, 즉 우리를 만들고 유지하는 데 쓰이는 명령문들의 집합이 들어 있고, '후성유전암호epigenetic code'라 하는 다른 중요정보도 지니고 있다. 후성유전학의 연구 대상은 우리 각자가 생물학적 부모로부터 물려받는 DNA서열(A,C,G,T의 패턴)에 일어나는 변화가 아닌, DNA 및 그것을 감싸고 있는 단백질에 붙은 화학적 꼬리표의 변화다. 이 화학적 변화는 우리 DNA가 작동하거나 기능하는 방식을 조절한다.

이 분야에서 일하는 과학자인 나는 후성유전학을 '세포의 운영 체제'라고 표현한다. 이 체제는 대사활동에서부터 시작해 세포분열을 해야 할지의 여부 및 만약 한다면 언제 해야 하는지, 심지어는 세포의 정체성에 이르기까지 세포의 모든 기본기능을 통제한다. 예를 들어 뇌의 신경세포는 피부의 바깥층을 이루는 상피세포와 DNA 서열이 똑같다. 그럼에도 서로 다른 유형의 세포가 된 것은 '후성유전체epigenome' 때문이다. 후성유전체는 뉴런에는(형태적·기능적인 면 모두에서) 뉴런이 되라고, 또 상피세포에는 상피세포가 되라고 지시한다. 그러나 과학자들은 우리가 나이를 먹어감에 따라 후성유전암호가 변한다는 것, 그리고 그 변화를 읽어내면 누가 예상보다 더 빨리 또는 더 늦게 늙는지 판단할 수 있다는 것을 발견했다. 즉, 진짜 나이를 알아낼 수 있다는 것이다.

시험관을 보내고 몇 주 뒤엔 분석결과가 담긴 전자우편을 받게 된다. 링크를 누르고 비밀번호를 입력한 다음 결과를 죽 훑어보니 31세라고 나와 있다. 원하는 방향—내 신체나이Biological Age(생물학적 연령)는 숫자나이Chronological Age(생활 연령)보다 5년이나 젊다—이기에 나는 안도한다. 하지만 솔직히 나는 더 젊게 나오길 바라고 있었다. 분석결과에는 전반적인 신체나이 점수 외에 염증, 간기능, 뇌건강 등 다양한 신체 계통별 척도의 수치도 나와 있다.

이런 척도를 개발한 사람이 나이기 때문에, 그런 수치들이 혈액에서 각 범주에 해당하는 다양한 단백질들의 나이에 따라 달라지는 농도를 반영한 것임을 나는 안다. 가령 콩팥의 기능이 걱정스러워 의사를 찾아간다면 의사는 크레아틴, 알칼리성 인산분해효소, 요소질소, 중탄산염 같은 것들을 죽 검사할 가능성이 높다. 이런 검사를 이미 받아본 독자도 있을 것이다. 대개 이런 검사값들은 관련이 있는 다양한 생체표지들을 평가한 것으로서, 해당 조직에 질병이 있는지의 여부를 알려주는 단서로 쓰인다. 그러나 설령 좋다는 결과가 나온다 해도, 이런 숫자들은 건강에 관한 중요 정보는 숨겨진 형태다. 이 수치들을 결합하면 해당 조직의 전반적인 건강 프로파일 파악이 가능하고, 그것을 토대로 삼아 질병이 피검사자의 나이에서 대개 예상되는 수준보다 더 빨리 또는 더 느리게 진행되고 있는지의 여부를 판단할 수 있다. 게다가 채혈을 위해 굳이 의사의 진료실이나 지역연구소를 찾아갈 필요도 없다. 사실 침에 든 세포의 후성유전학적 패턴을 살펴보는 것으로도 이런 프로파일의 꽤 믿을 만한 추정값을 얻을 수 있다.

이런 계통별 척도들을 훑으며 대사건강과 뇌건강 항목을 보니, 내 경우엔 기분 좋게도 노화가 아주 느리게 진행되고 있다. 그러나 면역 건강은 좀 안 좋은 듯하고, 염증 수준도 다소 높아 보인다. 검사 결과에는 내 노화유형이 어떠한지도 나와 있다. 검사지에는 나와 비슷한 노화 프로파일을 지닌 사람이 전체 인구의 약 10퍼센트라고 적혀 있다. 다시 말해, 다양한 계통들을 종합해보면 나와 비슷한 강점과 약점을 지닌 이들이 10퍼센트라는 뜻이다. 일반적으로 내 경우와 동일한 프로파일을 지닌 이들은 여성일 가능성이 더 높고, 비만율은 최저지만 관절염, 더 나아가 암에 걸릴 위험이 더 높은 경향이 있다.

자기 자신에 관해 새로운 무언가를 알게 된다는 사실은 그 자체로 흥분을 불러일으키지만, 정말 중요한 것은 그 지식으로 무엇을 할 수 있느냐다. 우리는 '시간을 되돌릴' 수 있을까? 과학자들이 노화를 늦출 방법을 찾아내기 위해 연구하는 동안 우린 마냥 앉아서 기다려야 할까? 그럴 필요는 없다. 우리 각자가 지금 당장 할 수 있는 것들이 있으며, 일단 '자신의 검사 수치를 안다'면 사실상 어떤 선택이 자기 자신을 돕는지 판단할 방법을 얻은 셈이 된다.

이 책에서 나는 우리 각자가 자신의 노화를 왜 추정해야 하고 어떻게 추정하는지를 설명하며 노화가 실제로 무엇을 말하는지, 또 건강을 최적 상태로 유지하려면 일상생활에서 당장 시작할 수 있는 일들이 무엇인지를 살펴볼 것이다. 아직 모든 답을 알고 있진 않지만, 우리는 더 건강하고 더 오래 사는 데 도움이 될 첫 단계를 취함은 물론 노화를 생각하는 방식도 바꿀 수 있다.

주름 너머: 건강과 노화의 연결 고리

　오래되어 기억이 가물가물한 체육관의 문을 향해 걸어갈 때, 연인의 손을 맞잡은 당신의 손에 저절로 힘이 들어간다. 손바닥에 배는 땀을 초여름 열기 탓으로만 돌릴 수는 없다. 당신은 긴장과 흥분이 솟구치기 시작하는 것을 느끼며, 당신의 심장은 열린 문에서 점점 더 크게 흘러나오는 드럼 소리에 맞춰 점점 세게 뛴다. 문 바로 앞에는 방문자의 이름을 확인하는 여성이 간이 탁자를 펼치고 앉아 있다. 당신이 다가가자 그녀는 웃으며 명단을 흘깃 본 뒤, 당신의 이름이 산뜻하게 인쇄된 하얀 스티커를 건넨다. "와, 왔네. 반가워. 기분이 어때?" 그녀가 묻자 당신은 반사적으로 대답한다. "좋아. 나도 널 보니 무척 반가워. 정말 신나는 밤이 되겠어!" 그렇게 말하면서, 당신은 진짜로 그렇기를 바란다. 아무튼 30번째 고등학교 동창회니까.

무도회장으로 꾸며놓은 체육관 안으로 들어서자 흐릿한 조명에 눈이 천천히 적응된다. 앞에선 수십 명이 떠들고 웃어대며 마시고 있고, 몇몇은 누가 새로 왔는지 살펴보느라 당신과 눈을 마주친다. 당신은 여러 명을 알아볼 수 있지만, 누군지 긴가민가 싶은 이들도 있다. 언젠가 봤다는 것은 확실하지만 어디에서였는지는 떠오르지 않는 얼굴들이다. 하지만 바로 오른쪽에 있는 여성은 어디에서든 알아볼 수 있다. 그녀는 쥐고 있는 술잔에서 술이 흘러넘치지 않게끔 애쓰면서 몇 명과 함께 깔깔거리며 신나게 춤을 추고 있다. 바로 매기다. 헤어스타일을 제외하면 30년 동안 하나도 안 변한 것 같다!

인사를 하러 걸어가는데 누군가가 어깨를 두드린다. 고개를 돌리니 빙긋 웃는 표정의 한 남자가 서 있다. "안녕, 나야!" 하는 양 두 팔을 치켜 올린 모습으로. "와! 정말 오랜만이다. 널 여기서 보다니! 믿어지지가 않네." 그 순간 갑자기 조금 전에 느꼈던 긴장이 다시 찾아온다. 당신은 그 얼굴을 향해 마주 웃을 수가 없다. 50대에 들어서기 직전인 이 남자는 당신의 10대 때 친구 누구와도 닮은 구석이 없다.

다행히도 당신은 모두가 이름표를 붙이고 있다는 사실을 기억해낸다. 바로 이 순간을 위해서였던 것처럼. 재빨리 그의 이름표를 흘깃 쳐다본다. "와, 더그! 정말 너야? …정말 멋지네!" 당신은 더그가 자신의 이름을 당신이 진짜로 떠올렸다고 믿길 바라며 말한다. 그러면서도 한편으론 그의 이름을 떠올리지 못한 이유가 노화에 따른 기억상실 때문이 아닐까 하는 걱정도 잠깐 스친다. 아니, 설마 그럴 리가. 나는 아직 50세도 안 되었는걸. 난 더할 나위 없이 건강하고, 기억이 사라지는 일 따위는 겪을 리가 없… 아니, 있을까?

갑자기 당신은 이 방에 모인 사람들 중 누구에겐 그런 일이 일어날 것이, 그것도 아마 그리 멀지 않은 미래에 그렇게 될 것이 확실하다는 걱정스런 깨달음에 사로잡힌다. 통계에 따르면 오늘밤에 모인 동창 200명 중 절반만이 앞으로 30년을 더 살 것이다. 60번째 동창회에 올 사람이 누굴까? 나는 그때 참석할 수 있을까? 누군가를 잃거나 질병과의 싸움에서 가까스로 이긴 이야기들을 얼마나 더 간직하게 될까? 훨씬 더 많은 친구가 나타나지 않았다는 점을 제외하면 매기는 그때도 여전히 거의 변하지 않은 모습으로 춤을 추고 있을까?

실내를 훑어보며 당신은 나름 알고 있는 지식을 토대로, 그때 누가 참석하게 될지에 대해 몇 가지 추측이 가능함을 깨닫는다. 이제 겨우 중년이 되었을 뿐이지만, 모두의 앞에 놓인 운명 방향의 궤도들 중 일부는 이미 갈라지면서 가속되기 시작했음이 뚜렷이 보인다. 반면 어떤 이들은 졸업한 직후에 수수께끼처럼 시간이 멈춘 듯하다. 나는 어느 쪽일까? 운 좋은 이들에 속할까? 그리고 80세에 또 다시 이 체육관에 올 수 있도록 나름 할 수 있는 일이 있을까?

신체나이 대 숫자나이

대부분의 사람들은 자신이 태어난 이후 얼마의 햇수가 흘렀는지 안다. 연 단위가 아닌 날 단위로 세는 이도 있을 것이다. 하지만 혹 나이란 건 사실 숫자에 불과한 게 아닐까? 우리는 실제로 자신이 얼마나 늙었는지—더 좋은 쪽으로 말하자면 얼마나 젊은지—내심 알고 있지 않나? 누구나 그런 생각을 한다. 인간이기에 우리는 해가 지나면서 일어나는 듯한 변화들을 본능적으로 알아차린다. 죽음이 임박했다는 것, 또 노화의 무언가가 우리를 서서히 그쪽으로 끌어당기고 있다는 것을.

시간은 우리의 몸, 마음, 더 나아가 아마 정체성에도 필연적으로 영향을 미치는 것 같다. 하지만 노화는 보편적인 것이긴 해도, 시간이 끊임없이 행군함에 따라 우리 모두에게 똑같이 밀어닥치는 현상은 아니다. 쏜살같이 흐르는 세월은 누군가에겐 질병, 장애, 상실을 안겨주며 더 모질게 군다. 반면에 눈가의 부드러운 주름이나 자주 지었던 웃음의 지워지지 않는 흔적만이 세월의 흐름을 알려주는 이들도 있다. 이를 어떻게 설명할 수 있을까? 우리 모두는 저마다 다른 속도로, 또 저마다 다른 방식으로 나이를 먹는다. 생일케이크의 촛불 개수가 말해주듯 숫자나이는 일정하면서 보편적인 속도로 증가할지 모르지만 신체나이, 또는 내가 쓰고 싶은 표현인 '진짜 나이True Age'는 그렇지 않다. 그리고 우리가 더 주의를 기울일 필요가 있는 것이 바로 이 나이다.

우리가 거울 속 자기 모습에서 보는 변화의 밑바탕에 놓인 것은 숫자나이가 아닌 신체나이다. 매일 아침 깨어날 때 느끼는 변화, 늙어가면서 시달리게 되는 질병을 비롯한 온갖 증상들을 일으키는 변화도 그렇다. 우리는 습관적으로 숫자나이에 신경을 쓴다. 숨기든지 아니면 좀 쑥스러워하면서. 그러나 사실 우리가 신경써야 하는 것은 신체나이다. 우리의 숫자나이는 일종의 명예훈장이다. 우리의 성취, 기억, 사랑하는 이들과 보낸 시간을 나타내고, 삶을 살 가치가 있게끔 한 모든 아름다운 것들이 그 안에 담겨 있으니 말이다.

그러나 진정으로 더 오래 숫자나이를 이어가는 최선의, 그리고 아마도 유일할 방법은 불운한 동반자인 신체나이에 맞서 싸우는 것이다. 다행스럽게도 자연과 과학은 그런 일이 어느 정도까지는 가능하며, 여러 면에서 그 주도권이 우리에게 있다는 것을 보여준다.

노화는 왜 그렇게 중요할까

나는 '노화에 관심을 갖게 된 이유가 무엇이냐'는 질문을 종종 받는다. 공공정책 분야의 교수인 내 어머니는 노년층의 건강과 삶의 질을 개선할 방안을 연구한다. 어머니의 연구와 활동은 신체나이 때문에 신체적, 사회적, 인지적 위협에 취약해진 이들을 위한 안전망 구축에 기여한다. 따라서 어머니로부터 영향을 받았을 가능성이 높긴 하지만, 내가 생물학적 노화의 과학을 연구하는 데 평생을 바치기로 결심한 건 아버지와 성장환경 때문이었다고 생각한다.

나는 아주 어릴 때부터 죽음의 불가피성과 늙어간다는 현실에 집착했다. 내가 태어났을 당시 아버지는 54세였다. 배우 일을 그만두고 집안일에 전념하기로 마음먹은 아빠는 늘 활기차고 부지런했지만, 어릴 때부터 나는 아빠가 친구들의 아빠와 다르다는 점을 알아차렸다. 대부분의 아이들이 부모 없는 세상이란 걸 아직 상상하지 못하는 시기인 7~8세 무렵에 나는 고등학교나 대학을 마칠 때면 아빠를 보지 못하게 되진 않을까, 아빠가 나와 함께 결혼식장에 걸어 들어가지 못하진 않을까, 혹은 손주를 보지 못하진 않을까 하는 두려움을 느꼈다.

다행히도 아버지는 이 모든 일을 다 할 수 있었고 내가 박사학위를 받은 뒤 예일대학교 의대 교수라는, 내가 꿈꾸던 직장을 얻는 것까지 지켜보았다. 사실 아버지는 거의 평생을 꽤 건강히 살다가 86세에 위장암으로 세상을 떠나셨다. 내가 예일대학교에서 노화의 과학을 연구하는 바로 그 자리에 부임하기 위해 로스앤젤레스에서 뉴헤이븐으로 옮기기 이틀 전이었다.

아버지가 86세까지 꽤 건강했다면 잘 사신 것이라는 말에 대다수는 동의할 것이다. 그러나 나는 잠자리에 누워 있을 때 아버지와 10년, 5년, 아니 1년이라도 더 함께 지낼 수 있지 않았을까 하는 생각을 종종 한다. 암, 심장병, 뇌졸중, 당뇨병, 알츠하이머병 같은 지독한 질환으로 사랑하는 사람을 잃은 사람이라면 대부분 이런 감상에 젖곤 할 것이다.

이런 예기치 않은 상실은 우리가 어찌할 수 없는 것처럼 느껴진다. 아버지가 암이라고 진단받았을 때 나는 무력감을 느꼈다. 그렇다. 우리는 사랑하는 이의 생명을 연장할 치료법이 있길 바라며 이 의사 저 의사를 계속 찾아다닐 수도 있지만, 그 상황을 야기한 과정 자체가 수십 년에 걸쳐 진행되어온 것임을 인식하지 못할 때가 너무나 많다. 어쩌면 태어날 때부터 진행된 것일 수도 있음에도 말이다.

이유는 이 모든 질환들이 생물학적 노화로 생기는 것이기 때문이다. 우리 각자를 질병에 더 취약하게 만드는 것은 숫자나이 자체가 아니라 질병 발생의 토대 역할을 하는 우리 몸의 분자, 그리고 세포에서 일어나는 생물학적 변화다. 단순하게 말하자면, 생물학적 노화야말로 질병과 죽음의 가장 큰 위험 요인이다.

강의실에서 노화를 가르칠 때마다 나는 학생들에게 폐암의 가장 큰 위험요인을 뭐라고 생각하는지 묻는 것으로 수업을 시작한다. 많은 이들은 이 질문에 흡연이라고 답한다. 물론 흡연이 폐암위험에 엄청난 영향을 미친다는 데는 논란의 여지가 없고, 미국 질병통제예방센터Centers for Disease Control and Prevention, CDC에 따르면 흡연자는 비흡연자보다 폐암에 걸릴 확률이 15~30배 더 높다.

그러나 실제 정답은 '노화'다. 국립암연구소National Cancer Institute의 추정에 따르면 20대에 폐암에 걸릴 확률은 20만 명 중 한 명에도 못 미치지만 70대엔 800배가 높아진다. 이 역시 달력상의 시간과는 관련이 없고, 그보다는 70세와 20세의 폐조직이 본질적으로 다르기 때문이다. 이 말은 몸의 거의 모든 기관과 조직, 세포 유형에도 적용된다. 해가 지남에 따라 우리는 생물학적으로 예전의 자신과 달라질 것이고, 우리 모두의 몸에는 손상으로 일어나는―즉, 그저 살아가면서 생기는―작은 변화들이 쌓여갈 것이다. 그러나 손상이 쌓이는 속도, 따라서 시간의 경과에 따라 몸이 변해가는 속도는 사람마다 다르며, 우리의 건강과 안녕에 직접적인 영향을 미친다.

노화와 관련된 어떤 유형의 변화가 가장 큰 위협을 가하는지는 아직 불분명하지만, 예일대학교의 우리 연구실에서는 이런 변화들 중 상당수를 추적하게 해줄 방법들을 개발 중에 있다. 노화를 늦추거나 더 나아가 되돌릴 방법을 결국엔 발견할 수 있지 않을까 하는 희망을 품고서다. 현재 우리는 숫자나이를 토대로 예상할 수 있는 수준보다 신체나이에 따른 변화가 더 많이 쌓인 이들이 다양한 질병에 걸리고 사망위험도 더 높은 경향이 있음을 명확히 보여줄 수 있다.

내 연구실에서 나와 도로를 따라가면 주변의 대다수 건물들보다 훨씬 높이 솟아 있는, 유리와 벽돌로 지은 건물이 하나 나온다. 여기에는 스밀로암병원Smilow Cancer Hospital과 예일암센터Yale Cancer Center가 있다. 예일암센터는 환자를 치료하는 곳인 동시에 과학자와 의학자가 암의 원인 및 결과를 살펴보는 첨단연구를 수행하는 곳이기도 하다. 나는 이 센터의 일도 하기 때문에, 종양학자인 에린 호프스태터Erin Hofstatter와 라호스 푸스타이Lajos Pusztai를 비롯한 이 기관 소속의 여러 사람들과 흥분되는 공동연구를 할 기회가 많다. 우리의 목표는 유방조직과 혈액에 일어나는 노화관련 변화가 발암위험에 어떤 영향을 미치는지를 이해하는 것이다. 노화관련 표지들을 추적하는 연구는 암의 예방이나 조기발견에 기여할 수 있다.

유방암 치료에서 가장 흔히 쓰이는 예방조치 중 하나는 유방절제술이다. 1889년 윌리엄 핼스테드William Halsted가 처음으로 시행한 이 수술법은 종양 및 그 주변의 유방조직을 잘라냄으로써 국부적 재발률을 줄인다는 것이 알려져 있었다.[1] 그런데 이 방법은 암이 주변의 림프절까지 퍼지지 않은 여성에게만 적합하다는 사실이 드러났다. 핼스테드 시대의 다소 야만적인 유방절제술과 달리, 지금은 피부와 그 밑의 근육은 보존하면서 유방조직을 제거하는 방법을 쓴다.

이 수술은 환자를 구하기 위한 것이지만, 떼어낸 종양과 주변조직은 유방암의 원인과 치료법을 연구하는 이들에게 과학적 단서를 제공할 수 있다. 우리는 유방암 치료를 위해 유방절제술을 받은 여성의 주변 유방조직, 또 예방조치나 유방축소 목적의 수술을 받은 이들로부터 떼어낸 유방조직에서 노화의 징후를 검사하는 공동연구를 수행했다. 양쪽 사례 모두, 우리는 '정상 유방조직'이라 여겨지는 것에서 DNA를 추출했는데, 다시 말하자면 이는 암에 걸린 여성들의 경우도 종양 자체의 DNA를 살펴보는 것은 아니라는 뜻이다. 그런 뒤 유방조직이 생물학적으로 얼마나 나이를 먹었는지를 추정했다. 이와 관련된 이야기는 2장에서 상세히 할 것이다.

그 결과 숫자나이가 같은 여성들의 신체나이를 비교했을 때, 암에 걸린 여성은 그렇지 않은 여성보다 유방조직이 생물학적으로 더 나이먹은 듯 보인다는 것을 발견했다. 암에 걸림으로써 건강했던 주변조직의 노화과정이 촉진될 가능성도 있긴 하지만, 유방조직의 노화가 더 빨리 진행되는 여성이 유방암에 걸릴 위험도 더 커진다고 보는 편이 더 타당한 듯했다. 물론 암과 노화, 양쪽과 관련 있는 다른 변화들이 종양발생을 촉진할 수도 있다.

또 우리는 이런 발견이 암에만 적용되는 것이 아니라는 사실도 발견했다. 한 예로 우리는 유방조직에서 생물학적 노화를 예측하는 데

쓴 것과 동일한 방법을 통해 뇌의 노화도 살펴보았는데, 부검한 시신들을 조사했더니 생물학적으로 더 나이 먹은(숫자나이와 상관없이) 뇌를 가진 사람들이 알츠하이머병의 여러 징후들을 지닐 가능성이 더 높게 나왔다. 마찬가지로 폐의 노화를 추정했더니 '특발폐섬유증'이라는 만성 폐질환을 앓는 사람들이 생물학적으로 더 나이를 먹었다는 사실이 드러났고, 간의 노화를 추정하니 지방간질환도 생물학적으로 더 나이먹은 사람에게서 더 많이 나타났다.

조사하는 신체기관마다 생물학적 노화가 질병을 촉진하는 듯하다는 결과가 반복된다. 게다가 생물학적 노화는 발달하는 데 수십 년이 걸리는 질병들의 진행을 촉진하는 것 말고도, 우리를 바이러스 같은 자연발생적인 위협에도 더 취약하게 만들 수 있다.

노화와 취약성

2019년 마지막 날, 중국의 우한시 위생건강위원회는 정체 모를 새로운 폐렴환자가 많이 발생하고 있다고 발표했다. 나중에 이 현상의 원인은 '코로나19'라는 새로운 코로나바이러스임이 드러났고, 이후 여러 달에 걸쳐 이 바이러스는 세계적으로 대유행하며 전 세계 수백만 명의 목숨을 앗아갔다.

안타깝게도 우리는 노년층이 코로나19에 유달리 취약하다는 것을 알게 되었다. 이탈리아는 이 감염이 노년층에게 얼마나 큰 피해를 입힐 수 있는지 보여준 첫 번째 국가였다. 유럽 및 아메리카를 통틀어 평균나이가 가장 높은 나라인 이탈리아에서는 사망률이 세계평균의 세 배 이상으로 치솟았고, 2020년 4월 말 기준으로 80세를 넘는 노인 중 약 1만 4000명이 목숨을 잃었다.

1918년 세계적으로 유행한 독감처럼 아동이 더 취약한 바이러스도 있지만, 많은 바이러스와 세균은 노년층에게 더 위험하다. 미국에서는 코로나19 사망자 열 명 중 여덟 명이 65세 이상의 성인이었다.[2] 왜 노년층에게서 중증환자가 더 많이 나타나는지 정확한 병인病因은 알려지지 않았지만, 우리의 생물학적 노화과정에 따라 나타나는 변화들과 관련되어 있음은 명백하다. 노화과정은 외부 위협에 맞서서 자신을 지키는 몸의 능력을 떨어뜨린다. 우리는 회복력을 잃는다. 노화관련 질환—심혈관질환, 당뇨병, 만성 폐질환, 만성 콩팥질환, 간질환—을 이미 앓고 있는 사람들의 코로나19 사망률이 더 높다는 것도 이 바이러스가 일으키는 증상 및 사망에 취약한 정도를 결정하는 것은 숫자나이가 아닌 신체나이임을 시사하는 추가증거다. 감염되었을 때 생존할 가능성은 몸이 늙을수록 낮아진다.

그러나 코로나19로 목숨을 잃은 이들 중 상당수가 기존 질환이 있는 사람들이긴 했어도, 감염 전에 위태로울 만큼 증세가 심각했던 사람은 거의 없었다는 점도 명확히 하고 싶다. 이 점이 중요한 것은 우리 사회에 이미 존재하는, 편견에 노출된 이들을 보호하려는 노력 자체를 안 좋게 보는 일과 관련 있기 때문이다.

기존 생활방식이 뒤집히는 것을 지켜보며 집에 틀어박혀 있다 보니 사람들은 우려스러운 정서에 사로잡히기 시작했다. 〈워싱턴 타임스Washington Times〉의 온라인여론 담당자인 체릴 K. 첨리Cheryl K. Chumley는 "늙으면 죽는다. 그게 바로 그들이 하는 일이다"라는 주장을 인용하며 정상적인 삶으로 돌아가자고 주장했다.[3] 이런 합리화는 선정적인 매체에만 등장한 것이 아니었으며, 많은 이들은 노년층을 죽음으로부터 보호하는 것이 할 가치가 있는 노력인지 의문을 품기 시작했다. 그런 견해는 지역 온라인게시판이나 소셜미디어, 블로그에도 종종 등장했다.

맞다. 사실이다. 늙은 사람은 사망할 가능성이 전반적으로 더 높다는 것 말이다. 그러나 많은 이들은 코로나19가 누군가의 삶에서 겨우 마지막 남은 며칠을 앗아가는 것이 아니라는 사실을 깨닫지 못했다. 코로나19는 총 수백만 년이라는 생애를 앗아가고 있었다. 많은 사람들은 남아 있었을 생애 중 몇 년—아마도 수십 년—을 코로나19로 잃었다. 사회 전체에 기여하면서 사랑하는 이들과 함께 보낼 수 있는 시간이었다. 나이 때문에 남들보다 취약할 이들도 많았지만, 그들이 간신히 목숨을 연명하고 있었던 것은 아니다. 오히려 그들의 목숨줄을 콱 틀어막은 것은 코로나19 같은 큰 스트레스 요인이었다.

건강수명 연장이라는 목표

노화가 건강을—심하면 목숨도—앗아갈 수 있는 온갖 방식들을 생각할 때, 우리가 노화에 맞서는 것도 놀랄 일은 아니다. 그러나 늙는다는 것이 질병진단, 처방약, 병원방문, 보조기기로 정의될 필요가 없다면, 우리는 가장 신성불가침한 것으로 여기는 자기정체성을 잃지 않으면서도 전반적으로 건강을 유지하며 늙어갈 수 있다. 과학과 진화는 숫자나이가 예측가능한 속도로 째깍거리며 늘어나는 반면에 생물학적 노화는 융통성을 띤다는 것을 보여준다. 생물학적 노화는 숫자나이보다 더 빠르게 또는 더 느리게 진행될 수 있다. 이는 이 노화과정이 우리 각자의 유전자에 직접적으로 반응하기도 하지만, 더 중요하게는 우리의 행동에도 반응하기 때문이다. 생물학적 노화의 지연과 건강 사이의 이 연관성 때문에, 노화과정을 7년 늦춤으로써 70세에 신체나이를 평균 63세로 유지할 수 있다면 거의 모든 주요 질환의 사망위험률이 절반으로 줄어들 것이라 추정된다.[4]

그런데 어떻게 하면 그럴 수 있을까? 개인 수준에서 할 수 있는 첫 단계는 자신의 신체나이를 알아보는 것이다. 누구나 자기 숫자나이가 얼마인지는 안다. 살아온 햇수니까. 그러나 생물학적 수준에서 자신이 진정으로 얼마나 나이를 먹었는지는 대다수가 모른다. 그렇다. 우리는 외모, 활력, 의사의 진찰결과와 같은 것들을 토대로 나름 가정할 수야 있지만, 일상적 활동들이 미치는 영향을 파악하는 것은 그것들만으론 부족하다. 자기 신체나이를 과학적으로 정확히 알면 우리는 자신의 건강과 안녕을 흥분되는 새로운 방식으로 관리할 수 있는 위치에 있게 된다. 체중계로 몸무게를 재듯, 생물학적 노화 역시 우리가 재면서 추적하고 미리 조치를 취할 수 있는 대상이 되기 때문이다. 자신의 신체나이를 알고 개선하기 위해 노력한다면 더 오래 사는데, 즉 수명연장에 도움이 될 것이다. 마찬가지로 질병을 예방하거나 그것의 발생 시기를 늦춤으로써, 다시 말해 '건강수명'이라 일컫는 것을 연장함으로써 더 건강하게 살아가는 데도 도움이 된다.

노화와 건강수명에 초점을 맞추는 것이 중요한 이유를 이해하기 위해, 눈앞에 벽돌쌓기 놀이에 쓰이는 벽돌들이 있다고 상상해보자. 각 벽돌은 삶의 1년을 뜻한다. 또 이 벽돌들은 여러 색을 띠는데 각 색은 생물학적 노화의 단계들을 가리킨다.

- 자주색과 파란색 벽돌은 성장과 발달을 나타낸다(각각 유년기와 청소년기라고 생각하자).
- 초록색 벽돌은 신체능력과 인지능력이 정점에 달한 청년기에 대다수가 으레 하는 경험을 나타낸다.
- 노란색 벽돌은 중년기, 즉 활동이 좀 느려지긴 하지만 전반적으로 건강이 유지되는 시기에 전형적으로 겪는 일들을 나타낸다.
- 주황색 벽돌은 이환morbidity, 즉 적어도 한 가지의 만성질환이 있다고 진단받긴 했으나 여전히 자력으로 살아갈 수 있는 시기를 나타낸다.
- 빨간색 벽돌은 대개 여러 만성질환을 함께 지님(다중이환)으로써 신체적이나 인지적, 또는 양쪽으로 더 극심한 장애를 겪는 시기를 나타낸다. 이 단계에서는 자력으로 살아갈 능력을 완전히 잃고 다른 사람이나 장치에 크게 의지하여 하루하루를 살아간다.

이 가상의 예에서 청소년기를 의미하는 벽돌, 즉 자주색과 파란색 벽돌의 수는 정해져 있어서 더 늘릴 수가 없다고 상상하자. 시나리오 1에서는 자주색과 파란색을 제외하고 모두가 똑같이 60개의 벽돌을 받는다고 가정하자. 이는 모두의 수명이 같음을 뜻한다. 그러나 이미 이해했겠지만, 사람들이 이 60개 벽돌로 구현할 수 있는 색깔배치는 다양하다. A는 초록색 벽돌 30개, 노란색 벽돌 28개, 주황색 벽돌 2개를 지닌 데 반해 B는 초록색 10개, 노란색 20개, 주황색 20개, 빨간색 10개를 갖고 있다. 아마 누구든 B보다는 A처럼 되고 싶을 것이다. 주황색은 질환을 앓으며 보내는 세월, 빨간색은 심한 장애를 겪는 시기를 나타내기 때문이다. 다시 말해 A는 튼튼하거나 건강한 햇수(초록색과 노란색 벽돌)가 더 많은 비율을 차지하고, 병에 걸린 채 보내는 기간의 비율이 낮은(주황색 벽돌 2개) 삶이다. B의 삶은 이와 대조적이다. 이 시나리오에서 B는 건강이 빠르게 점점 더 나빠지고, 성년기의 3분의 1은 질병에 시달리면서, 또 10년은 극심한 장애를 겪으면서 보낸다.

이번엔 사람마다 벽돌들의 색깔구성뿐 아니라 개수, 즉 수명도 다르다고 가정해보자. 엘비스 프레슬리Elvis Presley는 벽돌을 42개만 받은 반면, 폴 매카트니Paul McCartney는 이미 79개를 받았으며 계속해서 받는 중이라고 할 수 있다. 대개는 다음 색깔로 넘어가는 속도가 빠를수록 받는 벽돌의 수가 적을 가능성이 높다. 그러나 각자 받은 벽돌들의 색깔별 비율은 다르며, 따라서 수명연장을 생각할 때 햇수(즉 벽돌)를 덧붙이는 방식도 저마다 다르다고 상상할 수 있다. 가령 빨간색이나 주황색 벽돌을 덧붙여 병을 앓는 햇수를 늘릴 수 있는가 하면, 초록색이나 노란색 벽돌을 덧붙여서 건강하게 사는 햇수를 늘릴 수도 있다.

고르라고 하면 누구나 초록색과 노란색 벽돌을 집을 것이라고 나는 확신한다. 그러나 불행히도 우리 모두가 자라면서 접한 의료체계는 거의 전적으로 주황색과 빨간색 벽돌을 습득하는 단계, 다시 말해 질병에 걸린 이후의 수명연장을 목표로 삼고 있고 그 습득에 의존한다. 전통적으로 의사는 병에 걸렸다는 진단이 내려져 환자가 발생할 때까지 기다렸다가 생존율을 높일 치료법을 선택하라고 배운다. 때로는 삶의 질을 떨어뜨리면서까지 말이다.

현재 보건의료체계가 당뇨병에 접근하는 방식이 그렇다. 많은 이들은 통상적인 건강검진 때 공복혈당HbA1c을 측정하곤 하지만, 경계성 당뇨병 진단을 받기 전까지 당뇨병 예방 이야기는 한마디도 듣지 못할 때가 많다. 혈당 수치가 정상범위에 속한다면 대개 의사는 이렇게 말하고 끝낼 것이다. "혈당 수치가 좋네요!" 그러나 의사는 상대를 안심시키는 말 외에도 경계선 및 당뇨와 비당뇨를 나누는 마법의 기준선으로부터 혈당 수치를 가능한 한 멀리 떨어뜨릴 수 있게끔 적극적인 조언도 해야 한다. 임상기준에 못 미치는 수치를 보인 모든 이들이 가까운 미래에 당뇨병에 걸릴 위험은 동일하지 않다. 위험구간에서 멀리 떨어져 있는 사람일수록 노화과정을 겪을 때 질병 상태라는 문턱 너머로 내몰릴 가능성이 더 낮다. 게다가 우리는 '건강한' 사람들도 식이요법과 운동 등을 통해서 이런 수치들을 개선할 수 있다는 점을 알고 있다. 생물학적 건강을 최대화하는 방향으로 개선할 수 있는 여지는 누구에게나 있다.

의료체계가 언제 어느 때고 목숨을 구하는 치료법을 필요로 하는 환자들에게 주의를 기울이는 것은 당연하다. 거기에다가 상호보완한다는 차원에서 건강한 햇수(건강수명)를 늘리는 쪽에도 관심을 기울인다면 삶의 질이 향상될 뿐 아니라 보건의료비 및 미래세대의 사회적 부담도 대폭 줄어들 수 있다. 사실 앞으로 인류는 전반적으로 병에 덜 걸릴 것이기에 구명치료가 필요한 환자들도 감소할 것이다.

정말 좋은 이야기 같다! 그렇다고 한다면 다음 문제는 이것이다. 어떻게 하면 그렇게 할 수 있을까?

답은 생물학적 노화를 늦추는 것이다. 우리는 해마다 벽돌을 하나 받아서 달력상의 한 해가 지났음을 기록하지만, 쌓는 벽돌의 색깔은 신체나이에 따라 달라진다. 실제로 벽돌의 색은 여섯 가지만 존재하는 것이 아니라 전체적으로 스펙트럼을 형성하고 있다. 다시 말해 초록색은 한 가지가 아니라 파랑/초록에서 초록/노랑까지 연속체를 이루고 있다는 뜻이다. 내년이 되어 새 벽돌을 하나 받을 때, 그것이 어떤 색깔일지뿐 아니라 그 안에 어떤 말이 담겨 있는지도 알고 싶지 않은가?

진짜 나이를 추적하는 이유

더 건강한 삶을 더 오래 살 수 있는 능력이 노화과정을 늦추는 능력에 달려 있다면, '생물학적 노화'를 실질적으로 정의하는 것은 대단히 중요해진다. 의료계뿐 아니라 사회 전반적으로도 대개 숫자나이를 신체나이와 동의어로 취급하지만 노화를 표적으로, 혹은 손댈수 있는 대상으로 삼고자 할 때는 그런 방식이 맞지 않는다. 아인슈타인의 유명한 사고실험에 등장하는 '광속으로 여행하는 사람'은 늙지 않겠지만 현실에서 달력상의 나이는 지구의 모든 사람에게 똑같이 적용되고, 우리가 조작할 수 있는 것도 아니다. 반면에 신체나이는 사람마다 다르다. 따라서 우리는 나이를 생각하고 추적하는 방식을 재정의할 필요가 있다.

완벽한 체계의 침식

젊었을 때 잘나가는 운동선수였던 내 아버지는 서던캘리포니아 대학교University of Southern California, USC에서 축구 및 야구 선수로 뛰었고, 해병대에서도 복무했다. 그러나 누구나 그렇듯 아버지 역시 나이를 먹음에 따라 자신을 정의하던 특징인 신체능력의 상당 부분을 잃었다. 아버지 하면 으레 내 마음속에서 떠오르던 특징은 힘과 활력이었지만, 아버지가 암과의 전투에서 패할 무렵 그것들은 거의 사라지고 없었다. 집 안에서부터 당신이 좋아하는 바깥의자까지 걸으실 수 있게끔 아버지를 부축할 때면 나는 어깨로 아버지의 체중을 충분히 떠받칠 수 있었다. 대학 운동선수로 뛰었던 시절부터 86세를 일기로 세상을 떠나기까지 아버지의 몸은 무수한 방식으로 변화를 겪었겠지만, 나는 그 변화가 어떤 식으로 이루어졌을지 상상도 할 수 없다. 매 순간 이루어진 작은 변화들이 쌓이고 쌓인 끝에 존재의 풍경을 바꿔놓을 큰 변화를 낳은 것이니까.

내 딸 중 한 명은 모래예술작품 만들기를 좋아한다. 내가 병을 잡고 있는 동안 아이는 색색의 모래를 조심스럽게 차례로 부어 생생한 물결과 줄무늬를 만든다. 새 예술작품을 만들면 딸아이는 그것을 들고 집 안을 돌아다니며 아빠에게 자랑하고 섬세한 무늬에 감탄하며 뒤집어보곤 하는데, 내가 병 위쪽의 공간을 너무 많이 남겨둔 경우엔 모래의 색들이 섞이기 시작한다.

나는 우리 각자에게 일어나는 일을 바로 이 모래작품에 비유할 수 있지 않을까 생각하곤 한다. 젊을 때의 우리 몸은 섬세하게 구성된 예술작품과 같다. 모든 특징 및 기능체계는 우리가 잘 살아갈 수 있게끔 세세히 짜여 있다. 그러나 나이를 먹음에 따라 모래알들은 서서히 흐트러진다. 이윽고 그 체계는 허물어진다. 기능은 사라지고, 우리의 생존능력도 마찬가지가 된다.

우리 몸이 젊었을 때의 형태로부터 벗어나는 속도가 얼마나 빠른지 느린지는 다행히도 미리 정해져 있지 않다. 손상과 스트레스 같은 요인들은 그 속도를 가속시킬 수 있다. 딸이 병을 마구 흔들면 모래의 무늬는 빨리 사라지겠지만, 식탁에 가만히 놔두면 그 속도는 느려질 것이다. 우리 몸으로 돌아가서 얘기하자면, 우리는 사는 동안 방사선, 유독성 화학물질, 입자상 오염물질 등 신체구조에 변화를 일으킬 수 있는 것들과 매일 마주친다. 담배연기에는 7000가지 이상의 화학물질이 들어 있고, 그중 250가지는 해로우며 69가지는 발암물질이라고 알려져 있다.[1] 따라서 직접적으로든 간접적으로든 혹은 삼차적으로든 간에, 담배연기의 흡입은 폐에서 창자에 이르기까지 우리 몸의 거의 모든 부위를 변형시킨다. 환경적 유해요인들뿐 아니라 우리가 살아가는 과정 자체도 우리 몸의 구조와 기능에 변화를 일으킬 수 있다. 우리가 먹는 것, 우리가 마시는 공기, 우리 몸에서 일어나는 화학반응은 모두 대가를 원한다.

그러나 딸아이의 병에 든 모래와 달리, 생물의 가장 놀라운 점 하나는 스스로를 조절하고 재생하고 수선하는 놀라운 능력을 몸에 지니고 있다는 것이다. 이 놀라운 특징은 살아 있는 모든 것들이 갖고 있으며, 어떤 면에선 그것이 바로 생명의 정의이기도 하다. 따라서 손상 외에 노화속도의 개인별 차이에 기여하는 또 하나의 주요요인은 '회복력resilience', 즉 몸이 스스로를 유지하고 수선하는 능력이다. 이런 회복력 요인들이 없다면 우리는 90세까지는커녕 하루조차 살지 못할 것이다. 생물은 본질적으로 자기조절 및 자기유지의 체계, 과학자들이 '열린계'라고 부르는 존재다. 주변환경에서 자원과 에너지를 받아 특정기능을 수행하는 데 쓸 수 있는 계라는 뜻이다. 보존은 그 기능 중 하나다.

우리 몸은 열린계이므로 매우 정확한 구조를 성장시키고 유지하며, 그 일을 더 효율적으로 하고, 변화에 더 회복력을 갖는 등 많은 일을 할 수 있다. 남들보다 더 효율적인 유지관리가 가능한 능력을 타고나는 이들도 있긴 하나, 우리 모두는 나이를 먹을수록 효율이 떨어진다. 다행히도 우리의 생활습관 선택이 신체의 유지관리 및 수리 메커니즘을 강화할 수 있다는 증거가 있다. 가벼운 급성 스트레스 인자acute mild stressor가 사실상 회복력을 높인다는 것이 그중 하나다. 운동, 그리고 열량제한caloric restriction, CR은 이런 가벼운 급성 스트레스 인자의 예들인데, 이 둘은 뒤의 2부에서 더 상세히 논의할 것이기에 여기서는 이 행동들이 사실상 몸의 유지와 수리 메커니즘을 켠다는 정도만 언급하고 넘어가겠다.

가벼운 스트레스가 몸에 보내는 신호는 본질적으로 몸을 더 강하게 만드는 데 쓰인다. 그러나 이런 유익한 반응을 이끌어낼 스트레스의 수준에는 한계가 있다. 가벼운 스트레스에 따르는 반응과 대조적으로, 오래 지속되거나 극단적인 스트레스는 광범위한 손상을 일으키고 노화관련 쇠약을 가속할 수 있어서 사실상 정반대 효과를 일으킬 수 있다. 이로운 스트레스와 해로운 스트레스 사이에는 골디락스 goldilocks 영역과 같은 마법의 전환점이 있는 듯하다. 너무 많이 운동을 하거나 너무 적게 먹는 것도 얼마든지 가능한 일이기에, 회복력을 높이면서 손상을 최소화할 최적의 스트레스 수준을 파악하는 것은 까다로운 문제다. 개인마다 최적 수준이 다를 가능성이 있음을 고려하면, 자신의 신체기능이나 노화의 정도를 직접 측정하는 것이 최선의 방법이다. 즉, 다양한 활동이 생물학적 노화과정에 미치는 영향을 추적하는 것이다.

자신이 어디에 있는지 정확히 알기

우리 사회는 삶의 거의 모든 측면을 추적하는 데 점차 흥미를 느껴왔다. 우리는 걸음수, 수면, 열량, 화면을 보는 시간, 심박수를 추적한다. 그런데 우리 건강에 가장 중요한 노화는 왜 추적하지 않는 것일까? 아마 한 가지 이유는 노화가 무엇이며 그것이 진정으로 대변하는 것이 무엇인지 명확한 개념을 지니고 있지 않아서일 것이다.

생물학적으로 젊을수록 더 낫다는 점은 분명 누구나 알고 있다. 그런데 "달력에 따르면 50세지만 생물학적으로는 40세밖에 안 되었다"는 말은 실제로 무슨 의미일까? 다시 말하지만, 신체나이는 누군가가 수명 연속체상에서 어느 지점에 있는지를 나타낸다. 시간이 흐르면서 숫자나이에서 얼마나 벗어나는지, 그 차이만큼 얼마나 더 오래 살게 되는지를 말하는 것이다.

이 점을 설명할 때면 나는 종종 삶을 우리 각자가 달리는 10킬로미터짜리 트랙이라고 상상하곤 한다. 경주가 시작된 이래로 일정시간이 지나면 모두가 어디까지 왔는지 살펴볼 수 있다. 30분이 지났을 때 전체 사람의 68퍼센트는 2.5~3.5킬로미터를 달렸고, 그중 대다수는 3킬로미터 근처까지 왔다고 해보자. 가장 빠른 주자는 6킬로미터, 가장 느린 주자는 1킬로미터를 달렸을 수도 있다. 모든 주자가 달력상으로 동일한 시간(30분) 동안 트랙에 있었지만, 출발선과 결승선 사이에 서 있는 위치는 저마다 다르다. 이 예에서 우리 집단의 평균인 사람은 10분에 1킬로미터를 달리고 있다. 즉, 10분이 지나면 1킬로미터 지점을 막 지난다고 예상할 수 있다. 20분 뒤에는 1킬로미터, 30분 뒤에는 3킬로미터다. 이 가정을 토대로 모든 주자의 속도를 보정할 수 있다. 30분이 지나는 순간 시간을 멈추면 3킬로미터 지점에 있는 사람은 30(다시 말해 이들은 평균인 사람이 30분 동안 달렸을 거라 예상되는 거리만큼 달린 것이다), 2.5킬로미터 지점에 있는 사람은 25(이들은 평균인 사람이 25분 뒤에 다다랐을 지점까지 달렸다), 3.5킬로미터 지점에 있는 사람은 35다. 모든 이들 중 빨리 달려서 6킬로미터 지점에 있는 사람은 60, 가장 느려서 1킬로미터 지점에만 다다른 사람은 10이다.

이해했을 것이라 확신하지만, 대다수 경주와 달리 신체나이 경주는 이기고자 하는 것이 아니다. 더 천천히 갈수록 더 오래 경주할 수 있다. 또 실제 경주와 다르게 이 경주에서는 주자가 트랙의 어디에 있는지 말하기가 좀 더 어렵다. 특정시간에 사진을 찰칵 찍어 각자가 어디에 있는지를 볼 수가 없으니 말이다. 아니, 어쩌면 가능할 수도 있지 않을까? 나를 비롯한 과학자들은 주자가 특정시점에 트랙의 어디에 있는지 추정할 방법을 개발 중에 있다. 그러나 어떻게 해야 하는지는 여전히 불분명하고, 신체나이를 어떻게 추정할지를 놓고서도 연구자마다 의견이 다르다.

꾸준히 일어나면서 예전 자신의 모습에서 점점 벗어나게 만드는 모든 미미한 변화들을 정량화하는 식으로 하면 되지 않을까? 그러나 사실 우리는 노화와 관련하여 몸에 일어나는 모든 변화들을 정량화할 수도 없고, 또 그럴 필요도 없다. 그 대신 더 큰 패턴이나 현상에 의존할 수는 있다. 딸의 모래예술작품에 비유하여 생각해보자면, 병에서 파란 모래들이 떨어진 깊이, 분홍 모래들의 두께 변화, 단색과 혼합색의 비율 등을 재는 일과 비슷할 것이다. 생물의 노화를 추정할 때 우리는 대개 ① 몸에서 생산되는 특정인자들의 수치, ② 신체적 특징, ③ 몸이 미리 정한 어떤 일을 해내는 데 걸리는 시간 등에서 나타나는 패턴을 살핀다.

흥미롭게도 우리 뇌는 생물학적 노화를 알아보는 방법을 이미 어느 정도 갖추고 있다. 부모, 조부모, 심지어 자기 자신의 오래된 사진들을 아련히 바라볼 때, 우리는 몇 년도에 찍었는지 들춰보지 않고서도 어느 사진이 10대, 청년, 중년, 노년에 찍은 것인지를 쉽게 알아볼 수 있다. 만난 적 한 번 없는 사람의 얼굴을 보더라도 우리는 젊은 얼굴과 늙은 얼굴을 정의하는 특징들의 신체적 패턴을 놀라울 만치 잘 파악한다. 몇몇 생명공학기업들은 우리 뇌가 하듯 인공지능이 사람들의 얼굴 이미지를 토대로 생물학적 노화정도를 파악할 수 있는 노화예측지표를 현재 개발 중에 있다. 노화가 전반적으로 느리게 일어나는 사람들은 대개 더 젊어 보이는 경향이 있다. 그러나 얼굴 이미지를 토대로 한 생물학적 노화예측지표는 몸속에서 일어나는 일과 일치하지 않을 수도 있다. 화장품 이용, 비만, 선크림 사용습관 같은 요인들은 체내 건강상태와 무관하게 더 젊어 보이게 혹은 더 늙어 보이게 할 수도 있기 때문이다.

우리 연구실에서는 분자 데이터와 생리학적 데이터로 신체나이를 추정할 수 있는, 정확하면서도 신뢰도 높은 방법을 개발하는 일을 한다. 생명현상들을 측정하고 컴퓨터로 엄청난 양의 데이터—우리가 '빅데이터'라 부르는—를 토대로 예측을 하는 과학기술이 매우 발전한 덕분에 가능해진 일이다. 그 덕분에 우리는 피나 침을 간단히 채취하여 수십 가지에서 수백 가지의 생물학적 변수들을 측정한 뒤, 종합하여 개인의 신체나이의 추정값을 내놓을 수학모형을 구축할 수 있다.

대다수의 사람들은 신체나이의 추정값이 숫자나이와 일치하거나 적어도 가깝게 들어맞는다. 한편 숫자나이보다 신체나이가 더 높다고 예측된 이들은 조만간 암, 심장병, 당뇨병 등 노화관련 질환에 걸릴 가능성이 훨씬 더 높고, 기대수명도 더 짧은 경향이 있다는 것이 밝혀졌다. 그 반대도 참이다. 즉, 신체나이가 젊은 사람일수록 평균적으로 다년간 더 건강하게 살 것이라 예상할 수 있다.

이렇게 말하면 자신의 신체나이를 알아낸다는 말이 부담스럽게 들릴 수 있다. 실제로 사람들에게 신체나이를 이야기할 때 나는 "그냥 알고 싶지 않아요!"와 같은 반응도 종종 접한다. 그러나 신체나이를 알아낸다는 것은 반드시 앞으로 10년이나 20년을 살 가능성이 얼마나 되는지를 알려줌으로써 미래를 언뜻 엿볼 수 있게 한다는 뜻은 아니다. 가능한 미래를 엿볼 수 있게 한다는 의미다. 즉, 미래를 바꿀 힘을 지니게 된다는 뜻이다. 어느 특정한 날의 신체나이는 운명을 가리키는 무언가가 아니라, '조절 가능한 위험 인자modifiable risk factor'라 불리는 것에 해당한다. 숫자나이보다 생물학적으로 얼마나 더 젊을 수 있는지에는 당연히 한계가 존재한다(현재로서는 그렇다). 그러나 숫자나이가 같다 해도 신체나이는 크게 차이 나기도 하며, 이런 차이 중 대부분은 타고난 유전자 때문에 생기는 것이 결코 아니다. 따라서 신체나이를 알고 나면 우리는 자기 건강을 관리하는 데 쓸 수 있는 깨달음을 얻게 된다.

이 개념은 체중관리에 적용되는 것과 같다. 체중을 줄이려 애쓸 때는 먼저 현재 자신의 체중이 얼마이고 목표체중이 얼마인지를 알아야 한다. 체중감량을 시도하는 과정에서도 체중이 얼마나 달라지고 있는지 알아야 한다. 그렇지 않으면 제대로 하고 있는지 알 수가 없다. 청년층과 중년층이라면 더욱 그렇다. 20대, 30대, 40대인 사람들은 자신이 또래들에 비해 실제로 얼마나 건강한지 전혀 생각조차 하지 않을 때가 많고, 더 나이를 먹고 질병의 징후가 보이기 시작한 뒤에야 비로소 노화가 일어나고 있음을 깨닫는다. 따라서 신체나이 같은 것을 더 일찍부터 측정한다면 노화과정, 더 나아가 발병시기를 늦추는 데 도움이 될 수도 있는 깨달음을 얻는 것이 가능하다.

너무 늦기 전에 울리는 경보음

최근에 나는 레베카라는 37세 여성의 신체나이를 추정해달라는 요청을 받았다. 그녀는 아직 젊기에 그 어떤 질병의 징후도 보이지 않는다. 하지만 허리둘레가 평균보다 더 크고, 체질량지수body mass index, BMI에 따르면 비만이라고 분류된다. 그녀는 실험실에서 막 나온 분석결과를 의사와 함께 살펴봤고, 거기에는 기준값들에 비추어볼 때 그녀가 모든 항목에서 정상범위에 속한다고 나와 있었다. 그러나 의사가 혈액검사결과를 살펴볼 때 알아차리지 못한 것이 있었는데, 나이를 생각할 때 예상되는 값들과 비교하면 그녀가 매우 건강하지 못하다는 사실이었다. 그녀는 37세였지만, 신체나이를 추정하니 실제로는 44세인 사람과 비슷하다는 것이 드러났다.

7년이라는 차이는 듣기에 그리 나쁘지 않을 수도 있지만, 실제로는 또래들에 비해 사망위험을 대폭 높이는 수준이다. 동년배 중 그녀의 신체나이는 백분위수로 상위 다섯 번째다. 게다가 그 말은 그 나이의 평균인 사람에 비해 생물학적으로 7년 더 늙었다는 단순한 사실을 가리키는 것이 아니라, 겨우 37년 동안 신체나이와 숫자나이가 그만큼이나 벌어졌음을 의미한다. 생애의 어느 시점에는 그녀의 평균 신체나이가 숫자나이와 같았다고 상상해보자. 만약 그 두 가지가 마지막으로 일치한 시점이 출생 당시였다면, 그녀는 통상 예상되는 정도보다 20퍼센트 더 빨리 늙어가는 중이라고 가정할 수 있다. 달력상으로는 37세인데 생물학적으로는 44세이니 말이다(44 대 37의 비율은 1.2다). 이 궤적으로 계속 나아간다면 65세 생일을 맞이할 즈음 그녀의 신체나이는 77세에 이를 것이라 예측할 수 있다.

이제 더 나은 쪽으로 해석해서, 그녀가 약 23세까지는 정상적으로 노화가 진행되었다고 가정해보자. 고등학교에서 그녀는 운동부에서 활약했고 젊음과 회복력의 혜택을 누렸다. 하지만 대학을 마친 뒤부터는 생활습관이 안 좋아지기 시작했다. 이 시나리오에서는 약 14년 사이에 그녀의 노화가 예상치보다 평균 50퍼센트 빠르게 진행되었다는 결과가 나온다. 즉, 14년 사이에 생물학적으로 무려 21년이라는 나이를 먹은 것이다. 이 속도가 유지된다면 그녀는 운이 아주 좋아야 65세 생일을 맞이할 수 있을 것이고, 그때의 신체나이는 97.5세가 될 것이다.

레베카의 사례는 그녀의 신체나이 중 한 시점을 찍은 스냅사진에 불과하고, 따라서 우리가 말할 수 있는 것도 그 정도가 전부다. 사실 우리가 원하는 것은 노화과정을 계속 추적하면서 피드백을 받는 것이다. 체중을 평생 동안 한 번만 재는 것이 아니듯, 신체나이를 단 한 번 측정하는 것은 상황이 어떠한지를 일시적으로 엿보는 것일 뿐이기에 불완전한 그림이나 마찬가지다. 많은 이들이 매달 체중을 재고 심지어 어떤 이들은 매일 체중계에 오르듯이, 신체나이를 매년 측정 한다면 우리가 '노화속도'라 일컫는 것을 파악하는 데 도움이 될 것 이다. 이 정보를 갖는다면, 우리는 자신이 어디로 향하고 있는지를 추론하고 생활습관의 선택이 미치는 영향을 평가하는 일도 시작할 수 있다.

자신의 신체나이를 알게 된 뒤 레베카는 식단을 채식 위주로 바꾸 기 시작했고 운동량도 늘리려 시도했다. 그녀는 식단에서 고기를 뺐 고 이어서 유제품을 서서히 줄였고, 매주 며칠은 오랜 시간 걷기로 했다. 1년 뒤 그녀의 신체나이는 42세로 낮아졌고, 우리는 내년에 다 시 검사를 할 예정이다.

신체나이의 힘은 조절이 가능하다는 사실에서 나온다. 유전적 위 험은 바꿀 수 없지만 신체나이는 바꿀 수 있다. 레베카처럼 일단 자 신의 신체나이를 파악하고 나면 그에 맞춰 자신의 행동과 생활습관 을 조정하고, 재검사를 통해 자신의 선택이 어떤 영향을 미쳤는지 단 서를 얻을 수 있다.

현행 의료 패러다임의 재검토

이제 독자는 이런 생각이 들지도 모르겠다. '나는 해마다 건강검 진을 받으니 충분한 것 아닐까? 군이 신체나이를 알아야 할 이유가 있을까?' 건강검진이 질병의 조기발견(우리가 '2차 예방'이라 일컫는 것)에 중요하다는 점은 맞다. 그러나 질병발생을 아예 막는 1차 예방의 완벽한 대책은 아니다.

게다가 으레 측정하는 개별 진단검사들보다는 몸속 더 큰 체계의 상태를 평가하는 전체론적 척도가 훨씬 더 많은 정보를 담고 있음이 드러났다. 예를 들어, 많은 이들은 콜레스테롤과 혈당 같은 검사결과를 놓고 의사와 상담해본 경험이 있을 것이다. 특정기준보다 조금 낮게(또는 일부 항목이 더 높게) 나온 경우엔 대개 검사결과가 '정상' 범위에 있다는 말을 듣는데, 이 방법의 문제는 이런 기준 중 상당수가 다소 임의로 정해진 것이라는 데 있다. 건강하지 못하고 병든 상태로 들어가는 마법의 콜레스테롤 문턱 같은 것은 없다. 정상범위라 해도 머지않아 질병에 걸릴 위험은 기준에 얼마나 가까운지에 따라 사람마다 다를 것이다. 숫자나이도 개인의 위험이 어느 정도인지를 평가할 때 고려할 또 한 가지 요인임은 분명하다. 70세가 아닌 30세인데 콜레스테롤 수치가 높게 나온다면 이는 뭔가 잘못되었음을 알리는 더욱 심각한 지표가 된다. 하지만 우리 의료체계는 개인화보다 의료의 표준화에 더 신경을 쓴다.

신체나이평가 때 우리는 다양한 검사들에서 나오는 결과들의 전체 스펙트럼을 살펴본 뒤 개인의 상태를 평가하는데, 이때 ① 그 나이의 사람에게서 예상되는 측정값은 무엇이고, ② 상정한 기간에 어떤 질병에 걸리거나 사망할 가능성이 높은 사람의 값과 그것이 어떻게 다른지, ③ 이전 상태와는 어떻게 다른지를 살펴본다. 그 결과 신체나이는 어느 한 가지 진단검사보다 해당 개인의 다면적인 모습을 보여준다. 한 척도에서 높은 수치가 나왔다 해도, 대개 그 한 가지 결과만으로 개인의 신체나이가 대폭 올라가지는 않는다. 신체나이는 이분법적 판단을 내리기 위해서가 아니라 지속적으로 경과를 추적하기 위해서 파악하는 것이다. 전통적인 진단검사들에서는 결과가 대개 정상 아니면 초과, 둘 중 하나다. 경계에 있다는 결과가 간혹 나오기도 하지만, 이런 이진법 척도가 제공할 수 있는 피드백에는 한계가 있다. 젊은 사람이라면 더욱 그렇다.

신체나이 척도는 아직 새로운 것이기에, 우리는 그것을 써서 노화속도를 늦추거나 노화를 되돌리기 위해 무엇을 할 수 있을지를 전반적으로 이해하려 노력하는 단계에 있다. 일반대중 속에서 사람들을 비교하는 역학적(집단 수준에서 이루어지는) 연구는 노화가 더 느리게 일어나는 듯한 이들에게서 공통적으로 나타나는 주요특징들을 밝혀냈다. 이 특징들은 놀라운 것이 아니다. 평균적으로 같은 나이의 사람들보다 생물학적으로 더 젊은 이들은 흡연을 안 하고, 술을 최소한으로 마시며, 규칙적으로 운동을 하고, 채소를 더 많이 먹고 붉은 고기를 적게 먹으며, 잠을 더 푹 자고, 스트레스를 덜 받는 경향이 있다.

이 점은 납득할 수 있다. 이 모든 것들이 더 오래, 더 건강하게 사는 데 기여한다는 사실을 우리는 이미 알고 있기 때문이다. 그러나 집단 수준에서는 그렇다고 해도, 이런 요인들이 각 개인에게 어떤 영향을 미치는지는 아직 모른다. 이런 습관들을 더 많이 들일수록 노화가 느려질 가능성은 크지만, 모두에게서 똑같은 결과가 나오진 않을 것이다. 게다가 이 분야의 과학 자체도 완벽하지 않다. 우리는 이상적인 식단이 무엇이고 정확히 어떤 운동을 얼마나 해야 할지를 여전히 엉성하게 이해하고 있을 뿐이다.

신체나이라는 렌즈를 통한 선택

마트에서 계산하기 위해 기다릴 때마다 나는 계산대 통로에 놓여 있는 잡지판매대를 훑어보곤 한다. 놀라운 것은 새로운 식단이나 새로운 운동계획, 혹은 강권하는 새 슈퍼푸드와 관련된 내용이 매주 등장한다는 점이다. 운동하거나 먹거나 잠자는 가장 좋은 방법을 제시하는 글은 책과 잡지마다 무수히 실리고, 심지어 태양 아래 모든 질병이나 건강 조건에 대처하는 이상적 접근법이 있는 양 제시하는 글도 있다.

그런데 무엇이 우리에게 좋고 나쁜지를 우리는 정말로 어떻게 알 수 있을까? 영양학을 예로 들자면 10년마다 권장하는 내용이 바뀌는 듯한데, 이는 식단구성이 사람마다 어느 정도 복잡한 양상으로 차이를 보이기 때문이기도 하다. 한 가지 방식으로만 다른 것이 아닌데다, 건강에 영향을 미치는 듯한 핵심적 차이가 무엇인지를 판단하기가 어려울 때도 많다.

이런 연구들이 지닌 또 한 가지 문제는 식단변수들을 어떻게 측정할 것인가에서 비롯된다. 첫째, 대부분의 영양연구는 짧은 기간 동안 음식을 섭취한 양상을 자기보고self-report한 자료를 토대로 삼는다. 수천 명이 매일 무엇을 먹는지를 장기간에 걸쳐 객관적이고 정확하게 추적하기란 불가능할 만치 어려운 일이다. 따라서 영양을 연구할 때, 우리는 사람들이 자기가 먹는 것을 정직하게 보고한다고 당연시해야 할 때가 많다. 그러나 우리는 체중이나 나이를 이야기할 때 사람들이 상황에 따라 진실을 왜곡하는 경향이 있음을 안다.

둘째, 우리는 정해진 실험 기간에 사람들이 먹는 것이 그들의 평소 식습관을 반영한다고 가정해야 한다. 누군가가 독자에게 일주일 동안 먹는 모든 것을 기록해서 연구진에게 제출해야 한다고 말한다면, 나는 독자가 가장 바람직한 행동을 할 것이라고 확신한다! 집단의 인정을 받기 위해 애쓰도록 프로그래밍되어 있는 사회적 동물이기에, 사람들은 종종 낯선 이들에게까지도 자신의 가장 좋은 모습을 보여주려는 압박을 느끼곤 한다. 자신이 관찰당하고 있다는 것을 알면, 독자는 늦은 밤에 아이스크림을 먹지 않겠다거나 맥주를 그만 마시겠다고 말하는 데 필요한 추가 의지력을 발휘하곤 할 것이다. 이런 점들은 영양권장사항들이 모순으로 가득한 이유를 어느 정도 설명해준다. 모든 연구는 진실을 알아내려는 우리 능력을 떨어뜨리는 크나큰 한계를 지닌다.

영양학이 혼란스러운 또 한 가지 이유는 바로 이질성heterogeneity이다. 평균적으로 볼 때, 한 연구집단에 들어맞는 사항을 반드시 모든 사람에게로 일반화할 수 있는 것은 아니다. 다양성이 있기 때문이다. 그러니 가장 최근의 과학논문에서 질병위험을 줄인다고 보고된 것이 자신에게 맞는지를 평가하는 방법은 스스로 직접 시험해보는 것뿐이다. 그리고 효과가 있는지 판단하려면 경험한 결과를 알려줄 척도―신체나이―가 필요하다.

어떤 의미로 보아도 엄밀한 과학 연구는 아니지만, 넷플릭스Netflix 다큐멘터리 〈귀네스 팰트로의 웰빙 실험실The Goop Lab〉 중 '세월을 이긴다 The Health-Span Plan' 편의 전제가 바로 그것이었다. 이 편에서 엘리스 로넌Elise Loehnen, 웬디 로리아Wendy Lauria, 귀네스 팰트로Gwyneth Paltrow 는 세 가지 다른 식이요법을 시도했다. 부분채식, 채식, 그리고 내 동료 발터 롱고Valter Longo가 창안한 5일 단식모방 식이요법이 그것이다 (이 책의 2부에서는 롱고 박사의 연구를 더 상세히 살펴보고 이런 요법들이 선정된 배경도 설명할 것이다).[2] 식이요법을 시작하기 전에 각 여성은 혈액검사를 했고, 일정기간 해당요법을 지킨 뒤 재검사를 했다. 혈액 검사결과는 내 연구실로 보내졌고, 우리는 이 개인차원의 소규모 실험이 진행되기 전과 후의 신체나이를 계산했다. 엘리스와 귀네스는 신체나이가 줄어든 반면(약 1~2년), 웬디는 사실상 변하지 않았다.

나는 이 실험이 타당한 요건을 갖췄다고 옹호하려는 것이 결코 아니다. 이 실험은 그저 오락용으로 재미있게 구성한 쪽에 가깝다. 실제로 부분채식이든, 채식이든, 1회성 단식이든 간에 특정한 식이요법을 겨우 몇 주 실천하는 것만으로는 건강에 뚜렷하게 장기적 영향이 나타날 일은 없을 것이다. 새 식단을 접한 반응으로 어떤 효과가 나타났든 간에, 평소 식습관으로 돌아가 몇 주를 보내고 나면 모두 사라질 것이라고 나는 장담한다. 그러니 이는 지속적인 건강행동을 추적할 때 신체나이를 어떻게 적용하는지를 설명한 단순한 사례라고 보면 된다.

신체나이 바이오해킹

1년이나 반년 단위로 신체나이를 계속 추적한다면 개인의 노화속도를 추정할 수 있고, 앞서 설명했듯이 어떤 한 시점(또는 두 시점)의 신체나이를 알 때보다 훨씬 더 많은 정보를 얻게 된다. 자신의 노화속도를 알면 가능한 한 오랫동안 생물학적으로 젊고 건강하게 몸 안팎을 유지하게끔 해줄 개인별 맞춤운동, 식단, 생활습관을 개발하는 데 도움이 될 수 있다.

여러 면에서 신체나이 추적은 데이터 기반 바이오해킹bio-hacking과 비슷하다. 대개 바이오해킹은 두 가지 의미로 쓰인다. 하나는 DIY 생물학, 즉 본질적으로 취미활동 같은 실험(말하자면 유전자편집이나 약물 같은 것을 스스로에게 직접 실험하는 것)을 뜻한다. 그러나 내가 여기서 말하는 것은 그쪽이 아니라 두 번째 의미, 즉 각 개인의 건강에 맞춘다는 뜻이다. 문제는 그렇게 하려면 먼저 자신 및 자신의 몸에 맞춘 개입을 통해 최적화할 수 있는 수준까지 자기 몸의 생물학을 잘 이해하고 있어야 한다는 점이다.

이 바이오해킹 개념은 기본적으로 개인별 맞춤을 중시하고, 자기 자신의 건강을 적극적으로 도모할 책임을 강조한다. 각 개인은 단순히 생활습관을 선택하고 바꾸는 것만으로도 변화시킬 수 있는 독특한 신체나이 척도와 나름의 건강 프로파일을 지닌다. 요약하자면 우리 각자의 건강은 저마다 다른 고유의 생물학적 특성이며, '모두에게 적용되는 단일한' 해법이 있는 양 다룰 수 없다.

신체나이를 측정한다면 우리 각자는 자신의 독특한 노화과정이 진행되는 커튼 뒤를 엿볼 수 있을 것이다. 그럼으로써 더 오래, 그리고 가장 중요하게는 더 건강하게 살아갈 방법을 찾아낼 수 있는 길이 열린다. 그러나 그것의 성공여부는 우리가 최적화하려는 것이 정확히 무엇인지를 명확히 정의하는 데 달려 있다. 노화를 늦추고 건강을 증진시키는 것—둘 다 추상적인 상태처럼 보이는—이 목표라면, 자신의 식단이나 운동계획이 스스로에게 딱 맞는지의 여부를 어떻게 판단할 수 있을까?

'세월을 이긴다' 편이 방영된 뒤 나는 자신의 신체나이를 측정해줄 수 있냐는 요청을 수백 건 받았다. 자신이 노화를 늦추기 위해 어떤 시도를 했는지 상세히 적고서 그 방법들이 과연 효과가 있는지 알고 싶어 하는 이들이 많았다. 또 자신의 할머니가 100세까지 건강히 잘 사셨다고 하면서 자신도 그런 장수유전자를 물려받았을지 궁금해하는 이들도 있었다. 그런가 하면 심장병, 당뇨병 같은 병이 집안 내력이라고 걱정하며 똑같은 운명을 맞이하지 않는 것이 자신의 목표라고 토로한 이들도 있었다.

예전이었다면 이런 이들은 행운을 접하지 못했을 것이다. 평범한 사람이 자신의 생물학적 노화 프로파일에 접근할 타당한 방법 자체가 없었으니까. 그러나 상황은 변하고 있다. 지난 한두 해 사이에 누구나 쉽게 자신의 노화와 건강을 추적할 수 있게 해주는 소비자용 제품들이 많이 출시되었다. 가정용 검사기기, 상세한 분석평가 제공, 진짜 나이를 아는 데 도움이 된다고 약속하는 온라인 설문조사가 대표적이다. 이런 검사법은 대부분 신체나이가 얼마라는 예측값을 내놓고, 그러면 독자는 그것을 실제 숫자나이와 대조함으로써 자신의 노화가 기대수준보다 빠르게 또는 느리게 진행되는지를 판단할 수 있다. 내가 개발에 기여한 몇몇 검사법도 있는데, 어떤 생활습관이 신체나이를 더 높이거나 낮추는 데 기여할지 알려줄 정보를 더 많이 제공한다(이는 뒤에서 더 상세히 다룰 것이다).

이런 검사법들 모두가 타당하거나 신뢰할 수 있는 것은 아니지만, 매우 탄탄한 과학에 토대를 둔 것도 많다. 그러나 어떤 척도가 진짜 나이를 가장 타당하게 추정하는지 평가할 수 있으려면, 먼저 우리가 실제로 측정하려는 것이 무엇인지를 정의할 필요가 있다. '신체나이'란 과연 무엇일까?

생물학적 노화란 무엇일까?

메리엄-웹스터Merriam-Webster 사전에 따르면 노화는 '나이의 현재분사', 그리고 나이는 '시작되었을 때부터 어느 시점까지 존재한 기간'이다. 내가 보기에는(그리고 아마 독자가 보기에도) 그다지 흡족한 정의가 아니다. 지금까지의 설명으로 이미 독자가 납득했겠지만 노화는 시간의 경과보다 훨씬 더 많은 것을 가리킨다. 그러나 더 적절한 정의가 과연 무엇일지 떠올리기도 쉽지 않다.

노화가 무엇이냐고 10여 명에게 물어보면 저마다 다른 답을 내놓을지도 모른다. 사실 나는 재미삼아 친구들과 식구에게 생물학적 노화를 어떻게 정의하겠냐고 설문조사를 한 적이 있다. 그때 나온 답변들 중 몇 가지를 살펴보자.

"흰머리, 주름, 피곤함… 아이가 '저것 좀 봐요' 할 때 고개를 돌리다 근육이 삐끗하는 것."

"자기수선 메커니즘이 손상누적, 오류, 기능이상을 사실상 100퍼센트 교정할 수 없어지면서 나오는 증후군."

"모든 신체기관들이 발맞추어 서서히 활동을 멈추는 과정으로서, 시기는 생물 당사자에게 달려 있음."

"생물학적으로 이런저런 문제가 생기면서 육체의 내구성, 이동성, 활력이 악화하는 것."

"세포, 기관, 계통, 기능이 시간이 흐르면서 서서히 (대개) 성장한 뒤 쇠퇴하는 것."

"신체능력은 감소하지만 영적·정서적·인지적 속성은 증가하는 것."

"노화는 '결승선'이 현실로 와 닿는 것."

"심장이 뛰는 시간."

노화는 운명일까, 아니면 변화일까?

뉴멕시코의 어느 작은 호텔 회의실에 나를 포함한 한 무리의 과학자들이 노화조절 메커니즘을 논의하기 모였다. 이 자리에서는 줄기세포 감소가 어떻게 노화를 야기하는지를 밝힌 새로운 발견들이 논의되었고, 텔로미어telomere(진핵생물 염색체의 끝에 붙어서 염색체를 보호하는 역할을 하는 염기서열이 반복되는 DNA조각—옮긴이) 감축의 역할을 지적하는 이들도 있었다. 발표자마다 우리가 늙는 이유를 저마다 다른 식으로 설명했지만, 시간이 흐르면서 손상이 누적되고 그것이 우리가 노화와 관련짓는 질병 및 기능 쇠퇴를 가져온다는 관점에서 의견을 제시했다는 것은 같았다. 마지막 발표자가 연단에 오르기 전까지는 그랬다.

이 과학자는 노화가 우리 유전자에 프로그래밍되어 있다고 주장했다. 다시 말해 우리 몸에는 앞으로 남아 있는 날을 천천히 세면서, 우리에게 늙어가도록 사실상 강요하고 있는 체내시계가 존재한다는 것이었다. 그는 이 시계가 진화를 통해 선택되었다고 말했다. 노화와 사망은 집단 전체에 이로우며, 한마디로 늙은 개체는 새로운 세대가 계속 성공적으로 대를 이어 집단의 생존을 담보할 수 있게끔 죽는다는 것이었다. 그는 이 말이 참이라면, 이 진행을 통제하는 중앙 조절장치나 스위치를 찾아서 그저 '끄는' 것만으로도 노화과정을 중단시키거나, 더 나아가서는 되돌릴 수도 있을 것이라고 주장했다. 어쨌거나 생물의 발달과정이 실험으로 조작이 가능한 고도로 프로그래밍된 과정인데, 노화라고 그렇지 말라는 법이 있을까?

말할 필요도 없이 이 주장은 회의실에 모인 다른 과학자들의 격렬한 반박을 불러일으켰다. 그들은 노화가 발달과 다르며, 진화가 개체보다 집단의 적응도를 최적화하는 건 아니라고 주장했다. 거꾸로 우리 몸에선 매일 미미한 양의 손상이 일어나며, 이런 손상이 수십 년에 걸쳐 쌓임으로써 결국은 세포와 조직의 기능이 쇠약해진다는 것이었다. 즉, 다른 과학자들은 본질적으로 노화란 우리가 삶을 위해 궁극적으로 치러야 하는 대가라고 보았다. 나는 많은 과학논쟁을 봐 왔지만, 노화가 미리 정해진 프로그램인지 불운한 대가인지를 놓고 벌인 이 논쟁만큼 격렬한 불꽃이 튀는 경우는 처음 접했다.

노화에 대한 내 정의는 이 양쪽 사이에 다소 불분명하게 걸쳐 있다. 나는 노화를 '특이성의 상실loss of specificity'이라고 정의하고, 몸이 지닐 수 있으면서 건강에 최적인 특정한 상태―또는 소수의 상태들―가 있다고 믿는다(모래예술작품의 사례를 생각해보라). 그러나 이 상태를 달성하고 유지하려면 몸은 많은 일을 해야 한다. 쉬운 것이 아니다. 우리 몸은 진화하면서 이 상태에 효율적으로, 또 믿음직하게 다다르는 법을 '배웠다.' 발달은 극도로 정확하게 이루어지는 과정이며, 우리 대다수에게서 성공할 수 있게끔 단계적으로 진행되도록 프로그램이 짜여 있다. 바로 그것이 우리가 지금 여기 있는 이유다. 우리는 운 좋게 잘 진행된 발달 프로그램의 산물이다. 훨씬 더 안 좋은 발달 프로그램을 지닌 종은 존속할 수 없다. 살아남을 수 없기에 사라진다.

그와 동시에 나는 종의 수명이 어느 정도 프로그램으로 짜여 있긴 하지만, 노화에 맞서도록 설정되어 있기 때문에 그렇다고 본다. 이는 발달이 프로그램으로 짜여 있다고 생각하는 방식과는 다르다. 노화의 프로그램에 담긴 것은 맞서는 전략이다. 노화 자체는 기본설정값이지 재촉해야 할 무언가가 아니다.

여기 언덕이 하나 있다고 상상해보자. 언덕 꼭대기는 건강을 집약

시킨 이상적 상태를 상징한다. 발달은 언덕을 오르는 공, 노화는 언덕에서 내려가는 공이다. 공을 언덕으로 밀어 올리려면 에너지가 든다. 프로그램은 에너지를 취하고 효율적으로 사용함으로써 공을 꼭대기까지 올릴 수 있게 해야 한다. 언덕 반대편으로 공이 내려가는 속도를 늦추고 싶을 때에도 마찬가지로 에너지를 들여야 한다. 그러나 일단 내려가기 시작한 공은 에너지를 전혀 들이지 않아도 알아서 굴러간다. 추가적인 힘으로 밀지 않아도 저절로 굴러 떨어질 것이다.

진화는 공을 꼭대기까지 올릴 전략을 완벽하게 다듬어왔지만(발달), 우리가 현재 관찰하는 것보다 더 오래 그 상태를 유지하도록 최적화하는 진화적 압력은 전혀 없다. 노화를 완전히 막는 것은 진화적으로 유리하지 않다. 들어가는 에너지 비용에 비해 혜택이 적기 때문이다.

고등학교 생물시간에 배운 유전학을 떠올려보자. 어떤 형질이 선택되는가의 여부는 대체로 적응도에 미치는 효과에 달려 있다. 또 여기서 적응도는 개인의 힘(흔히 잘못 생각하듯이 사자로부터 얼마나 빨리 달아날 수 있는지)이 아니라 번식가능한 자식의 수로 정의된다는 점도 기억날 것이다(물론 사자로부터 달아나지 못한다면 번식 자체도 불가능하겠지만). 따라서 ① 아직 번식이 가능한 시기, 또 ② 계속 생존하는 편이 자식의 생존 및 번식 적응도에 이로운 시기를 지난 뒤에는 몸을 유지하기 위해 아무리 애를 쓴들 진화적 혜택은 전혀 없다. 일단 개인의 적응도 능력이 소진되면, 자연이 어떻게 하든 간에 비용은 전혀 발생하지 않는다. 이제 공은 자유롭게 굴러가도록 허용된다. 우리가 일단 번식연령을 지나면 진화는 우리를 폐기가능하다고 여길 수도 있지만, 우리 대다수는 이런 생각에 동의하지 않는다. 다행히도 생물학적 노화의 속도를 조절할 수 있음을 시사하는 상당한 증거가 있다. 다시 말해 공이 내려가는 속도는 사실상 늦춰질 수 있다.

언덕이라는 비유로 다시 돌아가보자. 언덕을 내려가는 데 걸리는 시간, 즉 노화속도를 바꾸기 위해 조정할 수 있는 것은 두 가지다. 첫 번째는 바닥까지의 거리다. 가야 하는 거리가 멀수록 시간은 더 오래 걸리는 경향이 있다. 언덕은 비유지만, 나는 이 거리가 최적의 상태에 있는 개인의 튼튼함, 회복력, 복잡성에 관한 무언가를 대변하는 것이라 생각하고 싶다. 단순한 체계보다 복잡하게 설계되고 신뢰할 수 있는 체계를 규명하는 데는 시간이 더 걸린다. 공이 언덕 아래쪽으로 굴러 내려가기까지 걸리는 시간에 명확히 영향을 미칠 또 한 가지는 하강에 맞서는 에너지/마찰/힘이다. 2장에서 말했듯, 우리 몸은 노화와 관련된 쇠퇴에 맞서는 쪽으로 에너지를 활용할 수 있다.

노화속도의 타고난 차이

우리는 종마다 손상과 쇠퇴를 수선하거나 예방하는 메커니즘이 선천적으로 다르다는 점을 안다. 동물계, 식물계, 균계, 원생생물계, 원핵생물계에서 종들의 수명이 아주 다양하다는 사실은 아마도 이 점을 가장 잘 보여주는 예일 것이다. 이렇게 세월의 흐름 앞에서 얼마나 잘 버티는지는 종에 따라 크게 다르지만, 놀랍게도 모든 생물은 거의 동일한 '재료'로 이루어져 있다. 우리 이웃 중 한 명은 이렇게 말했다. "나는 노화속도가 생물마다 다르다는 사실이 지금도 신기해. 가령 왜 개들은 여덟 살 때 백내장에 걸리는 걸까? 열두 살 때 관절염에 걸리는 이유는? 조직, 뼈 같은 것들의 재료는 기본적으로 동일하지 않나? 근육은 근육이고, 눈은 눈이잖아. 조직이 마모되는 것이 아니라 생물의 전반적인 체제와 관련이 있는 듯해. 마치 조직 등등이 미리 마모되는 것 같아."

자연이 동일한 핵심적 기본구성 단위를 써서 수명이 크게 다른 온갖 종들을 만들어낸다는 것이 대단히 놀랍다는 사실은 부정할 수가 없다. 평균적으로 사람 유전체에서 단백질암호를 지닌 유전자의 85퍼센트는 생쥐의 것과 동일하지만, 우리는 생쥐보다 40배 더 오래 산다.[1] 그리고 생쥐도 사람도 극단에 있는 생물들과는 아주 멀리 떨어져 있다.

홍조류에서 추출한 젤라틴 판 위를 꿈틀꿈틀 기어다니는 선형동물은 생물학 연구실에서 가장 인기 있는 무척추동물 중 하나다. 예쁜꼬마선충*Caenorhabditis elegans*이라는 이름의 이 동물은 약 1000개의 세포로 이루어져 있는데, 유전자 수는 우리와 거의 같다. 그러나 우리와 달리 이 선충은 겨우 2~3주뿐인 아주 짧은 수명을 사는 동안 거의 300마리에 달하는 자식을 낳을 수 있다.

수명 스펙트럼의 반대쪽 끝에는 그린란드상어가 있다. 몸무게가 1톤이 넘고 길이가 4.6미터에 달하는, 지구에서 가장 오래 사는 척추

동물이다. 이 상어는 북대서양과 북극해의 차갑고 컴컴한 물속을 느릿느릿 움직인다. 과학자들은 이들의 수명이 정확히 얼마인지 오랫동안 궁금해했는데, 2016년에 그린란드상어의 눈에 있는 수정체 크리스탈린(눈의 수정체 및 각막을 이루는 수용성 구조 단백질—옮긴이)을 조사한 논문이 나왔다.[2] 연구진은 그 안에 든 탄소-14의 양을 측정함으로써 나이를 추정할 수 있었다. 이들은 평균 거의 300년을 살며, 150세가 되어야 성숙하여 번식할 수 있는 듯하다.

더욱 의아한 점은 종 내에서도 수명차이가 나타난다는 것이다. 메마른 캘리포니아 남부에서 뉴잉글랜드의 널찍한 시골로 이사했을 때, 딸과 나는 봄과 여름이면 함께 정원을 가꾸면서 즐거운 시간을 보내곤 했다. 우리는 여러해살이 식물들을 키우고 나비에서 지렁이, 심지어 꿀벌에 이르기까지 우리가 마주치는 온갖 생물들을 보면서 감탄한다. 나는 꿀벌을 아주 좋아한다. 작물의 꽃가루를 옮기는 데 세계에서 가장 중요한 역할을 할 뿐만 아니라 당혹스러운 노화모형을 제시하기 때문이기도 하다.

꿀벌 군체에는 수벌, 일벌, 여왕벌의 세 계급이 있다.[3] 수벌은 말 그대로 수컷이며, 오로지 여왕벌과 짝짓기하는 역할만 한다. 수벌의 평균수명은 8주다. 자기 의무를 완수한 뒤에는 몇 시간 안에 세상을 뜨거나 일벌에게 죽는다. 살아 있으면 자원을 낭비하는 셈이니까. 그에 반해 암컷, 즉 일벌은 수명이 더 길다. 겨울에 일벌은 평균 5개월 이상 살 수 있다. 하지만 이런 일벌도 여왕벌에는 한참 못 미친다. 여왕벌은 기대수명이 2~5년이다.

암벌과 수벌의 수명차이는 유전자 때문일 수도 있다. 사람과 달리 수벌은 염색체 수가 암벌의 절반에 불과하다. 그러나 일벌과 여왕벌의 차이는 유전자로 설명되지 않는다. 유전체가 거의 동일하기 때문이다. 따라서 여왕벌이 노화속도를 어떻게든 간에 늦추는 장수유전자를 지니고 있을 가능성은 제외시킬 수 있다. 오히려 그 차이는 환경신호가 그들의 생명활동에 어떻게 받아들여지느냐에 달려 있다. 여왕이 될 개체와 일벌이 될 자매들은 애벌레 때 먹는 먹이가 서로 전혀 다르다. 여왕이 될 애벌레는 유모벌의 샘에서 분비되는 '로열젤리'를 먹는다.[4]

반면에 일벌이 될 애벌레는 발효된 꽃가루와 꿀이 섞인 '벌밥'을 먹는다. 로열젤리가 미래의 여왕벌에게 여왕의 형질을 부여하는지, 아니면 벌밥이 애벌레에게서 여왕이 될 잠재력을 앗아가는 것인지는 아직 논쟁거리다. 다만 한 가지는 확실하다. 꿀벌 암컷의 수명을 네 배에서 열 배까지 늘릴 잠재력이 식단에 있다는 것이다.

진화의 찻잎 읽기

다양한 종들뿐 아니라 유전적으로 동일한 자매들 사이에서도 수명이 큰 차이를 보인다는 점을 토대로, 과학자들은 그런 다양성의 원인을 알아낸다면 본질적으로 진화가 이미 보여준 것을 역설계함으로써 시스템을 해킹하는 것이 가능할 수도 있다고 추정한다. 안타깝게도 말은 쉽지만 실제로 밝혀내기란 쉽지 않다. 수명차이를 좌우하는 요인이 하나뿐일 가능성은 낮다. 수명이 짧은 종과 긴 종 사이에는 기나긴 세월에 걸쳐 수천 가지 차이점이 쌓였다고 보는 편이 더 설득력 있다.

하지면 여왕벌의 예도 그럴까? 여왕벌은 자매인 일벌과 유전자가 동일함에도 다섯 배 이상 오래 사는 데다 유전자편집을 할 필요가 전혀 없다. 이와 비슷한 체계를 써서 우리의 수명을 연장할 수 있는지는 아직 알지 못한다. 사람용 '로열젤리'를 찾아낼 수 있을까? 나는 모른다. 그러나 중요한 점은 이 사례가 노화속도엔 매우 융통성이 있고, 유전자편집(사람에게 이 용어를 쓰기가 좀 꺼려진다면 '유전자 바꾸기')이 굳이 필요하지 않을 수도 있음을 보여준다는 것이다. 꿀벌처럼 우리 몸도 바깥세계로부터 받는 입력을 토대로 기능을 조절하게끔 프로그래밍되어 있다. 여기에는 생활방식, 행동, 물리적 환경, 더 나아가 심리상태로부터 오는 신호도 포함된다. 몸이 바깥세계와 자기 자신에게 어떻게 반응하는지를 알아냄으로써 우리는 건강수명과 수명을 늘릴 수 있을지도 모른다. 그런데 어디까지를 목표로 삼아야 할까?

사람의 수명에 한계가 있는지의 여부는 아무도 모른다. 한편에서는 열린계가 노화해야 한다고 규정하는 법칙 같은 것은 전혀 없다고 주장한다. 그 말은 옳다. 그러나 다른 한편에서는 인체가 구성되고 프로그래밍되는 방식이 지금까지 관찰된 수명보다 훨씬 더 오래 장수할 능력을 제한할 수도 있다고 말한다.

아무튼 간에 노화연구의 목표는 영생을 추구하는 차원을 넘어서

야 한다. 타고난 유지 및 수선 메커니즘을 개선할 능력을 갖춘다면 엄청난 위업이 될 것이다. 1장에서 이야기했듯이 사람들은 대개 60대에 이런저런 질병에 걸리고, 그로부터 20년을 더 살 수도 있다. 그러나 100세 넘게 건강을 유지하면서 살다가 5~10년에 걸쳐서 서서히 쇠약해진다고 상상해보자. 그것은 이상理想이며, 우리의 목표도 거기에 두어야 한다.

전 세계 과학자들은 어떤 신호가 노화속도를 조절하는지 알아내고자 실험실에서 열심히 일하지만, 그 일이 대단히 어렵다는 것을 실감하고 있다. 설령 노화지연 방법을 발견한다 해도 그 효과를 유지하려면 꾸준히 사용해야 할 가능성이 높다. 사람 같은 복잡한 생물이라면 더욱 그럴 것이다. 단 한 번 먹으면 끝나는, 즉 아주 오래 살게 해줄 마법의 알약 따위는 없을 것이다. 그러나 우리가 힘겨운 전투를 치르고 있음에도, 생물학적 노화에 개입하려는 시도는 해볼 만한 가치가 있는 일이다.

개인적으로 나는 건강수명 연장이 대단히 중요하다고 여긴다. 그 목표를 위해 평생을 헌신하겠다고 마음먹었을 정도로다. 생명현상과 노화과정이 복잡하다는 점을 고려했을 때, 어쩌면 그 문제를 이해하려면 평생이 걸릴 수도 있겠다 싶다. 건강수명과 수명연장의 열쇠가 머지않아 모습을 드러낼 것이라고 보는 일부 동료들에 비해 내가 좀 덜 낙관적일지도 모르겠다. 아무튼 노화과정에서 우리 몸에 어떤 일이 일어나는지 이해하려 애쓰는 이 분야에서 지금까지 이뤄낸 연구성과들을 보면 경이롭다.

노화할 때 벌어지는 일: 가장 낮은 수준에서부터

노화할 때 일어나는 수많은 변화들을 이야기하려면 생명 시스템 (사람 같은)이 여러 수준으로 이루어진 조직체계라는 점을 염두에 두는 것이 중요하다. 가장 작은 수준은 원자이며, 그 위로 차례로 분자, 세포, 조직, 기관, 기관계, 생물(몸 전체) 수준이 이어진다. 학술적으로 보면 이 수준은 개체군, 군집, 생태계, 생물권으로 계속 이어지지만, 이 책의 목적상 나는 분자 수준에서 생물 수준까지를 주로 논의하려 한다.

대부분의 과학자는 노화가 분자 수준에서 시작되고, 상향으로 전파되어 조직/기관, 그리고 그 뒤 생물 수준에 다다르면 뚜렷이 드러날 가능성이 높다고 본다. 그러니 가장 아래층에서부터 시작해, 비유적으로 머리카락 굵기의 2만 분의 1로 축소해보자. 우리 몸의 단백질은 평균적으로 이 크기보다 조금 더 작다.

몸의 기본구성 단위 또는 몸의 일꾼이라 불리곤 하는 단백질은 우리 신체구조의 많은 부분을 이루고, 생명유지에 필요한 다양한 일을 한다. 콜라겐과 액틴 같은 구조단백질은 '세포바깥바탕질'이라는 것을 포함하여 신체조직의 상당부분을 구성한다. 도시계획도를 상상해보자. 세포 바깥의 바탕질은 도로, 다리, 대지 경계선뿐 아니라 전기, 수도, 전화, 하수관망에 해당한다. 도시(조직/기관)의 배치와, 주택과 건물(세포)의 밀도를 정하며 상품, 에너지, 통신, 폐기물의 운반이 이루어지는 영역이다.

이 분자 도시에서는 모든 일이 올바로, 또 효율적으로 일어나게 끔 돕는 많은 단백질을 찾을 수 있다. 산소, 콜레스테롤, 나트륨 같은 필수품들을 도시 전역의 세포들에 공급하는 운송트럭(운반단백질)도 있다. 항체 같은 방어단백질들은 침입하는 병원체로부터 우리를 보호하기 위해 경찰처럼 순찰을 한다. 전화선과 무선중계기(신호전달 단백질)는 세포들 사이 의사소통의 토대 역할을 한다. 시장(조절단백질)은 물품의 공급과 수요를 맞추며, 생산속도를 조절한다. 그리고 마지막으로 일꾼(효소)은 모든 일이 잘 돌아가게 하며, 도시에서 일어나는 모든 활동의 적극적인 참여자이자 촉매에 해당한다. 효소가 없다면 생산과 통신, 발송/운반 등의 어떤 일도 아마 일어나지 않을 것이다.

우리 몸에는 매우 다양한 단백질들이 존재하며, 단백질이 어떤 일을 수행하는 능력은 구조/모양에 따라 정해진다. 생물학의 핵심격언 중 하나는 '구조가 기능을 결정한다'다. 마치 근사한 종이접기작품처럼, 우리 몸을 이루는 각 단백질은 정해진 목적을 수행할 수 있도록 이리저리 접혀서 복잡하고 정교한 삼차원 구조가 된다.

그런데 안타깝게도, 우리가 나이를 먹을수록 이런 구조가 손상되는 일이 잦아진다. 아미노산 서열에 오류가 있는 단백질은 잘못 접혀서 모양이 뒤틀리는 바람에 맡은 일을 제대로 수행할 수 없게 된다. 올바른 서열을 지닌 단백질도 만들어진 뒤 화학적 변형을 겪을 수 있다. '번역후 변형posttranslational modification'이라는 이 과정은 단백질의 구조와 기능을 바꿀 수 있다. 노화가 일어날 때면 활성산소, 당, 지방산 같은 물질들이 지나치게 많아지면서 단백질에 달라붙어 변형을 일으키기도 한다. 잘못 접히거나 변형된 단백질들은 때로 서로 엉기거나 뭉쳐서 더 큰 덩어리를 이룸으로써 조직이나 세포에 손상을 입힐 수 있다. 이런 덩어리는 분해하거나 없애기가 어렵다.

다행히도 문제가 생긴 단백질을 찾아내 교체하는 우리 몸의 메커니즘도 진화했다. 몸의 모든 세포에는 손상된 단백질을 찾아 분해한 뒤 그 부품을 재순환시키는 재활용센터가 있다. 문제는 노화가 일어남에 따라서 단백질이 기능을 잃듯이, 그런 단백질을 처리하기 위해 설치된 체계 역시 기능을 상실한다는 것이다. 재활용 프로그램의 효율과 애초에 단백질이 손상되기 시작하는 경향은 어느 정도는 생활방식에 반응하는 듯 보인다. 담배, 공기오염, 당과 트랜스지방 함량이 높은 식품 등 손상을 촉진하는 요인들은 단백질의 접힘 오류를 더욱 악화시킬 수 있는 반면, 운동을 비롯한 약한 스트레스 요인들은 몸의 재활용체계가 더욱 활발히 돌아가게끔 자극할 수 있다.

후성유전학적 노화

단백질 외에도 내가 오랜 시간 연구한 또 다른 노화관련 분자변형은 '후성유전'이라는 것에 일어나는 변화다. 이 책의 첫머리에서 나는 후성유전학적 정보를 써서 내 신체나이를 추정하는 이야기를 한 바 있다. 다시 요약하자면, 후성유전은 DNA서열에 일어나는 변화가 아니라 DNA구조나 DNA를 감싼 단백질에 다양한 화학물질 표지를 더하거나 떼어내는 것을 가리킨다. 이런 화학적 꼬리표는 포장된 DNA의 모양에 직접 영향을 줌으로써, 어느 부위가 접근 가능하고 접근 불가능해질지를 결정한다.

후성유전은 여러 면에서 세포를 위한 요리책과 같다. 유전자와 유전자에서 만들어지는 단백질은 요리재료라고 생각할 수 있다. 몸의 모든 세포에는 똑같은 DNA서열이라는 동일재료가 들어 있다. 하지만 어느 재료가 쓰일지는 후성유전학적 패턴에 따라 달라진다. 세포의 종류에 따라 저마다 쓰이는 재료가 다르고 여타 재료들의 사용량도 달라진다. 이 모든 것은 해당 세포의 후성유전학적 패턴에 따라 정해지며, 세포 전체의 기능이 최적상태에서 작동하게끔 세심하게 계획되어 있다.

각 단백질이 그렇듯 각 세포 역시 나름의 맡은 역할이 있고, 따라서 그 일을 해내려면 그에 알맞은 후성유전학적 요리책을 지니는 것이 대단히 중요하다. 불행히도 세포의 후성유전학적 패턴은 노화에 영향을 받는다. 요리법에 잘못 적히거나 지워지는 부분이 늘어나다가 어느 순간에 갑자기 문제가 생기는 것이다. 세포는 어떤 단백질을 너무 많이 만들거나, 너무 적게 만들거나, 아예 전혀 다른 요리법을 채택한다. 그 결과 원래의 자기 정체성을 잃게 된다.

이런 후성유전학적 변화의 직접적 원인이 무엇인지는 아직 불분명하다. 한 가설은 무작위적 오류에서 비롯된다고 본다. 세포는 분열하여 두 개의 세포로 늘어날 때 자기 유전체(DNA서열)와 후성유전체를 그대로 복제한다. 그럼으로써 새 세포는 원래 세포의 완벽한 사본이 된다. 그런데 모든 후성유전표지가 제대로 복사되는 것은 아니라고 여겨지며, 이 가설을 뒷받침하는 새로운 증거들이 나오고 있다. 암이 생기거나 노화할 때는 유전체에서 '후기' 또는 '초기복제' 영역이라는 곳에 있는 후성유전학적 패턴이 변형되는 경향이 있음이 드러났다.[5]

분열을 통해 새 딸세포를 만들 준비가 되면 세포는 사본을 만들 수 있도록 칭칭 감겨 있던 DNA를 푼다. 이 전체 과정을 'DNA복제'라고 한다. 그런데 복제는 유전체 전체에서 한꺼번에 일어나는 것이 아니다. 세포에는 어느 부위가 어떤 순서로 복제될지를 정하는 복제시기 프로그램이 있다. 대개 세포가 가장 많이 사용하는 영역이 가장 먼저, 그리고 완전히 꺼져 있는 영역이 가장 나중에 복제된다. 이 상반되는 두 영역은 노화와 암이 진행될 때 교란될 가능성이 가장 높다는 점이 드러나고 있는데, 이것이 문제를 야기한다. 꺼져 있어야 할 영역이 갑작스럽게 켜지거나 그 반대상황이 벌어진다면 요리법은 엉망이 될 테고 세포는 기대한 대로 작동하지 못할 것이기 때문이다.

실제로 우리 연구실에서는 세포가 배양접시에서 분열하게끔 놔두는 것만으로도 사람(또는 동물)의 몸이 노화할 때 보이는 것과 동일한 후성유전학적 변화가 발생하는 것을 관찰할 수 있었다.[6] 세포가 분열을 거듭할수록 후성유전체는 원래의 '청사진'에서 점점 더 멀어진다. 결국 이런 변화는 어떤 단백질이 합성될지에 영향을 미칠 것이다. 또 종양억제 인자, 즉 암을 일으킬 가능성이 있는 사건에 맞서 몸을 지키는 역할을 하는 중요인자들의 생산에까지 그럴 수 있다.

노화에 따른 후성유전학적 변화로 생기는 문제는 또 있다. 사람(그리고 다른 생물들)의 유전체에 영구히 끼워져 있는 '전이인자trans-posable element'라는 고대 바이러스 유전자의 억제가 풀리는 것이다. 전이 인자는 1950년대에 바버라 매클린톡Barbara McClintock이 옥수수의 유전학을 연구하다가 발견했는데,[7] 이 인자의 자발적인 활동은 노화 과학의 주된 연구대상이 되어왔다. 후성유전의 한 가지 주된 역할은 이런 유전자를 침묵시키는 것이다. 하지만 후성유전체에 오류가 쌓임에 따라 전이인자의 한 종류인 레트로트랜스포존retrotransposon이 활성을 띠면 세포에 재앙을 일으킬 수 있다.

우리가 노화에서 관찰한 후성유전학적 변화 중 상당수는 무작위 오류, 다시 말해 운이 나빠서 생길 수 있는 것들이다. 그러나 이런 변화 중에는 세포가 고장 난 시스템에 반응함으로써 나타나는 것도 있을 수 있다. 세포들을 에워싸고 있는 구조단백질의 파손, 스트레스를 받는 이웃세포에서 보내는 신호, 독성부산물의 축적 등 주변환경의 변화 때문에 세포는 프로그램으로 짜인 스트레스 반응에 따라 자신의 행동을 바꾸는 쪽을 택할 수도 있다. 그저 환경에 다양한 인자를 집어넣는 것만으로 후성유전체를 젊었을 때의 그것으로 돌아가도록 재프로그래밍할(다시 말해 초기상태로 재설정할) 수 있음을 보여주는 자료가 놀라울 만치 많다는 것이 그 증거다. 이런 증거는 무작위 오류를 지니게 된 세포가 원래의 청사진을 '기억'하고 있다가 신호가 오면 원래 상태로 돌아갈 수 있음을 보여주는 것일 가능성도 있다. 하지만 후성유전학적 패턴에 일어나는 변화가 그저 노화한 환경에 있는 무언가에 반응하여 일어나는 것이고, 적절한 조건에서 그런 반응을 끄거나 되돌릴 수 있음을 말해주는 것일 가능성도 있다.

우리는 이런 변화가 왜 일어나는지 이해하고자 여전히 노력하는 중이지만, 지금까지 알아낸 중요한 사실이 하나 있다. 후성유전학적 변화를 더 겪은 듯이 보이는 세포들을 가진 사람은 머지않아 다양한 질병에 걸릴 위험이 더 높다는 것이다. 또 이런 후성유전학적 변화 중 상당수는 암세포에서도 관찰된다. 그저 더 심할 뿐이다.

암생물학은 암이 DNA복제 때 일어나는 무작위 돌연변이가 쌓임으로써 생긴다는 개념에 토대를 두고 있지만, 현재 일부 연구자들은 후성유전학적 이유로 생길 가능성도 살펴보기 시작했다. 나이가 들수록 연간 암발생 위험확률이 지수적으로 증가하는 이유를 이것으로 설명할 수 있을지 모른다. 늙어갈수록 후성유전체에 복제오류가 쌓이기 쉽다는 점을 생각해보면, 늙은 세포가 암에 걸릴 가능성이 더 높아지는 이유를 이런 변화로 설명할 수 있을지도 모른다. 또 본래 분열속도가 더 빠른 조직이 악성종양으로 발달하는 경향이 더 큰 이유도 이것으로 설명이 가능할지 모른다. 개입이 없을 때, 세포가 분열하고도 여전히 살아서 조직의 생산적인 일원으로 활동할 수 있는 분열횟수에는 한계가 있을 수도 있다.

세포의 수명과 노화

1881년 독일 생물학자 아우구스트 바이스만August Weismann은 이런 주장을 내놓았다. "죽음은 노쇠한 조직이 스스로를 영구히 재생할 수 없어지고, 세포분열을 통한 증식능력이 무한하지 않고 유한하기 때문에 일어난다."[8] 80년 뒤 레너드 헤이플릭Leonard Hayflick과 폴 무어헤드Paul Moorhead는 바이스만의 가설을 사실상 입증하는 논문을 발표했다. 그들은 노화의 근본원인을 보여주진 못했지만, 배양접시에서 자라는 세포가 분열할 수 있는 횟수에 한계가 있다는 것을 보여주었다.[9] '헤이플릭 한계Hayflick limit'라 불리는 이 발견은 그로부터 60년이 지난 지금까지도 우리의 과학적 사고에 깊이 뿌리를 박고 있다.

헤이플릭과 무어헤드의 발견이 있은 지 얼마 지나지 않아서, 이 한계는 세포가 매번 분열을 할 때마다 DNA서열이 점점 짧아지는 현상으로 설명이 가능할 수 있다는 사실이 드러났다. 특히 '텔로미어'라는 염색체 끝자락은 복제기구의 배치 때문에 온전히 다 복제되지 않는다. 그래서 세포가 분열할 때마다 끝이 조금씩 짧아진다. 텔로미어는 신발끈의 올이 풀리지 않도록 보호하기 위해 끝에 붙이는 플라스틱에 비유되곤 하며, 나는 동의하지 않지만 일부 과학자들은 텔로미어가 점점 짧아지는 것이 노화의 근본원인일 수 있다고 추정해왔다.

그러나 헤이플릭 한계가 있긴 해도, 우리 몸은 텔로미어의 마모를 막는 메커니즘을 갖추고 있다. 1984년, 캘리포니아대학교 버클리

University of California, Berkeley의 한 연구실에서 엘리자베스 블랙번Elizabeth Blackburn이라는 젊은 교수는 대학원생인 캐럴 그라이더Carol Greider(현 존스홉킨스대학교의 분자생물학 및 유전학 교수)와 함께 텔로머레이스 telomerase라는 단백질을 발견했다.[10] 텔로머레이스는 DNA가닥의 끝에 염기쌍ACGT을 덧붙임으로써 가닥 전체가 온전히 다 복제될 수 있게끔 하기에, 텔로미어 단축의 위협을 해소하고 세포가 헤이플릭 한계에 도달하는 것을 막는 중요한 역할을 한다.

처음에는 이 효소가 노화를 해결할 가능성이 있는 열쇠처럼 보였다. 세포가 복제능력을 상실하고 그에 따라 늙어가는 조직을 재생시킬 능력을 잃는 이유를 텔로미어 단축으로 설명할 수 있다면, 세포가 정상적으로 계속 분열할 수 있게끔 텔로미어 길이를 유지하기만 하면 된다. 그러나 삶의 모든 것이 그렇듯, 무언가가 너무나 좋게 들리는 나머지 과연 맞는지 의심이 든다면, 아마 그 의심이 맞을 것이다!

텔로머레이스의 활성은 암의 주된 표지 중 하나다. 암세포를 무한정 계속 분열하게 함으로써 사실상 불멸의 존재로 만드는 것이 바로 이 효소다. 따라서 노화하면서 이미 후성유전학적 변형과 돌연변이가 많이 축적된 세포에서 텔로머레이스 활성을 인위적으로 증진시킨다면 뜻하지 않게 암을 유발하게 될 것이다. '나쁜 세포'에게 계속 분열하여 나쁜 세포를 더 많이 생산할 힘을 부여하는 꼴이 되는 것이다.

만화책 애독자라면, DC와 마블 세계의 영웅 및 악당 중 상당수는 초능력을 타고난 것이 아님을 안다. 대신에 그들은 변신을 일으키는 사건을 겪으면서 독특한 능력을 획득했다. 세포에도 같은 말을 할 수 있다. 세포도 앞서 말한 분자변화 중 일부를 겪으면서 새로운 형질을 습득할 수도 있다. 이런 형질 중에는 유익한 것도 있으며, 그것이 바로 우리가 진화하는 이유다. 하지만 해로운 것도 있다. 그렇게 변형된 세포는 우리 몸의 악당이 될 수 있다. 암세포가 바로 그런 사례다. 암세포는 정상세포가 어떤 식으로든 간에 세대를 거치면서 형질들을 추가로 습득하면서 이윽고 불멸성을 실현하고, 이웃세포들로부터의 입력을 차단하고, 손상된 세포를 자살하도록 유도하는 이중안전장치를 회피하고, 대량의 혈액과 에너지원을 독차지하고, 이윽고 다른 조직으로 퍼져서 이주 정착할 수 있게 된 것이다.

다행히 진화는 우리 몸에 변형된 세포가 암세포가 되지 못하게 막는 이중안전장치도 갖추어놓았다. 세포에 암으로 변할 가능성을 높이는 DNA손상이나 다른 변화가 일어난다면, 세포의 변화를 사실상 중단시키는 프로그램이 작동할 수 있다. 그런 세포는 암세포로 변하는 대신에 '노화세포 senescent cell'라는 것이 된다. 세포노화는 스트레스로 유도된 상태이며 대개 텔로미어 단축, DNA손상, 이웃세포가 보내는 스트레스 신호 같은 것들을 통해 촉발된다.[11] 암세포와 달리 노화세포는 분열이 불가능하다. 손상되었다고 여겨지기에, 분열하여 자신의 사본을 만드는 능력이 꺼지는 탓이다. 그러나 암세포처럼 노화세포도 죽이기가 어렵다. 세포의 죽음을 막고 간당간당한 상태로 그냥 버티게 해주는 것이 노화세포의 메커니즘이다. 이 때문에 이런 세포를 '좀비세포'라 일컫는 이들도 있다. 노화세포는 죽지 않았지만 그렇다고 '온전한' 것도 아니다. 노화세포라는 대안은 손상된 세포가 암세포로 변하는 것을 막는 탁월한 방법이긴 하지만 나름의 문제를 일으킨다. 노화세포는 대개 그저 남아만 있겠다고 고집할 뿐인 온화한 세포가 아니다. 그중 상당수는 사실상 독성을 띤다.

대부분의 노화세포는 분열능력을 잃고서 세포 죽음을 회피할 뿐 아니라 매우 특별한 행동을 유도하기 시작한다. 정상적으로 기능하는 세포와 달리 염증유발 유전자를 계속 활성화함으로써 주변에 지속적으로 폭넓게 염증을 일으킬 수 있다.[12] 이런 염증은 분자손상을 더욱더 일으키고 그럼으로써 이웃세포들을 노화세포, 심지어는 암세포로 변하기 쉽게 만들 수 있다. 조직에 노화세포가 쌓일수록 기능이상은 점점 더 지속적으로 반복 및 확산된다. 노화세포로 변하는 정상세포가 점차 증가하는 만큼, 분열하여 조직을 재생하는 세포는 감소한다.

우리가 젊을 때에는 세포의 죽음 및 노화세포로 전이되는 것이 별 문제가 안 된다. 잃은 세포를 대체할 보급창고가 몸에 충분하기 때문이다. 바로 여기에서 줄기세포가 등장한다. 줄기세포는 사라진 요리 재료를 다시 채울 자원을 제공한다. 줄기세포의 종류는 많다. 성체줄기세포는 뼛속, 근육, 뇌의 특정부위, 간, 피부 등 다양한 기관에 조금씩 들어 있고 '줄기세포 틈새stem cell niche'라는 곳에 자리하며, 대개 두 가지 주된 기능을 한다. 하나는 분열을 통해 줄기세포를 더 많이 만드는 것('자기재생'과정)이고, 다른 하나는 특정유형의 세포로 변해서 조직이 잃은 세포를 대체하는 것('분화'과정)이다.

예를 들어보자. 피부는 우리 몸을 보호하는 표면 역할을 하면서 끊임없이 마모되기에 대비책이 필요하다. 표피줄기세포는 분화하여, 즉 성숙한 세포로 바뀌어서 피부의 바깥층(표피)에서 마모되어 사라진 세포를 보충한다. 그러나 짐작할 수 있듯이, 성체줄기세포가 무한정 공급되는 것은 아니다.[13]

그런데 몸이 노화할수록 가용줄기세포의 수는 줄어든다. 그 결과 조직에서 사라지거나 손상된 세포를 대체하는 능력에도 점점 지장이 생긴다. 줄기세포 자체도 앞서 설명한, 손상시키는 분자변화를 겪음으로써 기능이상을 일으킬 수 있다. 이런 변화는 줄기세포의 자기재생(줄기세포를 더 만드는)능력이나 분화(특정유형의 세포로 전환되는)능력을 손상시킬 것이다. 때로는 후성유전학적 변화라는 노화관련 돌연변이가 줄기세포의 자기재생능력을 증진시킬 수도 있다.

그런 일이 벌어질 때, 이런 '손상된' 세포는 자신의 복제본을 더 빨리 만듦으로써 줄기세포집단의 세포들을 대체할 수 있다. 세포 수준에서 이루어지는 이런 진화는 줄기세포집단에서 특정 돌연변이를 지닌 세포들의 비율을 높인다. 이 과정은 백혈구의 노화라는 맥락에서 깊이 연구되어왔다. 한 예로 연구자들은 노화가 진행될 때 면역세포집단에선 매우 특정한 돌연변이를 지닌 줄기세포들의 비율이 더 높아진다는 것을 발견했다. 사실 70세에 이른 사람들 중 약 10~20퍼센트는 백혈구의 몇몇 유전자에 돌연변이를 갖고 있을 것이다.[14] 이는 그 세포들이 지나치게 많아진 줄기세포 '클론clone'을 통해 생겼을 수 있음을 시사한다. 정확한 메커니즘은 잘 모르지만, 과학자들은 이런 클론들이 존재하면 머지않아 여러 중대질환에 걸릴 위험이 증가한다는 점을 알게 되었다. 흥미롭게도 심혈관질환도 거기에 포함된다. 이는 세포 수준에서 일어나는 진화 및 선택이 생물 수준에서 나타나는 노화관련 변화들 중 일부를 사실상 추진할 수도 있음을 시사한다.

세포 세계의 자연선택

최근 내 좋은 친구이자 동료인 미네소타대학교의 케니 베크먼Kenny Beckman과 이런 개념들을 놓고 토론할 때, 그는 영국의 뛰어난 의사이면서 생물학자인 존 케언스John Cairns의 논문을 꺼냈다.[15] 케니는 논문의 한 대목을 읽어주었다.

우리는 자연적 변이와 자연선택의 조합이 좋은 방향으로 작용하는 힘, 즉 가장 잘 적응한 종을 출현 및 존속시키고 적응하지 못하는 종은 폐기하는 힘이라는 개념에 익숙하다. 이는 생물학의 근본정리다. 그러나 한 종의 개체들 사이의 경쟁에서 한 동물 내의 개별세포들 사이의 경쟁으로 눈을 돌리면, 자연선택이 불리하게 작용하는 힘이 되는 것을 본다.

요약하자면 이렇다. '자연선택' 하면 우리는 으레 종 수준을 떠올린다. 가장 느린 영양이 사자에게 잡아먹히거나, 화려한 깃털을 자랑하는 공작 수컷이 암컷을 유혹하는 상황이 그렇다. 하지만 자연선택은 종 수준에서만 일어나는 것이 아니다. 우리 몸속에서도 줄곧 일어나고 있다. 한 종의 개체들이 서로 경쟁을 하듯 우리 몸의 세포들도 경쟁한다. 자신의 사본을 더 많이 만드는 세포들은 이기고, 죽어가거나 더 이상 사본을 만들지 못하는 세포들은 후대의 세포들을 구성할 영향력이 줄어든다.

그런데 세포의 적응도를 높이는 무언가가 정작 그 세포가 속한 개체에게 해로울 때는 어떤 일이 벌어질까? 그 결과가 바로 암이다. 적응도라는 관점에서 보면 이런 세포는 매우 성공했다고 할 수 있다. 암세포는 아주 빠른 속도로 증식하면서 몸 곳곳을 잠식하고 자원을 독차지하곤 한다. 그러나 이 이야기의 끝이 대개 어떠한지 우리는 잘 안다. 암세포의 세계정복을 막지 못하면, 결국 자신이 속한 세계에 너무나 큰 부담이 가해져 그 세계 자체가 파괴되고 만다.

그렇기에 노화를 생각할 때는 각 세포의 건강함만을 따질 게 아니라 세포와 분자로 이루어진 체계가 얼마나 잘 조화롭게 협력하는지, 생물 전체에 어떻게 영향을 미치는지도 살펴봐야 한다. 생물 자체는 각 세포가 더 큰 공공선을 위해 맡은 역할을 부지런히 수행할 때, 즉 세포들이 잘 협력할 때 성공한 시스템이 된다. '전체는 부분들의 합보다 크다'고 하는 이유가 바로 이것이다. 젊고 건강한 조직과 기관은 이런 조화로운 공동체의 축소판이다. 그 안에는 각각 다른 일을 맡은 다양한 세포들이 있고, 그것들은 대체로 협력—상호 의사소통과 협조―을 하면서 전체(우리 자신)의 성공을 도모한다.

좋은 공동체가 그렇듯이, 세포들은 이웃한 세포들을 잘 안다. 이웃들과 신호를 주고받으면서 자신과 주변환경에 관한 정보를 전달하며, 필요할 때에는 이웃세포들에게 도움을 요청하거나 경보를 보낸다. 이런 복잡한 세포 사이의 신호전달 덕분에 세포들은 서로 협력하면서 하나의 세포에서 시작하여 사람을 만드는, 거의 불가능해 보이는 복잡한 과제를 해낼 수 있다. 발생 때 생겨난 각 세포는 후속 세포의 행동을 지시한다.[16] 유전체에는 시간 순서에 따라 단계적으로 이런저런 과정들을 진행하라는 명령문이 들어 있으며, 그런 과정들은 이웃세포들로부터 오는 신호를 받아 반응하면서 진행된다. 그렇게 계속 이어지면, 이윽고 짠 하고 사람이 된다. 그 시점에서 발생과정은 멈추거나 적어도 목표를 바꾼다. 우리를 비롯한 모든 다세포생물은 세포의 탁월한 화학적 언어가 없다면 존재하지 못할 것이다.

그러나 그토록 아름답게 구성되고 경이로움을 불러일으켰던 신호전달 과정은 생물이 늙어감에 따라 망가진다. 세포들이 기능이상을 일으키거나 죽어가기 시작하면 커다란 세포집단 전체에 변화가 일어나고, 이윽고 조직이나 기관 수준에서 손상이 드러난다. 어떤 면에서 이는 사회가 무너져가는 모습과 비슷하다. 세포와 마찬가지로, 잘 유지되는 사회에서는 사람들이 각자 맡은 일을 하고 각각의 일은 상보적인 경향이 있다. 사회의 필요를 충족시키기 위해 직업을 바꾸는 이들도 있긴 하지만, 사람들은 특정전문 분야에 안주할 때가 많다. 전체적으로 보면 사회는 필요한 모든 수요를 충족시키고, 개인들은 협력하면서 번영과 안정을 이룰 수 있다.

한 사회에 있는 개인들의 또 한 가지 특징은 사회관계망을 이룬다는 것이다. 우리 각자는 주변사람들, 특히 자신과 가장 가까운 이들의 입력과 경험에 강한 영향을 받는다.[17] 친구나 가족은 위협을 감지하면 우리에게 알리고, 그 결과로 우리는 행동을 바꾸곤 한다. 마찬가지로 우리도 주변 사람들의 위기나 성공 가능성을 엿볼 때, 알리고 영향을 미친다. 우리는 서로를 돕고, 대체로 서로를 발전시킨다(아니, 적어도 그래야 한다).

세포 디스토피아와 무정부주의자의 출현

그렇다면 사회는 어떤 일이 벌어질 때 해체되는 것일까? 집단을 튼튼하게 유지했던 사회구조를 해체하고 혼란에 빠뜨리는 요인들은 무엇일까? 인류집단이나 사회와 비교하면 조직 및 기관의 노화관련 죽음을 더 잘 이해할 수 있을 것이다. 아무튼 잘 연결된 생물학적 사회에서는 세포가 개인이라고 할 수 있지 않을까?

사회붕괴를 일으키는 요인들 중 상당수는 생물과 노화에서도 비슷하게 나타난다. 인구과잉, 자원획득경로의 붕괴, 환경파괴가 그렇다.[18] 앞서 살펴보았듯이, 노화가 시작될 무렵이면 우리 세포공동체의 환경과 기반시설은 크게 훼손된 상태다. 손상되고 잘못 접힌 단백질들은 덩어리지고 세포기능을 방해한다. 세포들을 감싸고 이웃세포들 사이의 의사소통과 전달을 촉진하는 구조단백질(세포바깥바탕질)도 해체된다. 스트레스에 시달리는 세포 및 노화세포는 만성염증 환경을 조성하고, 그 결과 이웃세포들까지 손상시켜서 세포 스트레스와 노화, 죽음을 더욱 촉진할 수 있다.

노화가 진행됨에 따라서 환경이 점점 더 유독해질 뿐 아니라 세포에 필요한 중요한 자원의 공급량도 줄어든다. 늙어갈수록 세포가 일을 수행하는 데 필요한 에너지를 생산하는 대사의 효율이 떨어진다. 세포의 발전소라고 여겨지는 미토콘드리아의 수가 줄어들고, 남아 있는 것들도 손상이 축적되면서 에너지 생산능력에 지장이 생길 수 있다. 게다가 우리 몸은 늙어갈수록 중요한 영양소를 흡수하는 능력도 잃어가기에 B12 같은 중요한 비타민, 칼슘, 엽산, 철의 활용도가 떨어진다.

세포환경과 가용자원 상황이 나빠짐에 따라서 세포의 행동에도 변화가 나타나는 경향이 있다. 어떤 면에서는 매우 디스토피아처럼 보일 수 있다. 연구자들이 알아차린 특별한 점 하나는 젊은 조직에서는 특정한 정체성과 역할을 지녔던 세포가 조직이 늙어가면서 그런 성질을 잃는 경향이 있다는 것이다.[19] 이것이 의도하지 않은 특이성의 상실인지, 아니면 전략적 전환인지는 아직 불분명하다. 한편으론 노화와 함께 필연적으로 진행되는 손상축적의 산물일 수도 있다. 시간이 흐름에 따라 세포들은 젊었을 땐 특정역할의 수행을 도왔던 독특한 형질들을 잃는 모욕을 당할 수도 있다.

다른 한편으로 보자면, 세포가 특이성을 잃는 것이 주변사회환경이 열악해지는 것에 대한 반응일 수도 있다. 이웃세포들이 죽거나 노화하거나 기능을 잃을 때, 남아 있는 세포들은 그 몰락한 이웃들이 보내는 신호에 반응한다. 좋았던 옛 시절에 했던 것보다 더 회복력과 융통성과 적응력을 발휘할 필요가 있을지도 모른다. 아직 사회활동을 하고 한 집단에서 함께 협력할 수 있을 때 말이다. 디스토피아 소설을 읽었다면, 자력으로 위기를 헤쳐나갈 수 있는 이들이 생존한다는 것을 안다. 식량을 구하고, 피신처를 마련하고, 스스로를 지키는 등의 일을 할 수 있는 이들이다. 남에게 심하게 의존하는 이들은 살아남지 못한다. 늙어가는 세포 중에서도 암세포처럼 엄격한 정체성을 버리고 만물박사가 될 수 있는 것들이 잘 살아가는 듯하다는 점은 흥미롭다. 그러나 이런 사회는 오래가지 못하며, 결국 집단 전체가 붕괴한다.

앞서 말했듯이 암생물학 분야에서 오랫동안 유지된 견해는 돌연변이 축적이 암을 일으키고, 이 끊임없이 굴러가는 주사위가 늙어갈수록 암의 위험이 커지는 이유를 설명한다고 본다. 그러나 정반대로 내 동료인 콜로라도대학교의 제임스 더그레고리James DeGregori는 최근에 '적응적 종양발생 모형adaptive oncogenesis model'이라는 것을 제시했다.[20] 젊고 건강한 조직에서 보이는 조건에서 정상세포가 번성하는 것은 바로 그 특정한 미시환경에 적응해 있었기 때문이라는 이론이다. 이 점은 충분히 예상할 수 있다. 하지만 나이 듦에 따라 미시환경과 다른 세포조건들이 변하기 때문에 정상세포는 그에 잘 대처하지 못한다. 불행히도 이런 변화에 적응할 수 있고, 따라서 이웃들을 능가할 수 있는 세포는 암과 관련된 돌연변이를 습득한 것일 가능성이 높다. 자족적이며 빠르게 자라고 융통성을 띠는 세포다. 그래서 드그레고리는 평생에 걸쳐서 우리 세포가 암을 일으킨다고 여겨지는 돌연변이를 끊임없이 습득하지만, 노화로 환경 변화가 일어나야 비로소 세포가 그 잠재력을 실현할 수 있다고 주장한다.

질병 원동력으로서의 노화

지금까지 이 장에서는 주로 암에 초점을 맞춘 논의가 많이 이루어졌지만, 늙어갈수록 우리를 위협하는 질병이 암만은 아니다. 생애의 말년으로 가면 갈수록 우리는 건강, 기능, 전반적인 삶의 질에 지대한 영향을 미치는 다양한 증상과 질병에 훨씬 더 취약해진다. 노화의 이런 주요 질병들은 앞서 기술한 분자 및 세포변화의 산물이라고 여겨진다. 후성유전학적 변형, 줄기세포 소진, 텔로미어 마모, 유전체 손상, 노화축적, 단백질 항상성 상실, 미토콘드리아 기능이상, 세포간 의사소통의 변화, 영양소 감지능력의 교란에서 비롯되는 것이다. 한마디로 분자와 세포의 노화가 대다수의 만성질환의 주된 원인이다.

심혈관질환
심혈관질환은 전 세계에서 해마다 약 1800만 명의 목숨을 앗아가는 주된 사망원인이다. 이 질환의 근본원인은 노화에 따라 드러나는 변화들과 강하게 연관되어 있으며, 그 결과 나이를 먹을수록 심근경색, 심방잔떨림, 뇌졸중 위험이 상당히 높아진다. 이는 주로 혈관구조와 심장 자체에서 노화관련 변화가 많이 일어나기 때문이다. 동맥은 늙어갈수록 구조단백질과 세포외 기질이 노쇠하기 시작하면서 뻣뻣해진다. 또 동맥벽에 산화한 지방플라크(판)가 쌓이면서(이 과정을 '죽상경화증'이라고 한다) 피가 흐르는 통로가 좁아진다. 콜레스테롤을 운반하는 지질단백질은 동맥벽에 침투하면 염증반응을 일으키며, 이 반응은 '대식세포'라는 면역세포를 끌어들인다. 면역계는 인지한 외래 침입자를 무력화할 수 없기 때문에 대안을 가동한다. 인지한 위협물을 감싸서 고립시키기 위해서 대식세포가 사실상 지질단백질을 집어삼킬 것이다.

지질을 담고 있는 이 대식세포를 '거품세포foam cell'라 하고, 이 세포는 시간이 흐르면서 쌓여 벽이나 동맥에 커다란 지방줄무늬를 형성한다. 불행히도 노화함에 따라서 이런 플라크는 더 커지며, 그 결과 온몸의 조직과 기관으로 혈액이 원활하게 흐르지 못할 수도 있다. 심장동맥이 거의 완전히 막히면 혈액과 산소가 더 이상 지나가기 어려워지며, 그 결과 심장마비와 심근경색이 촉발된다. 게다가 혈액은 좁아진 통로를 지나갈 때 더 강한 압력으로 밀리기 때문에 플라크 조각이 떨어져나갈 수도 있다. 떨어져나간 조각은 혈액을 타고 돌다가 이윽고 더 작은 혈관을 틀어막을 수 있으며, 뇌의 작은 혈관에서도 그런 일이 종종 일어난다. 이런 플라크 조각이 혈관을 완전히 막으면 허혈

뇌졸중이 생길 것이다. 거꾸로, 막힌 혈관에 압력이 쌓이면 혈관이 파열되어 뇌조직으로 피가 스며들어서 출혈뇌졸중이 생길 수 있다.

심장질환과 뇌졸중의 원인에 비추어볼 때, 노화함에 따라서 이 두 질환의 위험이 상당히 증가하는 것도 놀랄 일이 아니다. 게다가 고혈압은 많은 노화관련 동맥변화를 더 악화시킬 수 있다. 60세를 넘은 사람 중 약 3분의 2는 고혈압이 있다. 고혈압은 심장구조의 변화도 촉진한다. 심장에서 피를 뿜어내는 주된 방의 벽이 늘어나는 '좌심실 비대'라는 증상을 일으킬 수 있는 것이다. 이렇게 되면 심장근의 탄력이 떨어져서 뿜어내는 힘이 약해질 수 있다. 그러면 노화관련 심혈관계 증상들이 더 악화된다.

제2형 당뇨병

제2형 당뇨병도 노화과정에 강하게 뿌리를 둔 질환이다. 진화를 통해서 우리 몸은 영양소의 이용과 저장을 조절하는 뛰어난 프로그램을 개발해왔다. 이 점은 굶주렸다가 식량을 구하곤 하던 생활방식을 지속하면서 살아남아야 했던 우리 조상들에게 대단히 중요했다. 하지만 지금 대다수 사람들은 정반대의 문제를 안고 있다. 현재 우리는 가용식품이 풍부하며, 그 결과 열량과다섭취(과식)가 흔히 일어날 수 있다. 과식은 우리 몸에서 세밀하게 조율된 영양소 감지체계를 교란할 수 있고, 그 결과 건강에 심각한 결과를 초래할 수 있다.

음식물을 먹은 뒤 혈액에서 당을 검출하면 뇌는 췌장에 '인슐린'이라는 호르몬을 분비하라고 지시한다. 인슐린은 우리 생존에 아주 중요하다. 세포가 당을 흡수하여 쓸 수 있는 에너지로 전환하도록 돕는 일을 하기 때문이다. 불행히도, 노화함에 따라서 세포에서 인슐린을 검출하고 들이는 일을 하는 수용체는 반응성이 점점 떨어진다. 그러면 정작 필요한 세포에 흡수되지 못한 채 혈액에 그대로 남아 혈당이 돌면서 온몸에 손상을 일으킨다. 이렇게 과량의 당은 단백질을 비롯한 커다란 분자를 손상시키는 화학적 변화를 일으킬 수 있다. 이런 손상과 그에 수반되곤 하는 전신염증은 바로 제2형 당뇨병이 많은 노화관련 질환들을 일으키는 한 가지 주된 위험요인인 이유이기도 하다. 심혈관질환, 암, 심지어 알츠하이머병까지 일으킬 위험이 있다.

알츠하이머병

알츠하이머병은 뇌가 서서히 퇴행하는 질환이며, 치매의 60~80퍼센트를 차지한다.[21] 중년에 걸리곤 하는 유전성 알츠하이머병 환자는 전체의 3퍼센트도 채 안 된다. 더 흔한 유형은 '산발성' 또는 '후기발병' 알츠하이머병이라는 것으로, 노화에 따른 변화들의 직접적인 산물이다. 대체로 약 65세부터는 해가 지날수록 알츠하이머병에 걸릴 위험이 커지기 시작한다. 5년마다 두 배씩 증가한다. 85세 이상은 거의 3분의 1이 알츠하이머병을 앓고 있다.

알츠하이머병의 정확한 원인은 아직도 수수께끼지만, 과학자들은 환자들의 뇌에서 증표가 될 특징들을 찾아냈다. 이런 증표들은 대부분 뇌에 있는 단백질의 변형과 관련이 있다. 대체로 알츠하이머병 환자들의 뇌에는 ① '아밀로이드 베타amyloid beta'라는 단백질로 이루어진 플라크, ② '타우tau'라는 다른 단백질 덩어리로 된 신경섬유 매듭이 꽤 많이 축적되어 있다. 우리 연구실을 비롯한 여러 연구실들은 알츠하이머병 환자의 뇌에 있는 지지세포supporting cells(신경계에서 뉴런의 기능을 도와주면서 지지 및 보호 작용을 하는 세포—옮긴이)가 노화를 촉진시키는 후성유전학적 패턴을 보인다는 것도 알아냈다.

최근에는 알츠하이머병 환자의 뇌엔 노화세포가 많을 수 있다는 발견도 이루어졌다.[22] 어떤 가설은 환자의 뇌에 있는 플라크와 매듭이 주변세포에 노화를 유도할 수 있고, 그런 노화세포가 몹시 염증을 유발하고 유독한 환경을 조성함으로써 주변세포에 추가로 손상을 입힌다고 본다. 아니면 세포들이 늙어감에 따라 자연히 노화세포가 생겨나고, 그런 세포들의 염증신호가 플라크와 매듭의 형성에 기여하는 것일 수도 있다(최근엔 아밀로이드 베타가 쌓여 알츠하이머병을 유발할 수 있다는 가설을 처음 제시한 논문이 조작되었다는 의혹이 제기되어 재조사가 이루어지고 있다. 그 재조사 결과에 따라 이 가설의 위상도 달라질 것이다—옮긴이).

알츠하이머병의 원인이 무엇인지 제대로 이해하려면 아직 멀었지만 노화과정이 중요한 역할을 한다는 점은 분명하다. 같은 맥락에서, 전반적으로 노화에 영향을 미치는 행동이 알츠하이머병에 걸릴 가능성도 높이는 듯하다는 연구도 나와 있다. 또 장수한 사람들이 많은 집안의 사람처럼 노화가 더 느리게 진행되는 이들은 일반집단보다 훨씬 더 늦은 나이에 알츠하이머병을 비롯한 치매에 걸리는 듯하다.

질병으로서의 노화

이런 질병의 위험이 노화에 따라 증가하긴 하지만, 위험을 결정하는 것은 숫자나이가 아니라 신체나이이다. 비록 내가 제시한 통계의 대부분이 숫자나이라는 맥락에서 나온 것이긴 하지만, 모두 인구평균과 추세를 토대로 일반화했다는 점을 기억하자. 반면에 자신의 개인적인 질병위험을 생각할 때는 생일을 몇 번 맞이했느냐가 아니라 자신의 생물학적 프로파일이 시간이 흐르면서 얼마나 달라졌는지를 평가하는 것이 더 중요하다.

사실 최근 들어서 노화연구 분야에서는 노화 자체를 질병으로 정의하기에 이르렀다. 노화를 표적으로 삼거나 치료할 수 있는 것으로 선포하기 위함이다. 이 개념이 그다지 와닿지 않는다고 여기는 사람이 아주 많은 것도 놀랄 일은 아니다. 비판자들은 대부분 노화가 자연적인 현상이라는 사실을 언급한다. 즉, 선택된 소수에게만 일어나는 것이 아니라 모두에게 일어나는 현상이라는 것이다.

그러나 사실 노화와 우리가 아주 쉽사리 질병이라고 정의하는 만성증상들(암, 알츠하이머병, 당뇨병, 심장병 같은)은 둘 다 하나 이상의 생리학적 체계들이 점진적으로 기능을 상실하고 있음을 보여주는 발현 형태다. 이 모든 질병의 병리학적 특성도 모든 이에게 나타난다. 설사 알츠하이머병에는 걸리지 않는다 해도, 병인(플라크와 매듭)은 이미 독자의 뇌에 어느 정도 존재한다고 장담할 수 있다. 심장병과 동맥 플라크, 전암세포도 마찬가지다.

더 나아가 '질병' 상태는 사회적으로 도출된 개념, 즉 우리가 어떤 상태를 정의하기 위해 써온 인위적 속성들이다. 노화와 마찬가지로 모든 만성질환들의 병인은 사실 연속선상에 놓여 있다. 우리는 그저 그 연속선에서 어떤 전환점을 택한 뒤 그것을 기준으로 왼쪽에 있는 이들은 '병에 걸리지 않았다', 오른쪽에 있는 이들은 '병에 걸렸다'라고 선언할 뿐이다.

그러나 우리가 특정인들을 어떤 질병이라는 범주로 묶는 수단으로 택한 이 문턱에는 그 어떤 마법 같은 힘도 담겨 있지 않다. 우리는 그저 현행 의료체계가 '치료'라는 관점에서 작동하고, 어떤 문제를 해결하려면 그에 앞서 그 문제가 무엇인지 정의할 필요가 있기 때문에 환자들을 따로 묶는 방법이 필요했을 뿐이다.

노화를 질병이라고 정의하려면 같은 논리가 적용되어야 한다. 노화에 개입하는 것을 어떤 질병의 진행과정에 개입하는 것과 마찬가지로 '자연에 맞서는' 행위로 보지는 말아야 한다. 하지만 우리에게는 표적으로 삼고자 하는 것을 체계적으로 정의할 방법이 필요하다. 즉, 어떤 개입이 성공적인지의 여부를 알 방법, 해당 치료법을 가장 필요로 하는 사람이 누구인지를 판단할 방법이 필요하다.

우리에겐 노화를 실제로 측정할 방법이 필요하다.

신체나이를 측정하는 방법

이쯤 이야기했으니 독자는 자신의 신체나이를 아는 것이 대단히 중요하다는 점을 충분히 이해했을 것이다. 그러면 이제 그 나이를 실제로 어떻게 측정할지 구체적으로 살펴보자.

사실 과학자들은 아직 그 나이를 추정할 가장 좋은 방법이 무엇인지를 놓고 의견이 갈린다. 노화는 너무나도 복잡하고 다면적이기에 그것을 측정할 만한 방법도 수십 가지에 달하기 때문이다. 셀피를 찍는 간단한 방법부터 전문기법과 알고리듬을 써서 종합적으로 평가를 하는 방법에 이르기까지 다양하다. 이 장에서는 자신의 신체나이를 추정할 수 있는 방법을 몇 가지 제시할 것이다. 굳이 의사를 찾아가지 않고 집에서 직접 편하게 할 수 있는 방법들도 많은데, 각각 나름의 장점과 단점이 있다는 점은 명심하자.

3장에서 말했듯이 우리는 노화가 분자 수준에서 시작되고, 시간이 흐를수록 그런 변화가 쌓이면서 우리가 으레 노년과 연관 짓는 변화들이 겉으로 드러난다고 본다. 질병, 기능감퇴, 피부주름, 근육손실, 운동능력 저하, 혈액 등의 검사에서 나타나는 비정상적인 수치증가 같은 것들이다.

내 가까운 동료이자 국립노화연구소National Institute on Aging, NIA 과학부장인 루이기 페루치Luigi Ferrucci는 이런 변화들의 시간적 연관성을 탁월하게 파악했다. 나와 페이룬 쿠오Pei-Lun Kuo, 엘리너 사이먼식Eleanor Simonsick과 함께 쓴 논문에서 그는 분자 수준에서 일어나는 노화의 결과가 아주 이른 나이부터 이미 관찰 가능하다는 것을 보여주었다. 그러나 몸의 회복력을 감안할 때 개인이 그런 변화를 알아차리기는 쉽지 않다. 우리는 손상을 상당한 수준까지 견딜 수 있고, 몸은 그런 상태에서도 전혀 아무런 문제없이 제 기능을 할 수 있는 듯하다. 그러나 이 손상이 어떤 심각한 수준에 다다르면 생리학적 및 해부학적 변화가 드러나며, 이윽고 신체적 및 인지적 기능에 제약이 가해지는 문턱을 넘게 된다.

노화의 기능적 척도

노화는 궁극적으로 분자 수준에서 몸 전체의 기능적인 수준에 이르기까지 모든 수준에 영향을 미칠 것이다. 따라서 이런 변화들과 관련된 모든 정보는 신체나이를 추정하는 데 쓰일 수 있다.

노화를 추정하는 가장 단순한 방법 중 하나는 기능적인 수준에서 우리가 '결함축적deficit accumulation'이라고 부르는 것을 척도로 삼는다. 노화는 주요 만성질병/증상을 일으킬 직접적 위험만이 아니라 다양한 증상을 한꺼번에 발생시킬 직접적인 위험도 증가시킨다. 이를 '다중이환multi-morbidity' 또는 '동반이환comorbidity'이라 한다. 사실 어떤 증상이 하나 나타날 때마다 다른 증상이 나타나는 데 걸리는 시간은 더 짧아지고, 이런 양상은 꾸준히 이어진다는 것이 연구를 통해 드러났다. 증상은 많아질수록 더 빨리 축적된다.

결함축적 척도는 개인이 지닌 질병과 고위험 증상의 수數다. 이런 척도 중 '노쇠지수Frailty Index'는 가장 먼저 나온 것에 속한다.[1] 2000년대 초에 노인의학자 케니스 록우드Kenneth Rockwood와 응용수학자 아널드 미트니츠키Arnold Mitnitski는 개인에게 나타나는 잠정적 결함의 비율을 추정함으로써 꽤 신뢰할 만한 노화추정값을 얻을 수 있음을 보여주었다. 그들은 이 값이 개인의 생애에 걸쳐 체계적으로 증가하며, 숫자나이 외에 기대수명이 얼마인지를 꽤 잘 알려주는 지표임을 발견했다. 본질적으로 이 변수는 개인의 기능노화 상태를 포착할 수 있었고, 이 기능노화 상태는 앞으로 질병과 사망에 얼마나 취약한지를 알려주는 좋은 지표다.

이 척도의 또 한 가지 이점은 뒤에서 논의할 다른 여러 척도들과 달리 계산이 매우 쉽고, 완전히 비침습적이며, 지난번의 검진으로 얻은 자료 외의 다른 자료를 전혀 요구하지 않는다는 것이다. 그러나 다른 척도들과 비교하면 사소한 단점도 몇 가지 있다. 첫째, 결함 축적이 아직 시작되지 않은 더 젊거나 건강한 성인들의 노화속도는 구별하지 못할 수도 있다. 둘째, 이 척도는 전반적인 신체나이를 제시하긴 하지만 조직이나 기관별 노화속도는 검출하지 못한다(이 문제는 5장에서 상세히 다룰 것이다). 셋째, 결함의 수를 추정할 때 모든 증상을 동등하게 취급한다. 하지만 우리는 몸의 계통마다 노화속도가 다르며, 그래서 우리가 늘어갈 때 더 혹은 덜 취약해지는 계통들이 있다는 것을 안다. 이 증상들이 모두 똑같은 수준으로 건강에 해를 끼치는 것은 아니다. 일례로 당뇨병은 고혈압이나 관절염보다 더 위험하다. 그러나 결함축적 척도는 심각한 증상과 가벼운 증상을 구별하지 않는다.

이런 사소한 단점들이 있긴 하지만, 노쇠지수는 전반적인 건강과 노화 수준을 빠르고 쉽게 파악하기에 좋은 탁월한 척도다. 다음 페이지의 목록은 자신의 결함축적 노화점수를 알고 싶은 이들을 위해 록우드와 미트니츠키의 노쇠지수를 수정한 것이다.

이런 결함축적 척도들의 또 한 가지 단점은 질병예방 및 건강수명 연장을 돕는 쪽으로는 별 기여를 못한다는 것이다. 한 예로 이 척도들은 아직 발병하지 않은 이들의 건강수준 차이를 구별하지 못하며, 사실상 오로지 질병과 증상이 발현되기 시작한 뒤에야 노화를 추적하는 데 쓸 수 있다.

질병에 걸린 많은 이들에게는 자신이 생물학적으로 노화하고 있다는 사실 자체가 놀랄 일이 아니고, 이미 실감되는 일일 수도 있다.

질병	기능	진단검사
다음 진단을 받은 적이 있다. ('예'라면 1점씩 추가) ☐ 제2형 당뇨병 ☐ 울혈심장기능상실 ☐ 심장동맥심장병 ☐ 협심증 ☐ 심근경색 ☐ 심방잔떨림 ☐ 뇌졸중 ☐ 암(각 암마다 1점) ☐ 폐공기증 ☐ 만성기관지염 ☐ 만성폐쇄폐병 ☐ 간질환 ☐ 치매 ☐ 관절염 ☐ 골다공증 ☐ 난청	도움이나 특수한 장비 없이, 다음 활동을 할 때 어려움을 느끼는 정도 (0=전혀 못 느낌, 0.5=약간, 0.75=많이, 1=불가능) ☐ 400m 걷기 ☐ 열 계단 오르기 ☐ 웅크리기, 쪼그려 앉기, 무릎 꿇기 ☐ 500g 들기/나르기 ☐ 방 사이를 걸어다니기 ☐ 팔걸이 없는 의자에서 일어서기 ☐ 잠자리에 눕기/ 잠자리에서 일어나기 ☐ 주방용품 집어들기 ☐ 30분 이상 서 있기 ☐ 머리 위로 손 뻗기 ☐ 자기 전에 무엇을 먹었는지 기억하기 ☐ 울퉁불퉁한 바닥에서 넘어지지 않고 걷기	가장 최근에 피를 검사한 결과가 다음 범주에 들어가는지의 여부 ('예'라면 1점씩 추가) ☐ 트리글리세라이드 150mg/dl 이상 ☐ HDL 콜레스테롤 40mg/dl 미만 ☐ LDL 콜레스테롤 160mg/dl 초과 ☐ 수축기 혈압(최고 혈압) 130mmHg 이상 ☐ 공복혈당 100mg/dl 이상 ☐ 알부민 3.4g/dl 미만
총점 :	총점 :	총점 :

이 세 범주의 34개항에서 얻은 점수들을 더한 뒤 34로 나누자. 답을 모르거나 애매한 문항이 있다면 나머지 문항들만으로 점수를 계산하고 그 문항을 뺀 값으로 나누면 된다.

★총점
0.1 미만: 매우 건강 / 0.1 이상 0.2 미만: 양호 / 0.2 이상 0.3 미만: 관리 필요 / 0.3 이상 0.4 미만: 취약 / 0.4 이상 0.5 미만: 약한 노쇠 / 0.5 이상 0.6 미만: 중간 노쇠 / 0.6 이상: 심각한 노쇠

반면에 건강해 보이는 이들로서는 이 자기평가를 통해 자신이 실제로 어느 위치에 있는지, 병에 걸리지 않고 기대수명을 더 늘리려면 어떻게 해야 하는지 알기가 어렵다. 따라서 병에 걸렸다는 진단을 받기 전에 일어나는 노화관련 변화들을 정량화할 방법이 필요하다.

텔로미어 길이

2000년대 초, 과학자들에게 신체나이를 추정할 방법을 제공할 만한 새로운 척도가 마침내 출현했다. 바로 텔로미어 길이다. 3장에서 말했듯 텔로미어 단축이 노화의 주요증표임은 이미 밝혀졌다. 시간이 흐르면서 세포가 분열하거나 스트레스와 손상을 겪으면 염색체를 보호하는 이 덮개가 점점 짧아지거나 변질됨으로써, 프로그래밍된 세포죽음(세포 자멸사)이나 세포활동중단(노화세포)이 유도될 수 있다는 것이 드러났다. 하나 이상의 염색체에서 심각한 텔로미어 마모가 일어나는 세포가 점점 더 늘어날수록 죽어가는 세포가 더 많아지면서 조직도 제 기능을 잃어간다. 결국 텔로미어의 심각한 단축과 그에 따른 세포노화가 노화관련 질병과 쇠락의 병인에 기여한다고 여겨진다.

그래서 연구자들은 피 몇 방울을 바탕으로 전체 조직의 텔로미어 길이를 추정하기 위해 다양한 서열분석 및 영상촬영 기법을 개발하기 시작했다. 'qPCR'이라는 기술은 폭넓게 적용할 수 있는 몇 가지

장점을 지녔다.[2] 이 기술은 비침습적 방법으로 쉽게 얻을 수 있는 소량의 DNA만을 필요로 하고, 대체로 쉬우며, 그리 힘을 들일 필요도 없고, 비교적 저렴하다. 덕분에 텔로미어 길이 측정을 임상시험과 집단연구 양쪽에 적용하는 것이 가능해졌다.

2004년 캘리포니아대학교 샌프란시스코University of California, San Francisco, UCSF의 정신의학 교수 엘리사 에펠Elissa Epel은 엘리자베스 블랙번―5년 뒤 텔로미어 및 텔로머레이스 연구로 노벨상을 받게 된다―과 공동연구를 했다. 그들은 텔로미어 길이가 건강연구에 유용함을 최초로 보여준 선구적인 논문을 발표했다. 이 논문에서 에펠과 블랙번 연구진은 심리적 스트레스를 받는 이들이 백혈구의 텔로미어 길이가 더 짧음을 보여주었다.[3] 더 심한 스트레스를 겪는 여성들은 10년 이상 나이 많은 여성들과 텔로미어 길이가 비슷했다. 연구진은 텔로미어 마모가 우리 모두가 겪는 스트레스를 우리 건강 및 안녕과 연결하는 잃어버린 생물학적 고리일 수 있다고 주장했다.

이 논문이 나온 뒤로 대규모 역학적 및 집단건강 연구에서는 으레 실험 대상자의 텔로미어 길이를 측정하기 시작했다. 텔로미어 길이가 집단 내에서 건강과 질병위험의 차이가 생기는 근본원인을 이해하는 데 도움을 줄, 노화의 생물표지 역할을 할 수 있을 것이라는 희망에서였다. 게다가 그런 척도는 취약한 개인들을 식별하고 건강에 개입할 때 표적을 더 정확히 겨냥하게 해줄 것이라는 낙관론도 있었다.

노벨상을 받은 뒤 블랙번은 곧 텔로미어다이어그노스틱스Telomere Diagnostics, TDx라는 회사의 설립에 참여했다. TDx는 나중에 소비자에게 텔로미어 길이를 측정해 제공하는 텔로이어스TeloYears라는 사업을 시작했다. 당뇨병 환자가 혈당을 잴 때 사용하는 것과 비슷한 바늘로 손가락을 찔러 피 몇 방울을 뽑은 다음 이 혈액시료를 우편으로 연구소로 보내면, 그곳에서 텔로미어 길이를 측정해준다. 그리고 이 값을 텔로미어 길이가 같은 사람들의 평균나이가 얼마라는 내용과 함께 고객에게 보내는데, 그 나이가 바로 신체나이다. 이는 자신의 텔로미어 길이와 함께 건강위험까지 어느 정도 알 수 있을 것임을 뜻한다. 그러나 막상 백혈구 텔로미어 길이leukocyte telomere length, LTL를 측정한 자료가 쏟아지기 시작하면서 드러난, LTL과 건강수명이나 수명의 관계는 실망스러웠다.

LTL과 나이 사이의 상관관계는 꽤 약해 보였다. 대부분의 사람들에게서 LTL 변이 중 나이로 설명 가능한 부분은 4분의 1도 안 되는 듯했다. 즉, LTL은 노화를 추적하는 데 그리 유용하지 않다는 의미였다. 게다가 남은 기대수명을 예측하려 하자 상충되는 결과들이 나왔다. 해당 조사기간에 LTL과 사망위험이 유의미한 관계를 보였다는 연구결과도 있는 반면, 아무런 관계가 없다는 연구결과도 그에 못지않게 많았다.

이윽고 LTL을 써서 생물학적 노화를 측정하거나 이해하려고 할 때 생기는 문제는 텔로미어가 노화과정에 중요한지의 여부를 반영하는 것이 아니라, 측정방식에서 비롯된다는 점이 명확해졌다. 수만 명이라는 대규모집단의 생물학적 특성들을 측정하거나 소비자 대상으로 검사를 수행할 때에는 효율과 비용효과를 고려해야 하기에 가장 정확한 첨단기술을 택하거나 활용하지 못할 때가 많다. 그래서 이런 동일집단에 적용되었던(그리고 지금도 여전히 적용되는) LTL 측정법은 일차원적인 평균값만을 내놓았다.

내 말은 텔로미어가 우리 피에 들어 있는 모든 세포(적혈구와 혈소판을 제외한)의 각 염색체의 양쪽 끝에 다 달려 있다는 의미다. 세포 하나에는 염색체가 23쌍(46개) 있으니 텔로미어는 사실상 92개가 들어 있는 셈이다. 손가락을 살짝 찔러 빼내는 피 한 방울은 양이 20마이크로리터쯤 되고, 그 안에는 백혈구가 약 10~20만 개 들어 있다고 추정된다. 텔로미어로 따지자면 약 1000만 개다. 짐작할 수 있겠지만 한 시료에 든 텔로미어들의 길이는 모두 똑같지 않다. 아주 짧은 것도 있고, 나이 많은 사람의 텔로미어지만 여전히 긴 상태를 유지하는 것도 있다. 또 어떤 종류의 백혈구를 재느냐에 따라서 텔로미어가 더 길거나 더 짧은 쪽으로 편향될 수 있다. 빠르게 분열하면서 기존세포를 대체하는 세포일수록 텔로미어 길이가 더 짧을 가능성이 높다.

안타깝게도 LTL의 측정값은 시료에 있는 약 1000만 개의 텔로미어 길이의 평균값이다. 중요한 깨달음을 제공할 수 있는 많은 정보가 무시되는 것이다. 만약 누군가의 텔로미어들이 길이가 아주 다양하다면 어떨까? 가령 두 사람이 텔로미어의 평균 길이는 비슷하지만, 한 사람은 텔로미어들의 대부분이 비슷한 길이인 반면 다른 한 사람은 아주 긴 것들과 아주 짧은 것들이 서로 상쇄되어서 비슷한 평균값이 나올 수도 있다. 그런데 그들의 신체나이가 같다고 할 수 있을까?

아마 아닐 것이다. 여기서 간과되고 있는 또 한 가지 중요한 질문은 어느 세포의—또는 어느 염색체의—텔로미어가 가장 빨리 짧아지느냐다.

이런 질문들에 답하지 않는다면, 텔로미어 길이 측정은 자신의 세포에서 진정으로 일어나는 일을 모호하게 보여주는 것에 불과할 수 있다. 생물학적 노화에 실제로 일어나는 다차원적 과정을 일차원적으로 보여주는 것이다. 따라서 서로 구별되면서 연결되어 있는 체계들 전체에 걸쳐 일어나는 역동적인 변화를 포착하는 척도가 개인의 노화 프로파일을 판단하는 데 훨씬 더 유용할 것이다.

다체계 노화 척도

2018년에 나는 검진을 통해 얻은 다차원적 정보를 결합하여 다양한 생리학적 체계들의 기능을 포착하려는 목적을 지닌 노화 척도를 내놓았다.[4] 이 척도의 장점은 표준 임상자료를 쓴다는 것이다. 즉, 대부분의 사람들이 해마다 건강검진을 받을 때 측정하는 자료들을 이용한다. 의사는 이런 검사결과를 검진자가 이런 척도 중 어느 것에서 비정상적 수치가 나오는지를 판단하는 데 쓰지만, 단순히 인쇄되어 나온 이 결과로부터는 아주 많은 것을 이끌어낼 수 있다. 이 점은 으레 간과되곤 한다. 설령 1차 진료기관으로 의사를 찾아간 적이 꽤 오래되었다고 할지라도, 미국의 독자라면 퀘스트다이어그노스틱스

Quest Diagnostics나 랩코프Labcorp에서 비교적 저렴하게(약 50달러) 노화 추정에 쓸 검진결과를 얻을 수 있다. 표준 임상화학 검사나 전혈구 검사CBC에는 신체나이를 추정하는 데 쓸 거의 모든 항목이 포함되어 있다. 'C-반응성 단백질C-reactive protein'이라는 척도만 빠져 있는데, 이는 채취한 그 혈액으로 별도의 검사를 해서 얻을 수 있다.

총 아홉 가지 척도를 방정식에 입력해서 심혈관계, 면역계, 간, 콩팥, 대사 등 다양한 체계들의 생리학적 상태에 관한 정보를 종합한 뒤, 이 정보를 토대로 전반적인 신체나이 척도를 도출한다. 이 정보를 숫자나이 정보와 결합하면 우리가 '표현형 나이phenotypic age'라고 이름 붙인 것을 추정할 수 있다. 여기서 '표현형'은 유전형과 환경의 상호작용으로부터 나오는 개인의 특징이라고 정의할 수 있다. 그래서 우리는 유전적 요인과 비유전적 요인 양쪽에 영향을 받는 개인의 독특한 노화 프로파일에 '표현형 나이'라는 이름을 붙였다.

표현형 나이를 추정하는 데 쓰는 아홉 가지 혈액검사 항목은 검사 가능한 거의 90가지 항목들 중에서 고른 것이다. 선정에는 '기계학습', 즉 컴퓨터 프로그램을 이용해서 점점 더 나은 수학적 예측을 얻는 방법을 썼다. 우리는 기대수명을 얼마나 더 정확히 예측할 수 있는지를 목표로 삼았다. 그러자 우리가 고려할 수 있는 모든 조합들 중에서 이 아홉 가지 항목과 숫자나이를 조합했을 때 개인이 얼마나 살지를 가장 잘 예측할 수 있었다. 개인의 다른 사항들은 전혀 모르는 상태에서 단독으로 검사했을 때, 표현형 나이는 앞으로 10년 동안 누가 생존할지 여부를 약 90퍼센트의 정확도로 예측할 수 있었다. 누가 버스에 치일지 또는 어떤 희귀한 치명적인 병에 걸릴지 여부는 분명히 예측할 수 없지만, 우리 측정값이 이렇게 정확한 이유는 대부분의 사람들이 노화 관련 질병으로 죽으며, 우리가 죽음의 가장 큰 위험 요인을 직접 추정하고 있었기 때문이다. 바로 생물학적 노화 말이다.

이런 척도를 써서 자신의 신체나이를 알고 싶은 독자를 위해 방법을 알려주자면, 실제로 놀라울 정도로 하기 쉽다. 먼저 의사나 검진기관(퀘스트다이어그노스틱스, 랩코프 같은)을 찾아서 다음 표의 아홉 가지 항목을 검사해달라고 하자. 결과를 얻으면 다양한 웹사이트에서 무료로 제공되는 방정식에 입력해 계산하면 된다. https://www.longevityadvantage.com/mortality-score-and-phenotypic-age-calculator/라는 웹사이트가 한 예다. 혹은 검진 분야에서 오래 일한 마이클 러스트가턴Michael Lustgarten의 블로그(https://michaellustgarten.com)에서 DNAmPhenoAge를 검색한 뒤 작성표를 내려받아 쓸 수도 있다. (한국어 작성표는 위즈덤하우스 홈페이지에서 받을 수 있다.—편집자)

이제 그 값들을 입력하면 자신의 표현형 나이를 구할 수 있다.

검진항목	대변하는 체계
공복 혈당	대사
C-반응성 단백질	염증
알부민(혈청)	간, 영양실조, 염증

알칼리 인산분해효소(혈청)	간
크레아티닌(혈청)	콩팥
적혈구 크기 분포	면역
림프구 비율	면역
백혈구 수	면역
평균 적혈구 부피	면역

다음에 할 일은?

필요한 값들을 다 입력했을 때 컴퓨터 화면에 튀어나온 신체나이 값이 자신이 기대했던 값과 다르다고 상상해보자. 희소식은 그 값을 바꾸는 것이 가능하다는 점이다. 신체나이가 많다고 해서 실망할 필요는 없다. 오히려 자신이 가장 건강한 모습이 되도록 돕기 위해 일깨우는 역할을 한다고 생각하자. 우리 연구실에서는 매우 흥미로운 사례들을 많이 관찰해왔다. 즉, 신체나이가 유전자보다는 생활요인들에 더 영향을 받는 사례들이다.

우리 연구실은 예일대학교의 여러 동료들과 공동으로 미국 인구 전체를 대변하는 아주 큰 규모의 성인 표본집단을 대상으로 다양한 개별특징들의 상대적 영향을 추정했다.[5] 흥분을 불러일으켰던 한 가지 발견은 개인의 생물학적 노화에 가장 큰 결정요인으로 보이는 것이 바로 건강행동이라는 점이었다. 두 번째로 중요한 요인은 최근의 스트레스 인자들과 역경, 세 번째는 유전자였다. 유전자와 평생에 걸쳐 겪는 (어느 정도까지의) 역경은 우리의 통제범위를 벗어나 있지만, 우리 연구는 노화에 가장 큰 영향을 미치는 것이 운동, 흡연, 음주, 영양, 수면과 관련된 선택들임을 시사한다. 이는 우리가 바라마지 않는 최고의 희소식이다. 그것들은 우리 모두가 살면서 통제할 수 있는 것들이기 때문이다.

그래도 뜨뜻미지근한 반응을 보일 독자를 위해 한마디 더 하자면, 우리는 우리의 생물학적 노화 척도가 외모도 반영하곤 한다는 점을 보여주었다. 나는 노화를 늦춘다는 목표가 건강을 증진시키는 것이 되어야 한다고 확고하게 믿지만, 미적 이유로 노화를 늦추려는 동기를 갖게 된 이들도 매우 많다는 점을 부정할 순 없다.

2018년 〈인스타일In Style〉에는 평균적인 사람이 평생 동안 노화억제 크림에 쓰는 돈은 엄청나게 많다는 기사가 실렸다.[6] 추정에 따르면 시판되고 있는 노화억제 화장품은 거의 1000가지에 달하며, 2021년에만 전 세계에서 3300억 달러가 넘는 매출을 올렸다. 슈퍼마켓 등에서 파는 저렴한 제품을 쓰는 이들은 평생에 걸쳐서 노화억제 크림에 약 1만 2000달러, 좀더 여유가 있어서 중급 제품을 고르는 이들은 생애에 평균 약 3만 7000달러를 지출한다고 추정된다. 최고급 노화억제 크림을 쓰는 이들은 평생에 거의 20만 달러를 쓸 것이다. 이 액수에 보톡스 요법, 미세각질 제거술, 화학박피술, 피부필러 시술, 성형수술 같은 미용 시술이나 수술은 포함되지 않는다는 점을 명심하자.

하지만 소비자가 알아차리지 못하는 것은 수술칼이나 바늘로 교정하는 사례를 제외하고 외모에서 노화의 징후가 나타나기 시작할 때, 그 징후들에 맞서는 최선의 방법이 몸속에서 싸우는 것이라는 사실이다. 더 중요한 점은 우리 행동이 어떤 효과를 낳는지 연구를 통해 드러난 사실들로 보건대, 그렇게 많은 돈을 쓰지 않아도 된다는 것이다.

불과 아홉 가지 검진항목만을 토대로 도출된 신체나이가 자신의 수명과 향후의 질병, 기능, 심지어 얼굴의 노화에 관해서도 무언가 예견할 수 있다는 말이 놀랍게 다가올지도 모르겠다. 그러나 앞으로 가능한 것들을 생각해보면 이 정도는 빙산의 일각에 불과하다. 최근 우리 연구실을 비롯한 각지의 연구실들은 빅데이터를 써서 더욱 강력한 노화 척도들을 추정하는 연구를 시작했다. 게다가 그런 빅데이터는 피 몇 방울, 아니 침 몇 방울 같은 단순한 것으로도 모을 수 있다.

후성유전학적 나이

지금쯤 어떤 독자는 이렇게 생각할 수도 있겠다. "선생님, 그 말은 전에 들어본 것 같은데요!" 맞다. 어찌 보면 테라노스Theranos의 CEO였던 엘리자베스 홈스Elizabeth Holmes가 내놓은 약속과 비슷하다. 손가락 한 번 찔러서 피 몇 방울만 보내면 유례없는 수준으로 엄청난 양의 건강정보를 제공하겠다는 약속 말이다. 불행히도 그 약속은 실제

과학이 아니라 희망을 토대로 삼은 거짓된 것이었다. 이 내용은 존 캐리루John Carreyrou의 책《배드 블러드Bad Blood》에 상세히 묘사되어 있다.[7] 홈스의 꿈은 거짓말에 토대를 둔 것임이 드러났지만, 그 개념 자체는 사람들이 으레 짐작하는 것처럼 아주 터무니없지는 않다. 홈스는 그저 엉뚱한 곳에서 찾고 있었을 뿐이다. 노화의 열쇠는 'DNA메틸화DNA methylation'라는 것의 측정에 달려 있을지 모른다. 그러나 그 메틸화는 생물학적 노화라는 렌즈를 통해 들여다봐야 한다.

DNA메틸화는 후성유전학적 변형의 한 예다. 앞에서 후성유전은 유전체의 형태를 바꿈으로써 특정부위가 쓰일지 말지를 조절하는 화학적 변형이라고 말했다(각 세포가 어떤 재료를 써서 표현형을 생성할지를 결정하는 요리법이다). 특히 DNA메틸화는 뉴클레오타이드, 즉 DNA서열을 이루는 문자(A, C, G, T)에 화학적 꼬리표(메틸기)가 붙는 것을 말한다. 포유류의 DNA메틸화를 이야기할 때, 우리가 말하는 것은 대개 구아닌(G) 옆에 놓인 사이토신(C)에 붙는 메틸기 꼬리표다.

이 이른바 'CpG'는 유전체 전체에 퍼져 있다. 여기에 메틸기가 덧붙으면 대개 유전체의 그 부위는 자체적으로 접혀서 '꺼진다.' 그 부위의 유전자들은 일시적으로 접근이 불가능해진다. 그러나 메틸기를 떼어내면 그 부위는 다시 열려서 이용 가능해진다. 세포는 그 부위에 있는 유전자들을 자유롭게 이용해서 특정과정에 쓰이거나 그 과정을 조절하는 단백질을 만들 수 있다. 이 때문에 DNA메틸화는 수많은 생물학적 현상에 중요한 역할을 한다. 발생의 주된 조절인자이자 세포의 상태를 정의할 수도 있다. 줄기세포인지, 분화한 세포(특정한 유형의 세포)인지, 노화세포인지, 더 나아가 암세포인지를 결정할 수 있는 것이다. 흥미롭게도, 메틸화는 세포나 조직이 어떻게 늙어가는지에 관해서도 무언가 알려줄 수 있다.

노화가 DNA메틸화 양상에 심오한 영향을 미친다는 사실은 1980년대 말에서 1990년대 초에 처음 발견되었다. 당시 이 분야에서 일하던 과학자 중에는 니타 아후자Nita Ahuja도 있었다. 아후자는 듀크대학교 의대를 졸업하고 존스홉킨스대학교 종양외과에서 전문의와 전임의 과정을 마쳤다. 현재 아후자는 예일대학교 의대 외과장으로 있다. 그 자리에 오른 최초의 여성인 그녀를 동료이자 공동연구자로 부를 수 있어서 나는 무척 기쁘다.

연구활동을 시작할 무렵에 아후자는 다른 연구자들과 함께 대부분의 정상조직과 암조직을 구분하는 듯이 보였던 DNA메틸화 양상이 정상조직의 노화 시 관찰되는 변화와 놀라울 만치 비슷하다는 점을 보여주었다.[8] 그러자 많은 이들은 DNA메틸화의 노화관련 변화가 나이를 먹을수록 암에 더 많이 걸리는 이유를 설명할 수도 있다는 가설을 내놓았다. 다시 말해서, 나이를 먹을수록 우리 조직은 DNA메틸화 변화를 더 겪으면서 더 암세포와 비슷한 양상을 띠게 되고, 그 결과 암에 걸리기 더 쉬워진다는 것이다.

이런 발견은 획기적이긴 했지만, DNA메틸화를 토대로 한 신체 나이 척도가 개발된 것은 그로부터 20년이 더 지난 뒤였다. 2011년 캘리포니아대학교 로스앤젤레스University of California, Los Angeles, UCLA 연구진은 나중에 '후성유전학적 시계epigenetic clock'라고 알려지게 될 유형의 척도를 처음으로 발표했다.[9] UCLA 인간유전학과와 소아과, 비뇨기과 교수인 에릭 빌런Eric Vilain이 이끈 연구진은 원래 불일치 쌍둥이의 성적 지향성(쌍둥이 중 한쪽은 이성애자이고 다른 한쪽은 동성애자인 경우)과 관련된 후성유전학적 인자를 침에서 찾으려 시도했다.

하지만 연구진은 성적 지향성과 관련된 뚜렷한 단서를 찾지 못한 상태에서, 우연히도 아후자를 비롯한 이들이 오래전에 발견했던 것과 똑같은 발견을 했다. 노화가 개인의 DNA메틸화 수준에 엄청난 영향을 미친다는 것이다. 이 발견 이후에 연구목적이 바뀌었고, 연구진은 오로지 침의 DNA메틸화 양상을 토대로 나이 예측이 가능한 척도를 개발하는 일을 시작했다. 그 시도는 성공했다. 새 척도는 5년 남짓이라는 중앙값 오차범위에서 나이를 예측했다. 즉, 표본집단 중 50퍼센트의 실제 나이를 오차범위 5년 이내로 예측했다는 뜻이다.

1년 반이 지난 2013년 1월, 서던캘리포니아의 다른 연구진이 또 다른 DNA메틸화 연령예측지표(즉 후성유전학적 시계)를 개발했다.[10] 이번에는 혈액을 이용했다. 캘리포니아대학교 샌디에이고University of California, San Diego, UCSD의 캉 장Kang Zhang과 트레이 아이데커Trey Ideker 연구진이었다. '해넘 시계Hannum clock'라고 알려지게 될 이 새 시계는 원래 시계보다 오류율이 조금 낮았다. 게다가 연구진은 자신들의 노화 예측지표가 다양한 조직에 적용될 때 매우 정확하며, 아후자가 보여준 것처럼 종양에서 가속된다는 것도 보여주었다.

해넘 시계가 발표될 그 무렵에 첫 시계를 발표한 UCLA 연구진

중 한 명은 향후 노화 분야를 바꾸어놓을 또 다른 시계를 연구 중이었다. 처음의 시계를 발표한 뒤, 스티브 호바스Steve Horvath는 다른 모든 연구를 제쳐두고 오로지 나이에 따른 DNA메틸화 변화만을 연구하기로 결심했다. 몇 달에 걸쳐서 호바스는 모을 수 있는 DNA메틸화 자료를 모조리 모았고, 8000명이 넘는 사람들의 51개 조직과 세포를 포함하는 데이터베이스를 구축할 수 있었다. 표본집단에는 태아부터 100세를 넘은 이에 이르기까지 모든 나이의 사람이 포함되었다. UCSD 연구진이 해넘 시계를 개발할 때 쓴 것과 기의 같은 기법을 써서, 호바스는 거의 모든 인체조직과 세포유형들에서 나이를 극도로 정확히 추정할 수 있는 DNA메틸화 연령예측지표를 개발했다.[11] 이 척도는 '호바스 시계Horvath clock'라고 불렸으며, 신체나이 추정값과 동의어가 되었다.

나는 2014년 USC에서 박사과정을 밟고 있을 때, 후성유전학적 시계를 상세히 다룬 논문을 막 발표한 호바스와 마주쳤다. 그해 여름엔 마침 나도 앞서 말한 임상화학 검진항목들을 이용한 새로운 신체나이 척도를 기술한 논문을 발표한 상태였다. 나는 비슷한 노화신호가 세포의 분자 프로파일에 적힐 수 있다는 사실이 경이로웠다. 어떻게 그럴 수 있을까? 그것이 무엇을 의미할까? 변형은 가능할까? 당시 나는 이런 질문들에 답할 필요가 있다고 판단했다. 1년 뒤 나는 USC에서 UCLA로 자리를 옮겨서 스티브 호바스의 연구실에서 박사후 연구원 생활을 시작했다.

이듬해 스티브와 나는 같은 연구실 및 전 세계 연구실에 있는 과학자들과 공동으로 후성유전학적 시계가 포착할 수 있는 모든 것을 상세히 다룬 논문을 몇 편 발표했다. 우리는 후성유전학적 나이가 높은 여성일수록 일찍 폐경기에 들며, 수술적 폐경을 겪은 여성은 후성유전학적 노화가 가속되는 경향이 있음을 보여주었다.[12] 우리는 후성유전학적 나이로 향후의 폐암 위험을 예측할 수 있고, 특히 흡연자에게서 더욱 그렇다는 점도 알아냈다.[13] 뇌에서 얻은 시료를 써서, 알츠하이머병 징후를 지닌 이들이 숫자나이보다 후성유전학적 나이가 더 높은 경향이 있다는 것도 발견했다.

또 오스틴 콰치라Austin Quach는 대학원생과 함께, 건강행동과 후성유전학적 노화 사이에 관계가 있음을 보여주는 논문도 발표했다. 잎채소를 더 많이 먹고, 운동을 열심히 하고, 교육 수준이 높은 이들이 후성유전학적으로 더 젊은 경향을 보였다.[14] 우리는 UCLA 교수 주디스 캐럴Judith Carroll과 함께 불면증이 더 빠른 후성유전학적 노화와 연관되어 있다는 것도 알아냈다.[15] 그리고 마지막으로, 13개 집단 총 1만 3089명을 대상으로 한 대규모 연구에서는 후성유전학적 나이와 숫자나이의 상대적 차이가 기대수명의 예측지표임이 드러났다.[16] 좀 더 단순히 말하자면, 실제보다 훨씬 더 나이가 많다고 (DNA메틸화를 토대로) 예측된 이들은 더 젊다고 예측된 이들보다 사망확률이 더 높았다.

이런 흥분되는 발견이 이루어지긴 했지만, 나는 여전히 우리가 더 나은 시계를 개발할 수 있을 거라 확신했다. 아무튼 내가 박사과정 때 개발한 임상 검진항목들에 토대를 둔 신체나이 척도는 당시 널리 쓰이던 후성유전학적 시계들보다 사망과 질병의 위험을 더 잘 예측하는 지표였다.

나를 계속 성가시게 한 또 한 가지는 내가(또는 스티브나 다른 누군가가) 후성유전학적 시계를 다루는 발표를 할 때마다 으레 제기되는 다음의 질문이었다. "X나 Y, Z 방법을 쓴다면, 누군가의 나이를 더 정확히 예측하는 지표를 얻을 수 있다고 생각하나요?" 이 질문이 갖는 문제점은 우리에게 숫자나이를 더 잘 예측할 수 있는지 묻는다는 것이다. 그들은 우리 연구의 목표가 '신체나이'를 알아내는 것임을 깨닫지 못했다. 어떤 집단을 살펴보든 간에 이 두 수는 결코 완벽한 상관관계를 이룰 수 없었다. 더 빨리 늙는 이들도 있고 더 느리게 늙는 이들도 있다는 사실을 우리는 알기 때문이다. 모든 사람의 신체나이가 숫자나이와 완벽하게 일치한다면 그것은 개인별 노화속도의 차이가 전혀 없다는 의미가 된다. 또 이미 알고 있는 연령값을 내놓을 값비싼 생물학적 검사를 받을 필요도 전혀 없다는 의미가 될 것이다.

대신에 그들이 묻는 질문은 사실 이러했어야 한다. "달력상으로 같은 나이인 사람들의 진정한 노화속도 차이를 어떻게 하면 더 잘 측정할 수 있을까요?" 오랜만에 나간 동창회에서 시간을 동결한 듯이 보이는 급우와 알아볼 수 없을 만치 변한 급우의 차이를 빚어내는 생물학적 과정은 무엇일까? 해결해야 할 또 한 가지 중요한 문제는 숫자나이가 같은 사람들 사이에서 우리가 찾아내는 변이가 무엇이든 간에 그것이 우리의 추정오차가 아닌 진정한 생물학적 정보임을 확인하는 것이다. 즉, 예측된 나이와 서류에 적힌 나이의 불일치는 개인의 향후 건강과 웰빙에 관해 무언가를 말해주는 것이어야 한다.

이 문제를 연구하면서, 나는 아마도 우리가 실제로 예측하고 싶어 하는 것이 출생한 이래로 얼마의 시간이 지났는지가 아니라, 출생과 사망이라는 양쪽 끝에서 떨어져 있는 거리의 상대적인 비율임을 깨닫게 되었다. 2장에서 말한 10킬로미터 경주트랙을 떠올려보자. 1시간 뒤에 사람들이 트랙의 어디에 있는지를 살펴본다면, 나는 전체 거리에서 그들이 뛴 거리의 비율을 알고 싶을 것이다. 결승선을 넘었을까, 절반만 왔을까? 이 점을 알면 평균속도가 얼마인지 감을 잡게 될 것이다. 노화에도 같은 말이 적용된다. 50년 뒤에 사람들을 본다면 이미 인생의 4분의 3을 살고 있는 이들도 있을 것이고, 절반을 못 산 이들도 있을 것이다. 내가 DNA메틸화를 써서 개발하고 싶어 한 척도가 바로 그것이다.

스티브 호바스 밑에서 박사후 연구원 생활을 하던 마지막 해에 나는 그것을 포착할 수 있는 척도를 개발하는 일에 몰두했다. 돌이켜보면 이때가 내 삶에서 가장 스트레스를 받던 시기 중 하나였다고 말해야겠다. 한편으로 나는 한 살배기 아기와 암 말기인 부친을 돌보느라 계속 집에서 일을 할 수밖에 없었다. 남편과 나 모두 박사후 연구원 봉급으로 살고 있었기에, 로스앤젤레스 같이 생활비가 비싼 도시에서 딸을 봐줄 보모를 반일 단위로만 고용할 수 있었다. 그래서 매일 아침 나는 딸을 어린이집에 맡기고, 약 10분 거리에 있는 부모님 집으로 가서, 아버지의 방이나 문 바로 밖에 앉아서 데이터를 분석하곤 했다.

아버지는 내가 무엇을 하고 있는지 듣고 싶어 할 때도 있었지만 대개는 꾸벅꾸벅 졸거나 그냥 조용히 앉아 계셨다. 그냥 딸이 와 있는 것만으로도 충분하셨다. 때로 아버지가 좋아하는 음악가인 요요마 Yo-Yo Ma의 음악도 함께했다(나는 지금도 일할 때 그의 음악을 듣곤 한다). 눈앞에서 아버지의 몸속에서 일어나고 있는 과정을 예측할 척도를 개발하려고 애쓰면서 데이터에 눈을 처박고 있었다니, 돌이켜보면 역설적이지 않을 수 없다. 사망이나 질병과 관련된 문제를 연구하는 데이터과학자에게는 그런 개념들이 추상적인 것이 될 수 있다. 그러나 자신이 살아가면서 직접 접할 때에는 모두 스쳐 지나가는 것이 된다. 나는 정오쯤에 부모님께 인사를 하고 딸을 데리러 집을 나서곤 했다. 집에 와서는 남편과 교대로 아이를 돌보면서 각자 연구를 계속했다. 2017년 여름까지 그런 일과가 이어졌다. 나는 마침내 연구를 끝냈고, 얼마 뒤에 아버지는 돌아가셨고, 내가 예일대학교에 자리를 얻었기에 우리 가족은 살던 곳에서 정반대편에 있는 지역으로 이사했다.

두 달 뒤 우리는 숫자나이가 아니라 건강수명과 수명을 예측하도록 훈련시킨 새로운 후성유전학적 시계를 다룬 논문을 학술지에 제출했다. 스티브와 나를 비롯한 열여덟 명이 공동으로 쓴 논문에는 10여 건의 연구에 쓰인 데이터를 꼼꼼하게 통합하여 새로운 후성유전학적 시계를 도출하고 타당성을 입증하는 과정이 상세히 담겨 있었다. 핵심내용은 이 장의 앞 부분에서 언급한 임상기반의 신체나이 척도(아홉 가지 검진 항목만을 이용하는)의 개발이었다. 이 척도가 나이를 아주 잘 추적할 뿐 아니라 나이가 같은 사람들 사이의 사망과 질병 위험 차이도 구분하기에, 우리는 숫자나이 대신에 이 척도를 예측하는 후성유전학적 시계를 만들었다.

우리는 이 새 시계가 이전에 개발된 숫자나이 시계들보다 수많은 건강결과들을 훨씬 더 잘 예측한다는 것을 보여주었다.[17] 구체적으로 보면, 이 시계는 남은 수명과 강한 연관성을 보여주었다. 개인의 몸에 축적되는 질병의 수도 추적했다. 개인들의 신체적 및 인지적 기능차이도 반영했다. 일찍 폐경을 겪는 여성은 나이가 더 많게 나왔다. 또 이 시계는 비만과 대사증후군이 있는 사람에게서 노화가 가속된다는 것도 보여주었다. 노화관련 염증과정들의 진행 양상도 포착했다. 100세 넘게 장수하는 이들의 자녀들에게서는 감속이 일어난다는 것도 시사했다. 그리고 HIV, 파킨슨병, 알츠하이머병, 유방암 환자는 나이가 더 많게 나왔다.

마지막으로, 내 자신이 가장 놀랍다고 여긴 것은 우리가 혈액의 DNA메틸화를 살펴봄으로써 일반화한 노화 척도를 간파할 수 있다는 점이 아니라, 바로 그 척도를 써서 개별조직들의 노화 양상을 추적할 수 있다는 사실이었다. 한 예로, 우리는 스티브 호바스가 원래 다조직 시계를 개발할 때 썼던 데이터를 적용해서 새 시계가 그 51가지 조직과 세포의 나이를 다 추적할 수 있다는 것을 알아냈다. 가장 흥분을 불러일으킨 것 중 하나는 바로 이 점, 침 몇 방울만 있으면 된다는 것이었다.

후성유전학적 시계의 현실세계 적용

침에서 노화의 생물표지를 포착할 수 있게 되자 새로운 가능성의 세계가 열렸다. 정확하면서 유용한 정보를 제공한다는 것이 드러난다면, 그 척도를 써서 개인이 가정에서 편하고 쉽게 시료를 채취하여 실험실로 보내어 검사를 맡길 수 있는 비침습적 검사법으로 노화를 추적할 수 있을 터였다. 그런데 당시 내가 몰랐던 점은 이를 실현할 생각을 품은 사람이 나만이 아니었다는 사실이었다.

2018년 10월에 나는 일리지엄헬스Elysium Health라는 기업의 연구개발 담당 부사장인 마크 모리스Mark Morris에게서 전자우편을 받았다. 그 기업은 2014년에 에릭 마코툴리(CEO)와 댄 앨미내너(COO)가 MIT의 과학자이자 저명한 노화 연구자인 레너드 구아렌테Leonard Guarente(일리지엄헬스의 수석과학자)와 함께 설립했다. 그들은 1990년대 말에 구아렌테 연구실에서 한 발견을 응용한다는 목표를 갖고 창업했다. 구아렌테는 효모를 연구하다가 'SIR2'라는 유전자를 발견했다.[18] 활성을 띠게 하면 수명을 대폭 연장시키는 유전자였다. 그런데 나중에 연구진은 이 혜택이 '니코틴아마이드 아데닌 다이뉴클레오타이드nicotinamide adenine dinucleotide, NAD'의 가용성에 토대를 둔다는 것을 알아냈다. 즉, NAD가 없다면 SIR2의 활성을 증가시켜도 수명에 별 영향이 없었다.[19]

그 뒤로 SIR2와 유사한 단백질들이 더 발견되어 지금은 '서투인sirtuin'이라는 단백질 집단을 이루고 있다.[20] 각각의 서투인(사람의 몸에는 일곱 가지가 있다)은 생물학적 역할이 다르지만, 각자 맡은 중요한 역할을 수행하는 능력은 NAD의 이용 가능성에 달려 있다. 문제는 혈액을 비롯한 다양한 조직들의 NAD 수치가 나이를 먹으면서 자연적으로 낮아진다는 결과를 후속연구들이 내놓기 시작했다는 것이다. 따라서 서투인의 중요한 기능도 나이를 먹으면서 감퇴한다는 것을 시사했다.

그래서 구아렌테를 비롯한 노화 연구자들은 'NAD 증진제'를 찾는 일에 나섰다. 즉, NAD 수치를 높임으로써 노화에 수반되는 서투인 활성감소를 회복시킬 수 있는 분자였다. 일리지엄헬스의 주력 제품은 '베이시스Basis'라는 건강보조제였는데, 니코틴아마이드 리보사이드와 프테로스틸벤pterostilbene이라는 두 핵심성분을 특허받은 방식으로 배합한 것이었다. 이 칵테일은 생쥐뿐 아니라 더 최근에는 사람에게서도 NAD 수치를 높인다는 것이 드러났다. 흥분을 불러일으키는 첫 단계의 성과이긴 하지만, 이 NAD 증가가 노화과정을 늦출 수 있는지는 아직 불분명했다.

최근까지 노화와 장수 분야에서 사람을 대상으로 임상시험을 할 때의 주된 문제점은 너무 오래 걸린다는 것이었다. 자신이 노화과정을 늦춘다고 믿는 새로운 요법을 내놓은 과학자라고 상상해보자. 독자는 건강한 중년의 사람들을 실험참가자로 모집하기로 한다. 그런데 연구계획서를 작성할 때부터 장애물과 마주친다. 어떤 결과가 나와야 그 요법이 노화를 늦출 수 있다는 증거로 삼을 수 있을까? 연구대상이 생쥐라면 아마 수명을 증거로 삼을 것이다. 그러나 중년의 사람이라면 아마 결과를 얻기까지 30여 년을 기다려야 할지 모른다. 질병은 어떨까? 질병을 증거로 삼는다면 노화의 모든 질병을 똑같이 다루어야 할까(기본적으로 모든 질병에서 같은 결과가 나타날 것이라고 봐야 할까)? 노화하면서 얼마나 많은 질병이 축적된다고 봐야 할까? 죽음의 원인을 조사하는 것과 마찬가지로 이런 의문들을 살펴보는 데도 수십 년은 걸릴 수 있다. 자기요법의 혜택이 다소 직접적이며 시간이 흐르면서 더 상승효과를 일으킬 가능성이 있다고 가정한다면, 요법을 쓰기에 앞서 실시간으로 측정할 수 있고 연구기간 내내 계속 추적할 수 있는 노화의 추정값이 필요할 것이다. 바로 여기에서 신체나이 추정값이 등장한다.

2018년 10월에 마크 모리스가 내게 전자우편을 보낸 이유가 바로 그것이었다. 한 달 뒤 나는 예일대학교에서 맨해튼의 일리지엄헬스 본사로 가서 에릭, 댄, 레니를 만나서 협력 가능성을 논의했다. 일리지엄헬스는 탄탄한 과학에 기반을 둔 회사라는 자부심을 갖고 있었고, 그렇기에 베이스가 사람의 노화를 늦춘다는 것을 보여줄 임상증거를 제시하고 싶어 했다. 그들은 자신들이 원하는 답이 나오지 않을 수도 있음을 알고 있었지만, 자사의 제품이 효과가 있는지의 여부를 평가할 방법을 고객에게 제공할 의무가 있다고 느꼈다. 그 말은 그들이 소비자에게 편하게 받아들일 만치 간단하면서도, 엄밀한 과학적 검사까지 통과할 만치 신뢰할 수 있고 타당한 노화의 생물표지 역할을 할 가정용 검사법을 원한다는 의미였다. 나는 이미 메틸화에 토대를 둔 신체나이 추정체계가 향후의 건강과 웰빙의 타당한 지표임을 보여주었으므로, 그 척도를 확장하는 것에서 시작하는 편이 논리적으로 타당했다.

DNA메틸화는 내가 만든 척도를 넘어서서, 약간의 시료를 써서 건강과 노화에 관한 엄청나게 많은 개인의 자료를 추출할 수 있는 잠재력을 지니고 있다. 만약 이 정보를 얻기 위해 수천 번 검사를 할 필요가 없다면 어떨까? 단 한 번으로 충분하다면? 이 한 번의 검사로도 개인별 맞춤 노화 프로파일을 명확히 밝혀내는 데 쓸 수 있는 데이터 수십만 개를 얻을 수 있을 것이다.

이 검사의 또 한 가지 이점은 침을 시료로 쓸 수 있다는 것이다. 즉, 23앤미23andMe 같은 널리 알려진 유전자 검사 서비스업체 중 상당수가 쓰고 있는 것과 비슷한 가정용 키트를 써서 쉽게 시료를 채취할 수 있다. 1차 의료기관을 방문하거나 동네 검진기관에 채혈예약을 할 필요가 전혀 없다. 또 여러 검사기관에 따로따로 검사를 맡기거나 혈액검사 결과에 적힌 단위가 저마다 달라서 웹사이트에 입력해서 단위전환을 해야 하는 수고도 할 필요가 없다. 이용자는 그냥 통에 침을 뱉은 뒤 우편물로 보낸 다음, 몇 주 기다리면 신체나이 추정값을 받는다.

하지만 일리지엄헬스와 내가 DNA메틸화를 기반으로 소비자를 직접 겨냥한 신체나이 검사를 하려면, 먼저 해결해야 할 중요한 문제가 하나 있었다. 이런 검사가 개인 수준에서 신뢰할 수 있을 만치 일관성 있는 결과를 내놓을까? 그때까지 이런 척도를 살펴본 연구들은 거의 다 실험참가자 수천 명을 표본조사하는 방식을 썼다. 많은 사람들을 조사할 때에는 측정 시의 무작위 오류가 별 문제가 되지 않는다. 상쇄될 것이기 때문이다. 하지만 한 개인의 신체나이를 조사하고자 한다면 나는 그 문제를 가능한 한 정확히 규명하고 싶었다. 그 결과가 행동에 영향을 미칠 수 있다면 더욱 그러했다.

일리지엄헬스에 다녀온 직후에 나는 내 후성유전학적 나이 척도의 신뢰도를 검증할 데이터 분석에 착수했다. 가슴을 철렁하게 만드는 결과가 나왔다. 한 사람에게서 채취한 하나의 시료를 둘로 나누어서 DNA메틸화 변화를 파악한 뒤 알고리듬에 입력하자 신체나이 추정값이 5년, 더 나아가 7년까지도 차이가 나곤 했다. 게다가 이 오류는 지극히 무작위적으로 여겨져, 각 시료를 세 번씩 측정하지 않는한 없애기가 불가능해 보였다. 한 번만 검사한다면 문제가 있다는 사실 자체를 알아차리지 못할 것이고, 두 번 검사를 하면 두 후성유전학적 나이 추정값 중에 어느 쪽이 옳은지를 알아내기가 불가능할 것이었다.

이는 사람들이 자신의 노화 수준을 알고 건강을 개선하도록 돕기위해 만든 것을 이용하기 어렵게 만드는 중대한 장애물이었을 뿐 아니라, 이런 척도를 임상시험에 쓰는 쪽으로도 문제를 일으켰다. 시료 하나로 신체나이를 측정할 수 있다는 것의 과학적 혜택 중 하나는 사망과 질병 같은 장기적인 결과에 어떤 영향을 미치는지를 판단하기 위해서 과학자들이 약물 후보물질을 몇 년 또는 수십 년 동안 지켜보아야 할 필요 없이, 해당 물질이 노화를 늦춘다는 것을 보여줌으로써 고를 수 있게 도와준다는 것이다. 그런 검사법의 오류(많으면 7년까지 차이가 날 수 있다는 것)가 요법이 제공하는 효과만큼 크다면, 요법이 실제로 노화를 늦추는지, 그리고 늦추면 얼마나 늦추는지를 판단하기가 극도로 어려워진다.

이 문제를 깊이 파고들자, 나는 내 후성유전학적 나이 척도만이 아니라 모든 후성유전학적 나이 척도들에서 이런 불일치가 나타난다는 것을 알아차렸다. 이런 사실을 새롭게 깨닫자 내가 헌신해온 과학이 연구실을 벗어나서 현실에서 사람들이 자신의 노화과정을 늦추고 더 오래 건강하게 살아갈 수 있도록 도울 수 있을 것이라는 희망이 흐릿해지기 시작했다.

그런 한편으로 나는 포기할 준비가 되어 있지도 않았다. 몇 달 동안 나는 연구실의 생물정보학 연구자들과 함께 다양한 접근법을 시도했다. 번드르르한 통계기법을 써서 데이터에서 어느 추정값이 오류가 있는지를 예측하려는 시도부터, 후성유전학적 나이를 계산하기에 앞서 데이터에서 지나친 잡음(변이)를 줄이려는 시도까지 다양했다. 이런 시도들은 모두 두 시료 사이의 불일치를 줄이긴 했지만, 내가 사람들에게 제공할 수 있기를 바라는 신체나이 추정값을 탄탄히 지탱할 수 있을 만치 정확하다는 확신은 여전히 들지 않았다.

2019년 여름 어느 날, 아침 일찍 달리기를 하고 있는데 문득 해답이 떠올랐다. 후성유전학적 시계의 가장 놀라운 점 하나가 시간이 흐르면서 우리 DNA에 일어나는 대규모 현상을 포착하는 것이라는 데 생각이 미쳤다. 즉, 단지 몇몇 특정한 유전자의 메틸화에 일어나는 변화만을 포착하는 것이 아닌 것이다. 그러나 당시까지 나온 시계들은 유전체의 특정한 부위(대체로 70개에서 수백 개 사이)의 메틸화 변화를 토대로 삼고 있었다. 나는 각 부위의 메틸화 추정이 완벽하게 정확하지 않으므로, 이런 변화들을 다 더해서 얻은 값에도 많은 잡음이 포함되어 있다는 것이 문제임을 깨달았다. 나는 일어나는 일을 대변하는 소수의 CpG를 고르는 대신에, 유전체 전체에 걸친 더 전반적인 패턴을 측정할 수 있지 않을까 생각했다. 즉, 모든 부위에서 얻은 데이터를 활용하면 어떨까?

이 개념이 떠오르자마자 나는 곧바로 걸음을 멈춘 뒤 정확히 어떤 단계를 거쳐서 그 일을 할 수 있을지 휴대전화에 입력했고(첨단기술이 고마웠다), 나머지 구간을 빠르게 달려서 집으로 오자마자 코드를 짜기 시작했다. 1시간 뒤 예비 조사결과가 출력되었다. 한 사람에게서 채취한 표본을 둘로 나누어서 분석한 값이 이제 거의 완벽하게 일치했다. 게다가 이 새로운 척도는 건강결과와 더 강한 상관관계를 보여주었다.

그 뒤로 여러 달에 걸쳐서 나는 일리지엄헬스와 긴밀하게 협력하면서 그들의 데이터를 대상으로 이 새로운 기법을 검사했다. 여덟 명에게서 몇 주에 걸쳐 아홉 차례 시료를 채취해서 검사한 데이터도 있었다. 실제 검사는 이 아홉 가지 시료로 예측한 후성유전학적 나이들이 일치하는지를 알아보는 것이었다. 우리는 기존 후성유전학적 시계들이 2년에서 많으면 8년까지 큰 편차를 보여주곤 하는 반면, 새 척도는 일관되게 편차가 약 반년 이내로 나타난다는 것을 알았다. '인덱스Index'라고 알려지게 된 이 새 척도는 충분히 신뢰할 수 있기에, 현재 우리가 'n=1 수준'이라고 부르는 차원에서 개인의 생물학적 노화를 평가하는 데 쓰일 뿐 아니라 임상시험에도 적용되고 있다.

2019년 가을에 인덱스는 상품으로 정식 출시되었다. 사용자는 집에서 자기 침을 채취해 분석기관으로 보낸 뒤, 자신의 생물학적 노화 과정을 알려주는 결과를 받는다. 나는 우리가 개발한 척도가 매우 자랑스럽지만, 일리지엄헬스의 제품을 통해 경제적 이득도 어느 정도 얻었음을 인정하고 싶다. 현재 나는 일리지엄헬스에서 생물정보학 자문을 맡고 있으며, 새로운 DNA메틸화 기반 건강 척도를 함께 개발하기 위해 계속 애쓰고 있다. 사람들이 자신의 전반적인 건강과 웰빙을 제어할 수 있길 바라는 마음에서다.

경제적 이득을 얻긴 했지만, 인덱스 같은 척도가 성공하기를 바라는 내 주된 동기는 이 기술엔 사람들을 돕는 힘이 있다고 보기 때문이다. 나는 과학적 발견을 잘 활용하여 사람들이 사랑하는 이들과 더 오래, 더 건강하게, 더 행복하게 살아가게끔 돕고 싶다. 자녀가 다 자라고 더 나아가 늙을 때까지 부모가 지켜볼 수 있도록, 부부가 사랑과 헌신으로 이어온 70번째 결혼기념일을 축하할 수 있도록, 삶의 목표로 삼았던 것을 성취할 시간과 능력을 우리 모두가 가질 수 있도록 말이다.

2019년 11월 인덱스를 출시한 뒤로, 우리는 개인의 노화 양상을 더욱 상세히 제공할 새로우면서 더 나은 척도와 도구를 개발하기 위해 계속 열심히 연구해왔다. 우리는 아직 이 기술이 제공할 수 있는 전망, 즉 만약 이루어진다면 질병예방과 개인맞춤 건강과 노화 문제

에 접근하는 방식을 혁신시킬 수 있다는 전망을 실현시키는 과정의
초기 단계에 있을 뿐이다.

5장

맞춤 노화라는 미래

생물학적 노화를 측정한다는 개념은 약 50년 전에 나왔지만, 효과적으로 그 일을 할 데이터와 컴퓨터 자원을 확보한 것은 최근 들어서였다. 그렇기에 이 분야는 아직 유아기에 있다. 기존 신체나이 추정값들 중 상당수가 숫자나이가 같은 사람들에게서 건강과 웰빙의 개인별 차이를 포착할 수 있음이 입증되었다는 것은 사실이다. 숫자나이만을 이용할 때보다 훨씬 더 정확하게 건강수명과 수명을 예측할 수 있는 것이다. 그리고 행동변화를 통해서 생물학적 노화에 변화를 줄 수 있음을 시사하는 증거도 나오고 있다. 하지만 이런 척도들은 그것들의 진정한 힘을 활용하고자 한다면 개선할 여지가 여전히 많다.

지금까지 나는 신체나이를 숫자나이와 흡사하게 하나의 실체나 수로 다루어왔다. 이는 대부분의 사람들이 그것을 생각하는 방식이기도 하며, 사실 노화를 연구하는 과학자들 중에서도 신체나이를 그렇게 생각하는 이들이 많다. 지금까지 내가 기술한 방식도 그렇지만, 우리 각자가 숫자나이와 신체나이를 하나씩 지니고 있다고 보는 것이다.

그러나 생물학적 노화는 두 사람이 서로 다양한 차원에서 갈라질 수 있기에 다면적이다. 달력상으로 36세인 두 사람이 앞서 언급한 척도들 중 어느 하나를 써서 31세라는 동일한 신체나이 추정값을 얻는다고 해도 두 사람이 생물학적 및 생리학적으로 정확히 동일하다고, 더 나아가 건강위험이 동일하다고 가정해서는 안 된다. 어느 누구도 동일한 방식으로 나이를 먹지 않으며, 일차원적이거나 선형적인 척도는 결코 노화과정의 복잡성을 진정으로 포착할 수 없다. 사실 누군가의 노화과정에 관해 더 많은 측면을 밝혀낼수록 우리는 개인별 위험을 더 잘 이해할 수 있을 것이다.

노화 프로파일: 숫자를 넘어서

2020년 마이클 스나이더Michael Snyder가 이끄는 스탠퍼드대학교 연구진은 '연령형ageotype'이라는 노화 프로파일을 제시하는 연구결과를 발표했다.[1] 노화의 다양한 영역이라는 개념은 그전부터 있었지만, 이 연구는 처음으로 그 문제에 초점을 맞추어서 한 개인에게서 다수의 연령형을 측정하고 개인의 독특한 프로파일을 더 상세히 정의하는 데 활용했다. 게다가 이 연구는 사람들을 시간별로 추적했고, 따라서 한 사람의 몸에 있는 개별체계들이 시간이 흐르면서 어떻게 달라져가는지를 파악할 수 있었다. 이 연구를 위해 연구진은 놀라울 만치 엄청난 양의 데이터를 확보했다. 그들은 4년에 걸쳐 분기마다 검진을 받는 106명으로부터 1800만 개의 데이터를 얻어서 추적했다. 연구진은 이 데이터를 써서 연령형을 크게 네 가지로 나누었다. 면역형, 대사형, 간형, 콩팥형이었다. 각 실험대상자는 이런 각각의 영역에서 처음 검진을 받은 뒤로 일어난 변화 수준을 반영하는 점수를 받았다.

본질적으로 연구진은 노화하면서 사람들이 서로 어떻게 달라져가는지 물을 수 있었다. 이번에는 일반집단과 비교한 것이 아니라 예전의 자신과 비교했다. 여기서 흥미로운 점은 사람이 시간이 흐르면서 변화한 정도가 각 영역에 따라서 상당히 달랐다는 것이다. 즉, 모두에게 잘 들어맞는 단일한 노화관련 변화패턴은 없었다. 대사와 콩팥 영역에서 노화관련 변화가 크게 일어나고 간이나 면역 영역에서는 거의 변화가 일어나지 않은 사람도 있고, 콩팥 쪽으로는 노화가 거의 일어나지 않은 반면에 간, 면역, 대사 영역에서는 더 심하게 노화가 일어난 사람도 있었다. 이 연구결과는 우리가 생물학적으로 늙는 양상을 모두 다 설명하는 단일한 방식 같은 것은 없음을 더욱 강조한다.

내 조부모는 여기에 완벽하게 들어맞는 사례다. 할머니와 할아버지는 같은 해에 태어나서 각각 90세와 89세까지 사셨다. 그러나 수명은 거의 같았음에도 두 분은 건강과 노화 측면뿐 아니라 생활습관 및 접했을 가능성이 높은 스트레스 인자 측면에서 보면 서로 전혀 달랐다.

할아버지는 대공황 직전에 집안에서 매입한 뉴욕 헤스팅스의 농장에서 어머니와 새아버지의 손에 자랐다. 할아버지는 어릴 때 집밖에서 주로 시간을 보냈다. 가축과 작물을 돌보고, 울타리를 고치고, 말을 타고 달리면서다. 할아버지가 좋아하는 여가활동 중 하나는 집에서 말랑말랑한 사탕을 만들어 먹는 것이었고, 할아버지가 쓴 일기를 보면 거의 매일 그렇게 한 듯했다. 그러니까 사실상 할아버지의 유년기는 윈슬로 호머Winslow Homer(미국의 사실주의 화가―옮긴이)의 초기 그림에 나오는 것 같은 시골 소년의 목가적인 생활을 다 보여준다.

할머니는 그 인근의 소도시에서 자랐다. 지역 수의사의 딸이었던 할머니도 많은 시간을 집밖에서 가축들과 보냈다. 그러다가 10세 때 류머티즘열에 걸렸다. 목에 생긴 사슬알균 감염증상을 제대로 치료하지 않아서 생긴 합병증으로서, 자칫 목숨까지 위험할 수 있었다. 할머니는 살아남았지만 그 세균 감염으로 몇 주 동안 입원해야 했고, 그 뒤로도 몇 달 동안 침대에 누워 있어야 했다. 돌이켜보면 이 일은 할머니가 여생에 걸쳐 겪게 될 증상들 중 일부에 기여했을 가능성이 높다.

할아버지가 제2차 세계대전 때 해군에 복무한 뒤인 21세 때 두 분은 결혼했다. 다음해에 어머니가 태어났고, 그 뒤로 형제자매 여섯 명이 태어났다. 할머니는 음악으로 학사학위를 받았고 나중에 석사학위도 땄지만(아주 재능 있는 피아노와 오르간 연주자였다), 1950~1960년대 베이비붐이 일어날 때의 많은 여성들이 그러했듯이 교외 지역에서 가정주부의 역할에 충실했다. 한편 할아버지는 제대군인지원법에 따라서 제2차 세계대전 복무자에게 제공되는 혜택을 받아서 시러큐스대학교 법대에 들어갔다. 이후엔 뉴욕에서 변호사 시험에 붙은 뒤 유력한 변호사로 일하기 시작했고, 나중에 법무법인의 대표 변호사이자 미국사법협회의 회원이 되었다.

자녀들이 다 자란 뒤인 60세에 조부모는 겨울을 남쪽에서 지내고 싶어 했던 여러 뉴잉글랜드인들과 함께 남쪽으로 내려가 캘리포니아 남부에 자리를 잡았다. 그 시기에 할아버지는 플로리다에서 변호사 일을 시작했고, 남부의 겨울햇살을 쬐면서 테니스장에서 여가시간을 보냈다. 반면에 할머니는 이미 노화의 첫 징후를 보이기 시작했다. 백내장에 걸렸고 무릎, 발목, 엉덩이, 손목의 관절에서 통증을 느끼기 시작한 것이다. 이는 어릴 때 앓았던 류머티즘열의 후유증 때문일 가능성이 높다. 백내장 수술을 받은 뒤에 할머니는 고관절과 무릎관절을 교체하는 수술도 받았다. 자녀들은 할머니가 노년을 먼저 겪는 것이고, 일단 생체공학적 여성이 되면 다시 활력을 되찾아서 중년의 삶을 즐길 것이라고 농담을 했다.

불행히도 그런 일은 일어나지 않았다. 그렇긴 해도 할머니는 늘 몸을 활발하게 움직이려고 애썼고, 여러 해 동안 열심히 수영을 하러 다녔다. 나는 지금도 온타리오호 연안의 별장에서 할머니가 수영 모자를 거의 보일락 말락 하며 파도를 가르면서 연안을 따라 헤엄치는 광경을 지켜보던 일을 생생하게 기억한다.

그러나 75세 때 할머니는 처음으로 약한 뇌졸중을 일으켰고, 그 직후부터 서서히 인지력과 신체능력이 떨어지기 시작했다. 해가 지날수록 할머니는 울퉁불퉁한 방파제를 따라 호수로 내려가는 일이 점점 힘들어졌고, 결국 데크 위에 놓인 휠체어에 앉아 자신이 무척 좋아했던 호수에서 자녀들과 손주들이 헤엄치고 수상스키를 타는 모습을 지켜보아야 했다.

그 뒤로 15년 동안은 약한 뇌졸중과 쇠약이 계속 이어졌다. 할머니는 결국 요양시설에 들어갔고, 처음에는 가벼운 도움만 받았으나 점점 더 많은 도움을 필요로 했다. 그러나 이렇게 큰 지장을 겪었음에도, 세상을 떠나기 겨우 몇 년 전에 받은 정기검진 때 의사는 할머니의 "혈액순환이 빨간 스포츠카에 올라탄 열아홉 살짜리 수준"이라며 탄복했다. 사실 할머니는 예전과 다름없이 유머와 촌철살인, 모험심을 간직했다.

반면 할아버지는 세상을 뜨는 해까지 매주 여러 차례 친구들과 함께 정기적으로 테니스를 칠 정도로 매우 건강하고 활동적이었다. 홀로 지내면서 할아버지는 장을 보는 등 갖가지 일을 직접 했고, 저녁마다 요양시설에 들러 할머니와 식사를 했다. 혈액순환에 좀 문제가 있을 뿐이었기에—경계성 당뇨병이었다—할아버지가 콩팥암이라는 진단을 받았을 땐 온 가족이 깜짝 놀랐을 정도였다. 또 할머니와 달리 할아버지의 쇠약은 빠르게 진행되었고, 아버지와 양상이 비슷했다. 할아버지는 노인복지센터에서 몇 달 있다가 89세 생일을 맞이

한 날에 돌아가셨다. 할아버지가 할머니보다 먼저 세상을 떴다는 사실에 모두가 놀랐다. 가장 놀란 사람은 할머니였다. 혈관치매가 심해지고 있었던 할머니는 비교적 건강하고 활기찼던 남편이 어떻게 먼저 세상을 떠났는지 결코 이해할 수 없었고, 이듬해 세상을 떠나기까지 도무지 이해가 안 된다는 말을 계속하셨다.

건강 대 생존의 역설

이렇게 나란히 놓은 내 조부모의 노화궤적들에는 역학자와 공중보건학자가 동일집단cohort 연구를 할 때 보이는 것들이 많이 담겨 있다. 사실 이 두 궤적은 늙어갈 때 남녀에게 흔히 나타나곤 하는 차이점들을 아주 잘 보여준다. 할머니는 노화에 따른 질환을 훨씬 더 많이 겪었고 건강수명이 훨씬 더 짧았지만 할아버지보다 오래 사셨다. 전 세계 대부분의 국가에서 여성은 남성보다 상당히 더 오래 살고, 심지어 동물 중에도 암컷이 수컷보다 오래 사는 종이 많다. 미국에서 2018년 출생자들의 중위기대수명(동일집단에서 50퍼센트가 도달할 것이라고 예상되는 나이)은 남성이 76.3세, 여성이 81.4세다.[2] 일본 남성은 기대수명이 81.1세로서 꽤 장수하지만, 일본 여성에 비하면 빛이 바랜다. 일본 여성은 기대수명이 87.5세로서 세계 최고다. 사실 성별 자료가 나와 있는 181개국 중에서 남성이 여성보다 수명이 긴 나라는 단 한 곳도 없다. 남녀의 기대수명 차이가 가장 적은 나라는 부탄이다. 히말라야 동쪽에 티베트와 국경을 맞대고 있는 나라다. 인구가 100만 명에 못 미치는 이 나라의 기대수명은 남성은 71.1세, 여성은 71.8세로서 차이가 1년도 안 난다. 반면에 러시아와 벨라루스 등 네 나라는 여성이 남성보다 기대수명이 10년 이상 길다.

이렇게 평균적으로 여성이 남성보다 더 오래 산다고 예상할 수 있긴 해도, 그것이 반드시 좋은 소식은 아니다. 쇠약하게 만드는 질환들에 여성이 남성보다 더 많이 걸린다. 예를 들어 전 세계에서는 약 5000만 명이 알츠하이머병을 앓는다고 추정되는데, 여성이 남성보다 거의 두 배 많다.[3] 또 여성은 늙어갈수록 뼈관절염과 골다공증에 걸릴 가능성이 더 높으며, 2000년 NIA의 연구에 따르면 90세 이상의 여성은 81퍼센트가 이동에 지장을 주는 질환을 앓는 데 반해 남성은 겨우 57퍼센트만이 그런 질환을 앓는다고 한다.[4]

남녀를 비교할 때 수명과 건강수명의 이 부조화가 으레 나타나기에, '남녀 건강생존 역설male-female health survival paradox', 더 줄여서 '건강생존 역설' 또는 '이환률 사망률 역설morbidity mortality paradox', '성별 역설gender paradox'이라는 이름까지 붙여졌다. 명칭이 어떻든 간에, 이는 노화함에 따라서 남녀 사이에 놀라운 차이가 나타남을 강조한다. 남성은 더 일찍 사망하지만 여성은 더 많은 질환에 시달린다. 남성이 치명적인 병에 걸릴 가능성이 더 높아서 오래 살지 못하기에(사망에 이르는 급성 심근경색을 생각해보라) 남성의 노화관련 질환들에 관한 자료가 부족해서 이런 역설이 생기는 것이라고 설명하는 이론도 나와 있다.[5] 사실 한 세기쯤 전 우리 조상들의 수명은 지금의 절반에 불과했다. 항생제와 백신이 발견되고 널리 보급되기 전까지, 어릴 때 바이러스나 세균 같은 것들에 감염되어 죽는 일이 흔했다. 그런 한편으로 심장병, 당뇨병, 알츠하이머병 같은 질환─어느 정도는 암도─에 걸리는 일은 드물었다. 그런 병을 앓을 만큼 오래 살지 못했다.

물론 현재 살고 있는 남성들의 대부분은 40대, 50대, 심지어 60대에도 사망하지 않고 노화의 질병들에 걸릴 만치 오래 살지만, 여러 질병들이 누적될 만큼 오래 살진 못하는 것일 수도 있다. 게다가 80대, 90대, 심지어 100세 이상까지 사는 남성들이 더 일찍 사망한 남성들보다 생물학적으로 더 회복력을 지닐 가능성이 높음을 시사하는 증거도 있다.

사고실험을 하나 해보자. 스티로폼으로 만든 커다란 진자가 좌우로 왔다갔다하는 가운데 수면 위에 높이 달려 있는 판자 위를 달려가는 장애물 경주가 벌어진다고 상상하자. 달리다가 진자에 부딪쳐서 떨어지면 탈락(즉 사망)이다. 이제 파란 팀과 빨간 팀 양쪽의 성공 사례를 비교한다고 하자. 빨간 팀의 구성원들(이 가상의 사례에서는 여성들이라고 하자)은 체중이 더 나가는 경향이 있다. 반대로 파란 팀의 구성원들(이 사례에서는 남성들이라고 하자)은 체중이 더 가볍다. 우리는 시간이 흐르면서 파란 팀(남성들)이 진자와 부딪쳤을 때 떨어질 가능성이 더 높다는 것을 알아차린다. 체중이 더 가벼우니 잘 버티기가 어려워서다. 반면에 빨간 팀(여성들)은 부딪치는 횟수는 똑같아도, 진자의 힘에 더 버팀으로써 판자 위에 남아 있을 가능성이 더 높다.

경기가 진행됨에 따라서 한 가지 흥미로운 추세가 출현한다. 이제 파란 팀도 빨간 팀만큼 진자에 부딪쳤을 때 버틴다. 끄떡없이 판자도 건넌다. 파란 팀에는 장애물이 오가는 속도보다 더 빨리 달릴 수 있는 구성원들(원래의 파란 팀에서 회복력이 뛰어난 부분집합)만 남아 있기 때문이다.

경기가 시작되면 선수마다 진자에 맞았을 때 반응하는 정도가 차이가 나겠지만, 경기시작 전에는 파란 팀 구성원 중에 누가 생존자가 될지를 알아보지 못할 수도 있다. 노화와 사망률을 연구하는 인구통계학자들은 이 개념을 '숨겨진 이질성hidden heterogeneity'이라고 한다. 본질적으로 한 인구집단은 회복성/취약성 수준이 서로 다른 다양한 개인들로 이루어져 있다고 말할 수 있다. 안타깝게도 이런 숨겨진 차이점들은 일단 사망률이 회복력이 떨어지는 개인들을 제거하기 시작해야만 관찰할 수 있다. 일찍 사망하는 이들이 모두 선천적으로 더 취약하다는 말이 아니라(환경과 운도 마찬가지로 중요한 역할을 한다), 어떤 타고난 회복력이 생존확률을 증가시킨다는 것이다.

가상의 경기로 돌아가자. 빠른 선수 대 느린 선수의 선택이 파란 팀에서는 빠르게 일어나는 반면, 빨간 팀은 남은 선수의 평균속도 측면에서 이 전환이 훨씬 느리게 진행된다. 빨간 팀에서 가장 느린 선수조차도 부딪쳤을 때 더 잘 생존할 수 있기 때문이다. 경기를 몇 차례 치른 뒤에 남아 있는 팀 구성원들을 비교할 때, 파란 팀은 부딪치지 않음으로써 계속 살아남은 이들로 이루어져 있으므로 타박상을 입은 이들이 더 적어 보이는 반면, 빨간 팀에는 부딪치지 않은 이들뿐 아니라 부딪치고도 떨어지지 않은 이들도 포함되어 있다.

사망률의 선택이라는 이 개념은 늙어갈 때의 남녀의 질병발생률 차이를 일부 설명한다고 볼 때에야 어느 정도 타당성을 지니겠지만, 이 불일치를 온전히 다 설명하지는 못한다. 100세 이상 사는 것이 성별에 상관없이 가장 회복력이 뛰어난 사람들만이 이루는 성취라는 데는 거의 모두가 동의할 것이다. 그러나 100세 이상인 사람들을 보아도 여전히 남성보다 여성이 환자가 더 많을 뿐 아니라, 더 많은 노인병 증상/장애에 시달린다는 것을 알 수 있다. 숨겨진 이질성이 출현하는 것을 보기 위해 얼마나 오래 기다리든 간에, 여성은 동년배 남성보다 더 많이 질환을 앓는 경향이 있다. 종합하자면, 이는 호르몬 차이 때문이든 X염색체가 하나 더 있어서든 간에 성별이 노화에 따른 궤적이나 표현형의 차이를 빚어낼 수도 있음을 시사하는 듯도 하다. 따라서 성별은 늙는 속도에만 영향을 미치는 것이 아니라 늙는 방식에도 영향을 미칠지 모른다.

성별이 노화 프로파일이 시간이 흐르면서 어떤 모습을 띨지에 영향을 미치는 유일한 결정요인은 아니다. 행동, 환경, 유전자, 무작위적 변화도 생애 동안 건강이 어떤 경로를 취할지를 결정하는 데 나름의 역할을 한다. 그런 관점에서 조부모를 생각하면 할머니가 수십 년에 걸쳐서 꾸준히 쇠약해진 반면, 할아버지는 더 건강한 모습을 유지하다가 막판에 갑자기 쇠약해졌다는 점에서만 차이가 난 것이 아님이 명백히 드러난다. 두 분의 건강이 변했던 과정을 돌이켜볼 때, 우리는 두 분이 평생에 걸쳐서 보인 생물학적 및 생리학적 프로파일이 서로 전혀 다르다는 것도 깨닫는다. 즉, 두 사람의 신체나이를 비교할 때, 어느 한 선형 차원에서 일어나는 변화의 속도차이에만 초점을 맞추어서는 안 되는 것이다.

노화 경관에서 자신의 경로 찾기

2장에서 생물학적 노화를 설명할 때 썼던 10킬로미터 경주라는 비유를 다시 떠올리면 이 말이 무슨 뜻인지 이해하는 데 도움이 된다. 앞에서 경주를 하다가 특정한 달력상의 시간에 자신이 와 있는 지점을 자신의 신체나이를 나타내는 데 쓸 수 있다고 말했다. 30분이 지났을 때 어떤 이들은 결승선에서 3분의 1 지점까지 달린 반면, 어떤 이들은 3분의 2 지점까지 달렸다. 이 사례에서 나는 모두가 A 지점(출발선)에서 B 지점(결승선)까지 단일한 트랙을 달린다고 제시했지만, 생물학적 노화를 더 정확히 표현한 것은 모두가 언덕 꼭대기에서 출발하여 언덕 밑바닥까지 하는 경주(3장에서 말한)일 것이다.

이 경주가 다른 점은 미리 정해놓은 길이 없다는 것이다. 각 주자는 저마다 다른 경로를 통해 바닥에 다다를 수 있다. 취할 수 있는 경로의 수는 거의 무한하지만, 대부분의 사람들은 몇 가지 대안 중 하나를 골라서 언덕을 내려갈 것이다. 물론 원을 그리면서 내려가거나 오르락내리락 왔다 갔다 하면서 달릴 수도 있겠지만, 실제로 누군가가 그렇게 할 가능성은 매우 낮다. 내려가는 언덕의 지형이나 경관에 따라서 주자들이 가장 취할 가능성이 높은 경로가 어느 정도는 정해질 것이다. 아마 대다수가 갈 것이라고 상상할 수 있는 일반적인 경로가 세 가지 있을 수도 있다. 한 경로는 극도로 곧고 가파를 수 있다. 또 한 경로는 좀 더 완만하고, 주자는 언덕의 비탈 지형을 따라 오르락내리락하면서 천천히 내려간다. 세 번째 경로는 언덕 꼭대기에서부터 등성이를 따라 천천히 내려가다가 꽤 가파른 비탈을 만나면서 곧장 빠르게 떨어질 수 있다.

여기서 이런 의문이 들지도 모른다. "이 이야기가 생물학적 노화와 대체 무슨 관계가 있는 거지?" 처음에 기술한 원래의 10킬로미터 경주에서는 특정한 시점에 주자가 와 있는 위치가 신체나이를 나타낸다. 즉, 하나의 차원에서 측정한 것이다. 이는 출생(시작)과 사망(끝) 사이의 상대적인 거리다. 이 새로운 경주도 생물학적 노화를 추상화한 것이지만, 이번에는 사차원으로 나타낸 것이다. 시간이 첫 번째 차원이고 다른 세 차원은 언덕에서의 물리적 위치를 나타낸다. 첫번째 차원은 언덕에서 얼마나 높이 있는지를, 즉 고도나 높이를 가리킨다(대개 Y로 정의한다). 두 번째 차원은 남북 축에서의 상대적인 위치다(Z로 정의한다). 세 번째 차원은 동서 축에서의 상대적인 위치다(X로 정의한다).

삼차원 경관을 무언가가 시간이 흐르면서 어떻게 가로지르는지를 모형화한다는 이 개념은 동역학 시스템의 과학에서 나온다. 이는 노화를 다양한 유형의 변화를 수반하는 과정으로 생각하는 데 도움이 된다. 사람에 따라서 다른 변화유형들이 아니라 특정한 어느 한 변화유형을 더 겪을 수도 있다. 우리 모두는 동일한 변화과정을 거쳐서 튼튼함에서 쇠약함으로 넘어가는 것이 아니라, 각자 나름의 독특한 노화 프로파일을 지닌다. 그리고 개인을 특징짓는 데 쓸 수 있는 변수가 더 많을수록, 개인별 생물학적 노화과정을 더 잘 파악할 수 있고 그 정보를 써서 앞으로 어떤 식으로 노화가 일어날지 예측할 수 있다. 아니, 더 나아가 더 나은 쪽으로 경로를 바꿀 최선의 방안을 찾아낼 수도 있다.

그렇게 하려면 개인이 특정한 시점에 경관의 어느 지점에 있는지, 또 어느 경로로 내려가는지를 정확히 짚을 수 있도록 변수들을 정의해야 한다. 이 사례에서는 정의할 변수가 세 개(X, Y, Z)이며, 네 번째 변수인 시간은 미리 정해져 있다. 언덕에서의 높이(Y)는 자신의 체계가 고장 나지 않고 얼마나 튼튼한지, 또는 자연적인 원인에 따른 죽음에 얼마나 취약한지를 나타낸다. 우리가 경관을 정의할 때 언덕 바닥이 경주의 끝을 나타낸다고 했기 때문이다. 출발할 때 우리는 언덕의 가장 높은 곳에 있으며, 그 높이는 가까운 미래에 사망할 확률이 아주 낮음을 의미한다. 특정한 시점에 언덕의 더 높은 곳에 있을수록 바닥에 빨리 다다를 가능성이 더 낮다는 말은 납득이 간다. 기본적으로 자신이 곧 사망할 확률은 극도로 낮다. 불가능하다는 말은 아니다. 심각한 바이러스나 세균에 감염되거나 부상을 입는 식으로 어떤 뜻밖의 일이 닥친다면 아주 빨리 바닥으로 떨어질 수도 있다. 그러나 그런 일이 닥친 시점에 더 높은 곳에 있을수록, 바닥으로 곧장 떨어지려면 타격이 더 강해야 할 것이다.

이 개념은 회복력 같은 것을 생각할 때 유용하다. 신체나이는 우리가 버스에 치여 사망할 확률을 예측할 수 없지만, 우리가 처할 위험에 관해 두 가지 중요한 점을 말해줄 수 있어야 한다. 첫째, 환경에 있는 모든 것이 동일한 상태를 유지한다고 가정할 때, 언덕에서 자신이 있는 위치를 알면 언덕 바닥에 다다르기까지 얼마나 걸릴지를 어느 정도 감을 잡을 수 있게 해야 한다. 이는 '중위기대수명median remaining life expectancy'이라고 생각할 수 있다. 둘째, 높이는 코로나19에 걸리는 것처럼 예기치 않은 외부위협에 자신이 얼마나 취약한지도 알려줄지 모른다. 우리의 신체나이(즉 언덕에서의 높이)는 코로나19에 걸릴지의 여부를 결정하진 않을지 몰라도, 걸렸을 때 어떤 일이 일어날지를 결정할 수도 있다.

자신의 높이를 알아낸다면 다른 두 변수(X와 Z)도 정의할 필요가 있다. 실제로는 다양한 것들을 써서 정의할 수 있다. X는 면역계의 건강, Z는 대사기능 상태를 나타낼 수도 있다. 아니면 X를 몸의 모든 세포가 분열한 횟수나 텔로미어의 길이라고 정의하고, Z를 미토콘드리아가 영양소를 쓸 수 있는 에너지로 전환하는 효율이라고 정의할 수도 있다. 현실적으로 우리는 두 가지가 아니라 훨씬 더 많은 입력변수를 써서 생물학적 노화경관에서 개인이 어디에 있는지를 정의하고 있으며, 그렇기에 나이를 먹으면서 개인이 취할 수 있을 만한 경로는 많다. 따라서 다음과 같은 과학적 질문들이 중요해진다. ① 우리 각자가 취하는 경로를 결정하는 것은 무엇일까? ② 우리는 다른 경로로 뛰어넘어서 하강을 늦출 수 있을까, 아니 더 나아가 내려온 경로를 다시 올라갈 수 있을까?

우리 유전자는 우리의 자연적 경로를 규정할까?

2020년 7월 UCSD의 난 하오Nan Hao는 노화할 때 개체마다 다른 경로를 취할 수 있다는 개념을 탁월하게 보여주는 실험결과를 내놓았다.[6] 하지만 여기서 개체는 사람이 아니라 출아효모Saccharomyces cerevisiae라는 모형생물이다. 효모는 가장 단순한 진핵생물에 속함에도 사람을 비롯한 여러 포유동물과 동일한 생물학적 기구를 많이 지니고 있다. 그래서 이 단세포생물은 분자생물학과 세포생물학을 연구하는 모형으로 널리 쓰인다. 또 하오 연구진이 한 실험에도 딱 맞는 생물이었다. 연구진은 미세유체장치(마이크로 단위에서 액체와 기체를 검사하거나 조작하는 장치)에 효모를 가두어서 각 개체를 시간별로 연구할 수 있었다. 이들은 효모세포의 생애에 걸친 두 가지 생물학적 변화를 추적함으로써, 효모들이 유전적으로 동일함에도 주로 택하는 노화경로가 두 가지라는 것을 밝혀냈다. 다시 말해 '늙은 효모'의 표현형(즉 노화형)은 두 가지였다.

세포들 중 절반은 세포에서 '인nucleolus'이라고 하는 부위가 퇴화하는 양상을 보였는데 그것이 첫 번째 노화'모드', 즉 노화유형이다. 인은 세포에서 리보솜을 조립 생산하는 공장이다. 고등학교 때 배운 생물학을 떠올리자면, 리보솜은 RNA에서 단백질을 만드는 중요한 일(이 과정을 '번역'이라고 한다)을 하는 세포소기관이다. 이런 효모세포들의 인은 시간이 흐르면서 점점 커지다가 쪼개졌다. 그럼으로써 리보솜 DNA가 후성유전학적으로 불안정해져서 노화관련 쇠퇴와 더 나아가 죽음으로 이어진다.

효모세포들 중 나머지 절반에서 나타난 두 번째 모드는 햄heme/철을 잃으면서 미토콘드리아가 쇠약해지는 양상을 보였다. 미토콘드리아가 세포의 발전소이며, 노화와 관련된 미토콘드리아의 수와 기능감퇴가 노화를 더욱 촉진한다는 점을 떠올려보라. 이는 영양소를 쓸 수 있는 에너지로 효율적으로 전환하는 일을 세포가 더 이상 못하기 때문이다. 이 두 노화모드는 그 자체만 보면 그리 놀랄 일이 아니지만, 놀랍게도 이 연구에서는 각 효모가 이 두 노화관련 징후(인의 쇠퇴 또는 미토콘드리아 쇠퇴) 중 어느 한쪽만을 드러내는 경향을 보였다. 양쪽 특징이 똑같이 쇠퇴하는 것은 아니었다. 각 효모는 한쪽을 버리고 다른 한쪽을 유지하기로 무의식적으로 결정을 내리고 있었다. 게다가 두 경로 중 어느 쪽으로 갈지는 효모세포의 생애에서 꽤 더 이른 시기에 결정이 내려지는 듯했다. 즉, 꽤 젊은 세포를 보고서 나중에 늙었을 때 어떤 표현형을 지닐지 예측할 수 있었다.

이 효모세포들이 사실상 유전적으로 동일하므로, 각 세포가 어떻게 늙을지는 어떤 무작위 과정을 통해 정해지고 있었다. 그렇다면 유전적으로 다양한 효모들을 실험하면 어떤 양상이 드러날까? 연구진은 수십 년 동안 한 노화 연구를 토대로 SIR2와 HAP4라는 두 유전자를 조작함으로써 돌연변이 균주를 만들었다. 그들은 이 두 돌연변이가 세포를 서로 다른 노화 표현형 쪽으로 편향시키는 듯하다는 것을 발견했다.

연구진이 SIR2 유전자를 제거하자, 효모 중 약 83퍼센트는 첫 번째 노화모드를 보였다(인 탈안정화). 게다가 첫 실험에서 관찰한 원래의 야생형 효모세포보다 이 경로를 훨씬 더 빠르게 가속하여 달려가는 듯했다. 거꾸로 연구진이 HAP4 유전자를 제거했을 때에는 효모 중 약 90퍼센트가 두 번째 노화모드를 보였다(헴의 양 감소). 연구진은 세 번째 실험에서는 SIR2나 HAP4를 제거하는 대신에, 이 두 유전자 중 한쪽이 과다발현되도록 했다. HAP4의 활성을 높였을 때 효모는 첫 번째 노화모드로 나아간(95.9퍼센트) 반면, SIR2의 활성을 높였을 때에는 두 가지 경향이 나타났다. 두 번째 노화모드로 나아가는 경향이 커진(70퍼센트) 한편으로, 이전 실험들에서 관찰된 적이 없는 전혀 새로운 노화모드도 출현한 것이다. 이 세 번째 모드를 택하는 세포는 아주 오래 사는 경향을 보였고, 양쪽 경로(인과 미토콘드리아)에서 훨씬 더 젊은 특징을 유지할 수 있었다. 이 결과가 시사하는 것은 SIR2의 과다발현이 HAP4의 억제를 방해함으로써, 효모가 양쪽 세계(SIR2의 높은 활성과 HAP4의 높은 활성)에서 최상의 혜택을 얻었다는 것이다. 기본적으로 이 효모들은 어느 한쪽 경로를 택할 필요가 없었고, 양쪽 경로에서 최소한의 쇠퇴만 겪었다. 연구진은 마지막으로 양쪽 유전자를 과다발현시키는 실험을 했는데, 이 효모들 중 상당수는 새로운 세 번째 노화유형, 즉 장수모드를 보였다.

종합하자면, 이 아름다운 실험은 세포노화를 운명결정 과정이라고 생각할 수 있음을 보여준다. 각 생물은 노화과정 초기에 어느 경로를 택할지 결정한다. 아니, 더 정확히 말하자면 어느 계통을 유지하고 그 대신에 어떤 계통을 희생시킬지를 결정한다. 궁극적으로 개체가 늙어갈 때 어떤 노화 특징들을 드러낼지를 결정하는 것이다. 이 실험은 모두가 동일한 방식으로 늙는 것이 아니며, 따라서 생물학적 노화를 평가할 때는 단일한 차원이 아니라 여러 차원을 고려할 필요가 있음을 재확인시킨다.

이 점은 노화에 개입하고자 할 때 특히 중요해진다. 어떤 조치를 취할지의 여부를 판단할 때는 각 효모가 죽음에 취약한지의 여부를 아는 것도 중요하지만, 효모가 어느 경로로 가고 있는지를 아는 것이 더욱 중요할 것이다. 즉, 어느 과정을 표적으로 삼아야 가장 큰 혜택을 얻을지 알 필요가 있다. 짐작할 수 있겠지만, 미토콘드리아의 기능을 증진시키는 개입은 그 능력이 빠르게 쇠퇴하고 있는 개체에게 더 큰 효과를 보일 것이고, 미토콘드리아 기능이 여전히 꽤 잘 유지되고 있는 개체에게는 효과가 덜할 것이다.

사람에게도 같은 말을 할 수 있을 것이다. 최근에 나는 코네티컷 대학교의 동료인 치아링 쿠오Chia-Ling Kuo, 미국과 영국의 다른 연구진들과 공동연구를 했다. 약 40만 명에 이르는 사람들의 자료를 분석해서 노화 촉진에 관여하는 유전자나 유전자 프로파일을 발견하는 것이 목표였다.[7]

이 연구를 위해서 우리는 두 가지 노화 척도를 상정했다. 우리는 두 신체나이 척도가 상응하는 결과를 내놓을 것이라고 예상했다. 아마 한쪽이 유전자와 더 강한 상관관계를 보일 수도 있겠지만. 내 이전 연구에서 두 척도는 질병과 사망의 위험을 예측할 수 있음을 보여주었고, 둘 다 사람의 신체나이를 추정한다는 같은 의도를 갖고 개발된 것이었다. 그런데 놀랍게도 두 척도가 서로 정반대의 결과를 내놓았다.

두 신체나이 척도는 특정한 한 유전자와 가장 큰 연관성을 보였는데, 서로 반대 방향으로였다. 이 유전자의 흔한 유전형(집단의 대다수가 지닌 것)은 한 척도로 평가했을 때에는 신체나이 증가와 관련이 있다고 나온 반면, 다른 척도를 썼을 때에는 신체나이의 감소와 관련이 있다고 나왔다. 이 유전자는 APOE였다. '아포지질단백질 E apolipoprotein E'의 약자다. 흥미롭게도 APOE는 장수 및 만성질환과 가장 관련이 깊은 유전자 중 하나다. APOE 유전자는 사람에 따라서 염기서열이 조금씩 차이를 보이는데, 그 결과로 만들어지는 단백질은 크게 세 종류로 나뉜다. 이 유전자의 세 가지 형태를 e2, e3, e4라고 하자.

여기서 우리가 거의 모든 유전자를 쌍으로 갖고 있다는 점을 명심하자. 생물학적 어머니와 생물학적 아버지로부터 하나씩 물려받기 때문이다. 따라서 개인은 똑같은 형태의 APOE 유전자를 쌍으로 지닐 수도 있고, 서로 다른 형태로 하나씩 지니고 있을 수도 있다. 영국(그리고 인구통계학적으로 비슷한 다른 서양 국가들) 주민들 중 60퍼센트 남짓은 흔한 판본인 e3를 쌍으로 지니고 있다. 이들을 e3/e3라고 하자. 또 약 25퍼센트는 부모로부터 e3와 e4를 하나씩 물려받아서 e3/e4, 약 11퍼센트는 e3와 e2를 하나씩 물려받은 e2/e3다. 인구 전체에서 e3를 아예 지니고 있지 않은 사람의 비율은 아주 작다. 예를 들어 e2를 쌍으로 지닌 e2/e2는 1퍼센트, e4를 쌍으로 지닌 e4/e4는 2퍼센트, e2와 e4를 하나씩 지닌 e2/e4는 2퍼센트다. 자신의 유전형을 알

고 싶다면 23앤미 같은 기업에 APOE 유전자의 유전형 분석을 의뢰
하면 된다. 그 유전자를 자신이 어떤 쌍으로 지니고 있는지(e2/e2, e2/
e3, e2/e4, e3/e3, e3/e4, e4/e4) 알 수 있을 것이다.

이 유전자의 더 희귀한 판본(e2과 e4)은 연구자들의 집중적인 연
구대상이 되어왔다. APOE 유전형이 알츠하이머병과 심혈관질환에
걸리고 기대수명도 더 짧아지는 위험과 관련이 있음을 시사하는 증
거는 상당히 많다. e4를 하나 지닌 사람은 흔한 유전형 e3/e3인 사람
보다 알츠하이머병에 걸릴 위험이 두 배 더 높다고 추정된다. 독자가
e4/e4를 지닌 2퍼센트에 속한다면 알츠하이머병에 걸릴 위험이 거
의 11배로 증가한다고 예상된다. 반면에 e2는 알츠하이머병에 걸릴
위험을 막아주는 듯하다. e2/e3 유전형도 그렇고, 특히 e2/e2 유전형
은 그 병에 걸릴 위험이 가장 낮다.

우리가 첫 번째 생물학적 노화 척도로 살펴보았을 때에는 e4/e4가
가장 빨리 늙는 이들이라고 나왔다. 그런데 두 번째 척도로 살펴보았
을 때에는 반대로 그들이 가장 천천히 늙는 이들이라고 나왔다. 거꾸
로 e2/e2는 첫 번째 생물학적 노화 척도로는 가장 천천히 늙는 이들
이었지만, 두 번째 척도로는 놀랍게도 가장 빨리 늙는 이들이라고 나
왔다. 쿠오에게서 처음 이 결과를 들었을 때, 나는 컴퓨터 코드에 오
류가 있지 않고서는 그런 결과를 설명할 수 없다고 확신했다. 그래서
실수로 데이터 분류를 잘못했을 가능성이 조금이라도 있는지 그녀
에게 물었다. 유전학계에서는 APOE e4가 전반적으로 건강에 해롭
다는 쪽으로 거의 의견일치가 이루어져 있었기 때문이다. 치매와 심

장병 위험을 높이고, 수명을 줄인다고 보았다. 그런데 어떻게 한 척도에서는 생물학적 노화를 늦추는 경향이 강하게 나타난다고 나올 수 있단 말인가? 쿠오는 모든 코드와 분석과정을 낱낱이 재검토한 끝에, 그 연구결과가 진짜라고 내게 재확인시켜주었다. 사실 우리는 다른 약 1만 3000명의 자료로도 분석을 했는데, 동일한 양상이 나타났다.

고심하던 나는 이윽고 이것이 효모 연구에서 나온 개념의 복사판임을 깨달았다. 즉, APOE 유전형은 어느 노화유형을 버리고 대신에 다른 유형을 보존하는 쪽으로 개인에게 편향을 일으키는 듯했다. 과연 이 역설을 설명할 수 있을지 알아내고자, 우리는 두 신체나이 척도에 어떤 차이가 있는지를 자세히 살펴보기로 했다. 이윽고 우리는 e4를 지닌 사람이 노화가 가속된다고 말하는 척도가 심장대사 노화 프로파일을 더 포착하는 경향이 있는 반면, e2를 지닌 사람이 더 빨리 늙는다고 말하는 척도는 면역/염증 노화 프로파일을 더 반영한다는 것을 알아냈다. 이 두 척도를 다른 유전자들과 연관 지어서 살펴보았을 때에도 같은 추세가 나타났다. 첫 번째 척도는 지질(지방) 생산과 조절에 관여하는 유전자들의 측면에서 노화가 빨라진다고 보았고, 두 번째 척도는 면역 및 염증에 관여하는 유전자들에 주목한 것이 분명했다.

종합하자면, e4 유전형인 사람은 체내 지질농도가 더 높은 경향이 있으므로 심장대사적 노화가 가속되었다고 해도 놀랄 일이 아니다. APOE는 온몸으로 콜레스테롤을 운반하는 일을 돕는 단백질이다.

즉, 콜레스테롤을 필요로 하는 세포와 기관에 그것을 전달하고, 남는 것은 간으로 운반하여 그곳에서 분해되어 담즙에 섞이고 이윽고 노폐물로 배출되도록 돕는다. 이 과정에서 APOE는 다른 단백질 및 지방에 결합해서 '지질단백질'이라는 것을 형성한다. 독자는 저밀도 지질단백질low-density lipoprotein, LDL과 고밀도 지질단백질high-density lipoprotein, HDL이라는 말을 아마 들어보았을 것이다. 많은 사람들은 전자를 '나쁜 콜레스테롤', 후자를 '좋은 콜레스테롤'이라고 부른다. 기본적으로 LDL과 HDL의 차이점은 콜레스테롤과 단백질의 비율이다. LDL 입자는 크지만, 콜레스테롤의 비율이 50퍼센트를 넘기 때문에 밀도가 낮다. 반면에 HDL('좋은 형태') 입자는 더 작고 더 밀도가 높으며, 단백질의 비율이 훨씬 높고 콜레스테롤의 비율이 낮은 경향이 있다. 콜레스테롤 자체는 본래 나쁜 것이 아니다. 사실 우리 생존에 필수적이다. 우리 세포의 막(즉 경계층)을 만드는 데 기여하며, 많은 호르몬과 비타민 D 같은 중요성분을 합성하는 데도 꼭 필요하다. 그러나 식단 때문이든 몸이 효과적으로 처리하지 못하기 때문이든 간에, 몸에 콜레스테롤이 너무 많아지면 건강에 안 좋은 결과가 나타날 수 있다. 동맥벽에 지방 플라크가 쌓이거나 간에 지방이 지나치게 축적되고, 뇌에 알츠하이머병과 관련이 있는 병리학적 요소들이 늘어날 가능성이 있다.

e4 유전형이 정확히 왜 콜레스테롤 수치를 높이고 심장병과 알츠하이머병 위험을 증가시키는지를 우리는 아직 제대로 이해하지 못하고 있지만, 주된 가설은 e4 유전자와 관련된 돌연변이가 이 단백질

이 콜레스테롤에 꽉 결합하는 능력에 지장을 준다는 것이다. 이 단계는 남는 콜레스테롤을 몸에서 제거하는 데 중요한 역할을 한다. 이는 내가 남편과 함께 적극적으로 협력하면서 연구하고 있는 이론이다. 우리는 컴퓨터 시뮬레이션과 실험적인 영상기법을 써서 각 APOE 단백질(e2, e3, e4)이 우리 몸에 있는 다양한 지방에 얼마나 잘 결합하는지 살펴보고 있다. APOE 단백질 판본들이 어떤 유형의 지방과 효과적으로 결합할 수 있는지 없는지를 알아낸다면, e4 유전형인 사람의 혈액에 왜 LDL이 더 많이 떠다님으로써 동맥을 막고 더 나아가 뇌에 알츠하이머병의 병리학적 요소들이 축적되도록 기여하는지를 이해하는 데 도움이 될지 모른다.

내가 쿠오와 한 연구에서 e4인 사람들이 왜 전신염증을 덜 일으켰는지는 아직 수수께끼다. 우리는 문헌을 조사하다가 이 점을 알아차린 연구자가 우리가 처음이 아니라는 것을 알고 깜짝 놀랐다. 10년 전에 체코의 7개 소도시 주민 약 6000명을 대상으로 이루어진 더 소규모 연구가 있었다. 연구진은 APOE 유전자의 e4 판본을 지닌 남녀가 혈액의 C-반응성 단백질C-reactive protein, CRP 수치가 더 낮다는 것을 발견했다. CRP 검사는 의사들이 염증징후를 살펴볼 때 으레 하는 표준검사 중 하나다. 대다수의 사람에게서는 대개 이 값이 감염 때 증가하며, 평소에는 꽤 낮은 수준으로 유지된다. 그러나 노화를 연구하는 과학자들은 늙어갈수록 CRP 수치가 조금씩 증가하며, 이것이 가까운 미래에 질병에 걸릴 위험증가와 관련이 있음을 알아차렸다.

그런데 APOE e2를 지닌 사람들이 심혈관질환과 알츠하이머병에는 잘 걸리지 않는 듯하면서 노화함에 따라서 염증질환에는 잘 걸리는 성향이 있는 반면, e4를 지닌 사람들은 후자가 억제되는 듯한 이유는 무엇일까?

우리가 고려한 가능성 중 하나는 사망선택mortality selection이었다. 두 팀이 흔들리는 진자에 부딪쳐 떨어지지 않으면서 판자를 지나가는 경기를 벌인다는 사례가 기억나는지? 아마 e2를 지닌 이들은 각자가 얼마나 빨리 달리든 간에(즉 CRP가 얼마나 높든 간에) 부딪친다고 해도 떨어지지 않은 강한/튼튼한 선수였을 것이다. 반면에 e4를 지닌 이들 중에서 느린 이들(CRP가 높은)은 부딪쳐 떨어져서 우리가 지켜보는 즈음에는 빠른 이들만(CRP가 낮은) 남아 있을 것이다. 아마 e4를 지님으로써 지질 수치가 더 높은 데다가 CRP 수치까지 높은 이들은 염증이 심해서 살아남지 못할 수도 있다. 정말로 그렇다면, 나이 많은 이들의 염증 수치를 비교한다면 e4를 지닌 이들은 자연히 수치가 더 낮은 양 보일 것이다.

그러나 더 젊은 집단에서 e2를 지닌 이들과 4를 지닌 이들의 염증을 비교함으로써 이 가능성을 살펴보았을 때, 또는 염증 수치가 낮으면서 e4를 지닌 이들의 비율이 생존의 함수로서 증가하는지의 여부를 조사했을 때, 그 차이를 설명하지는 못하는 듯했다. 나는 아마도 APOE 유전형 같은 것들이 몇몇 계통에서 노화를 촉진하는 한편으로 다른 계통에서는 노화를 억제하는 능력을 지니지 않을까 하는 확신을 점점 더 갖게 되었다. 우리가 이미 효모에서 보았던 것과 마찬가지로다.

경로 결정하기

　개인의 유전형이 노화경로를 이쪽 또는 저쪽으로 편향시킬 가능성을 지닌다면 어떤 식으로든 간에 거기에 개입할 수 있을까? 그렇다. 우리 유전자는 우리의 운명이 아니며, 노화에 숙명 같은 것은 전혀 없다. 첫 효모 실험에서 세포들은 클론임에도 절반은 이쪽으로 늙고 다른 절반은 저쪽으로 늙었다. 과학자들이 유전자의 활성을 제거하거나 증진시켰을 때에도, 각 효모가 늙으면서 어느 경로를 취할지가 완전히 결정된 것은 아니었다. 특정한 방식으로 늙을 확률에만 영향이 미친 것이었다. 사람을 대상으로 한 연구도 마찬가지다. 동일한 APOE 유전형을 지닌 사람들이 두 가지 노화 척도에서 모두 비슷한 양상을 보인 것이 아니었다. 각 집단 내에서도 상당한 변이가 있었다. 이 변이가 유전형과 우리가 살펴보는 노화 척도에 따라서 그저 노화가 더 빨라지거나 느려지는 경향을 가리킨다는 점만이 다를 뿐이었다.

　개인 차원에서도 마찬가지다. 자신이 가정에서 유전자 검사를 했는데 당뇨병 위험이 증가했다는 결과가 나온다고 하자. 그렇다고 해서 이것이 자신이 당뇨병에 걸릴 것이라는 의미는 아니다. 반대로 당뇨병 위험이 평균보다 낮다고 나온다고 해서 당뇨병에 걸리지 않을 것이라는 말은 아니다. 누구나 나이를 먹을수록 당뇨병 같은 질병에 걸릴 위험이 있다. 앞으로 1년이나 5년, 10년 안에 그 병에 걸릴 확률에 유전자가 미치는 영향은 노화가 미치는 영향에 비하면 미미하다.

그러나 독자와 내가 태어날 때부터 생물학적으로 조금 차이가 있다는 점은 분명하며, 그 차이는 우리가 늙어갈 때 각자의 경로에 절대적인 영향을 미칠 수도 있다. 그냥 선천적으로 독자의 특정계통이 나보다 더 회복력을 지니거나 잘 유지되고, 다른 계통에서는 내가 더 그럴 가능성도 있다.

아마 맥락에 의존하는 장점이나 단점은 좀 더 파악하기가 어려울 것이다. 우리 조상들의 시대에는 튼튼한 면역계를 지니면 상처 감염이나 바이러스나 세균 감염으로 죽을 위험이 줄어들었을 것이다. 그러나 오늘날 많은 이들이 살고 있는 선진국에서는 고도로 민감한 면역계가 오히려 해로울 수 있다. 주민들은 대부분 백신과 항생제 덕분에 유년기나 청년기에 심각한 감염으로 사망할 걱정을 아예 할 필요가 없어졌다. 하지만 면역계가 더 예민하게 반응하는 이들의 몸은 이런 환경에서 일상생활에서 접하는 스트레스 요인들(공기오염, 영양과다, 심리적 스트레스 같은 것들)에 과잉반응할 수도 있다. 그 결과 세포, 조직, 기관을 손상시킬 수 있는 만성염증 상태에 시달릴 수도 있다.

이는 '유전자 환경 상호작용gene by environment interaction'이라는 것의 한 예다. 어느 특정한 유전자 변이체가 미치는 효과는 맥락에 의존할 수도 있다. 현재 과학자들은 개인의 유전적 프로파일에 비추어서 어떤 환경이나 행동이 가장 큰 건강혜택을 제공하는지를 발견하고자 애쓰고 있다. 엄청난 양의 데이터와 복잡한 통계 모델링을 동원하여 알아내고자 기를 쓰고 있지만, 불행히도 개인의 유전적 프로파일에 토대를 둔 식단이나 운동요법을 처방할 수 있으려면 아직 갈 길이 아주 멀다.

　그렇다면 해결책은 무엇일까? 우리는 각자가 독특하다는 점, 집단 평균과 표준화를 토대로 만든 권장요법이 자신에게 맞지 않을 수도 있다는 점도 안다. 답은 노화 자체를 측정하는 것이다. 자신이 어떤 유형으로 늙을지를 사실상 직접적으로 파악할 수 있는데, 군이 유전자를 토대로 어떤 유형인지 예측하는 방법을 쓸 이유가 있을까? 복잡한 형질들의 유전학이 지닌 문제는 바로 그 '복잡하다'는 것이다. 면역 노화, 인지력 노화, 대사 노화에 얼마나 취약한지는 수천 가지의 유전자들이 복합적으로 영향을 미친 결과일 가능성이 높다. 게다가 유전자만 영향을 미치는 것이 아니다. 우리의 행동, 노출, 물리적 환경, 사회관계, 더 나아가 운도 유전자와 상호작용하여 노화과정을 조절할 것이다. 따라서 자신이 타고난 인자들을 토대로 70세에 어떻게 될지를 파악하려고 시도하기보다는 (생물학적으로) 현재의 자신을 최근 과거의 자신과 비교한 결과를 토대로 예측을 해야 한다. 과학자들이 기후나 경제를 예측할 때 데이터를 토대로 삼는 것처럼 우리도 장래 건강을 예측할 때 이런 방법을 쓸 수 있다.

　이 개념은 수십 년 동안 발전된 것이 아니라 우리가 지금 창안하고 있는 기술을 통해 이제야 실현되기 시작한 것이다. 노화형을 다룬 논문의 주저자인 마이클 스나이더는 2015년 말에 제프리 캐디츠Jeffrey Kaditz, 개리 초이Garry Choy와 함께 큐바이오Q Bio라는 생명공학기업을 설립했다. 이 기업은 설문지를 써서 건강력을 상세히 조사한 자료와 활력징후, 전신 MRI, 혈액과 소변과 침 시료를 써서 측정한 값을 조합하고자 한다. 여기에 캘리포니아 레드우드시티에 있는 본사에서 1시간 반 동안 면담을 통해 모은 정보까지 종합하여 개인의 현재 건강상태를 파악한다.

이 건강상태를 정기적으로 파악하면, 고객은 몸에서 어느 계통이 어떤 속도로 얼마나 더 빨리 또는 늦게 노화하고 있는지 추적할 수 있을 것이다. 이런 방법을 써서 어떤 건강문제가 실제로 발생하기 전에 고객이 미리 그 가능성을 파악하도록 돕는 것이 이 기업의 목표다. 큐바이오가 고객에게 유용한 개인맞춤형 건강정보를 풍부하게 제공할 수 있긴 하지만, 노화관련 생물학적 변화를 평가하기 위해서 반년마다 캘리포니아까지 찾아가기가 쉽지 않을 사람들도 많을 것이다. 내가 일리지엄헬스와 가정에서 편하게 그런 정보를 얻을 방법을 개발하기 위해 애쓴 이유가 바로 그것이다.

일리지엄헬스의 첫 상품인 인덱스는 가정에서 채취한 침을 검사한 결과를 토대로 쉽게 해석할 수 있는 신체나이 척도를 제공한다. 이 척도는 앞으로의 건강과 웰빙을 계속해서 예측할 수 있음을 보여주지만, 후성유전학적 변화를 이야기할 때 집단 평균값을 토대로 삼는다. 따라서 이 단일한 신체나이 추정값은 노화 프로파일을 평균적인 사람에게서 예상되는 것이라는 맥락에 놓으며, 개인 특유의 노화 프로파일을 온전히 포착하지 못할 수도 있다. 이 문제를 해결하고자 나는 일리지엄헬스와 함께, 종합했을 때 개인이 현재 어떻고 어디로 나아가고 있는지를 더 온전히 포착할 수 있는 계통별 노화 척도들을 개발하고 있다. 여기에는 면역 노화, 전신염증, 대사 노화, 세포 노화,

인지기능, 콩팥과 간의 건강, 호르몬 변화, 더 나아가 DNA손상을 추적하는 척도들이 포함된다. 놀라운 점은 침의 DNA메틸화 양상으로부터 이 모든 것을 근사적으로 파악할 수 있는 듯하다는 것이다. 즉, 개인이 스스로 할 수 있는 단순한 검사를 통해서 개인의 노화 프로파일, 미래건강의 예측에 관한 많은 정보를 풀고, 더 나아가 전반적인 건강을 개선하기 위한 최고의 처방을 알아내는 데 쓸 수 있다. 게다가 이런 척도들을 지속적으로 추적함으로써 우리는 개인과 집단평균을 비교하는 방식에서 벗어날 수 있을 것이다. 실질적으로 자신이 어떻게 늙어가는지를 파악하고자 할 때 최고의 기준점은 같은 나이의 평균적인 사람이 아니라, 더 젊었을 때의 자기 자신이다.

마지막으로 아마 이 모든 계통들에 일어나는 변화를 추적하는 가장 중요한 이유는 자신의 노화과정을 통제할 능력을 어느 정도 회복하는 데 도움을 받기 위해서다. 물론 노화 자체는 필연적이다(적어도 지금으로서는). 그렇다고 해서 우리가 늙는 방식이 이미 확고히 정해져 있다는 의미는 아니다. 이제 우리는 자신이 어떤 경로를 가고 있는지 어느 정도 알 수 있다. 먼저 자신이 어느 경로에 있고 얼마나 빨리 나아가고 있는지를 알고 나면, 건강을 최적화하고 생물학적 노화과정을 늦추기 위해서 변화시킬 수 있는 행동이나 요인을 찾아냄으로써 경로를 재설계할 수 있을지도 모른다.

2부

노화를 재설계하는 방법

True Age Cutting-Edge Research to Help Turn Back the Clock

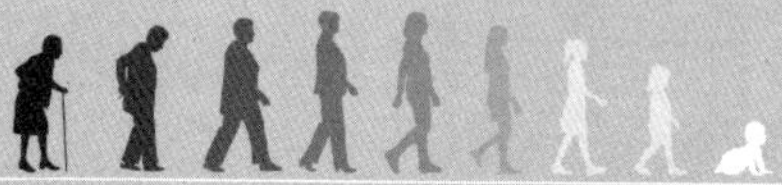

2019년 여름 뉴욕시에서 열린, 노화와 장수의 과학을 논의하는 모임에 참석했을 때 나는 피터 워드Peter Ward와 마이클 기어Michael Geer를 소개받았다. 워드와 기어는 수억 명이 이용하는 소비자 구독사업들을 개발함으로써 놀라운 성공을 거둘 수 있음을 증명한 기업가들이었다. 이제 두 사람은 더욱 야심적인 모험에 나서고자 했다. 고객이 노화과정을 측정하고 추적하는 데 도움을 줄 플랫폼을 개발하겠다는 것이다. 그들이 새로 세운 휴머니티주식회사Humanity Inc.는 생물학적 노화를 측정할 새로운 기법을 개발하기보다는 최적화의 힘에 초점을 맞췄다. 모임에서 그들은 모두가 일상적으로 노화과정을 측정하고 그것을 써서 일상생활에서 자신이 무엇을 할지를 알아내는 미래를 묘사했다. 운동선수가 심박수를 측정하여 운동잠재력을 향상시키는 것과 비슷하게, 생물학적 노화를 추적하여 건강과 웰빙을 개선할 수 있다는 것이다.

그러나 스포츠 분야는 개인의 기량을 향상시켜서 최고의 실력을 발휘하는 법을 개발하는 일에 수십 년을 투자해왔다. 노화 분야는 이제 시작되었기에, 아직 배워야 할 것이 많다.

건강 최적화 지침으로서의 생물학적 노화 척도

최근 들어 생물학적 노화에 초점을 맞춘 생명공학기업들이 폭발적으로 늘어나왔다. 게다가 진짜 과학이 차지하는 공간이 늘어나기 시작하고 있다. 노화와 장수의 요법이 죽음을 두려워하는 사람들에게서 돈을 뜯어내려는 기회주의자들이 내놓는 뱀기름이나 마법의 만병통치약과 동의어였던 시대는 사라졌다. 사기꾼들은 분명히 지금도 존재하긴 하지만, 노화와 장수에 투자할 때 엄청난 이익을 볼 가능성에 눈뜬 진짜배기들이 몰려들기 시작하고 있다. 기업들은 노화가 건강에 크나큰 영향을 미친다는 것과 그 과정이 보편적이라는 점을 알아차리고 있다. 그러면서 큰 기업들이 노화를 실제로 늦출 수 있다는 쪽에 큰 돈을 걸고 있다. 그리고 어느 면에서는 인간의 수명과 건강수명이 대폭 늘어날 것이라고 보고서다.

2013년 구글 Google(지금의 알파벳주식회사 Alphabet Inc.)은 캘리포니아 라이프컴퍼니, 줄여서 캘리코 Calico를 설립했다. 이 회사는 노화 연구자 신시아 케니언 Cynthia Kenyon을 비롯한 유명한 생물학자들과 유전학자들을 많이 고용했다. CEO인 아서 레빈슨 Arthur Levinson은 '건강, 웰빙, 장수'의 비밀을 발견하는 일에 나섰다.

마찬가지로 같은 해에 최초로 인간 유전체 지도를 작성하는 데 주도적인 역할을 한 저명한 과학자 크레이그 벤터Craig Venter는 엑스프라이즈XPrize와 싱귤래러티대학교의 공동설립자인 피터 디어맨디스Peter Diamandis와 함께 휴먼롱저버티주식회사Human Longevity Inc.를 창업했다. 그들은 인간 유전형과 표현형의 방대한 데이터베이스를 구축한 뒤 첨단 정보학을 써서 파헤쳐서 노화에 맞설 방법을 찾아내는 것을 목표로 삼았다. 노화를 표적으로 삼은 혁신적인 요법은 아직 출시되지 않았지만, 많은 이들은 수백 곳의 기업과 대학 연구실에서 진정한 '젊음의 샘'을 찾는 일에 몰두하고 있기에 머지않아 큰 돌파구가 열릴 것이라고 확신한다.

약 10년 전에 캘리코와 휴먼롱저버티 같은 활기찬 기업들이 설립된 뒤로, 이 산업 분야는 팽창을 거듭해왔다. 언론인 마가레타 콜란젤로Margaretta Colangelo는 2019년 12월 〈포브스Forbes〉에 이렇게 썼다. "장수산업은 규모와 시가총액 양쪽으로 다른 모든 산업들을 훨씬 능가할 것이고, 세계 금융체제를 재편할 것이고, 연금펀드와 보험사와 투자은행과 국가경제의 사업모형들을 무너뜨릴 것이다." 경제적으로 지적으로 세계 최고에 속한 기업들이 한 이런 투자는 인류가 실제로 자신의 노화과정에 개입할 수 있을 것이라는 믿음에 낙관론을 불어넣고 있다. 우리가 전적으로 '죽음을 해결할' 수도 있을 것이라는 주장까지 펼치는 이들도 있긴 하지만, 우리 대다수는 사람들의 건강수명을 늘리는 일에 초점을 맞추고 있다. 건강하고 병이 없는 삶을 단 10년이라도 늘리려는 쪽이다.

안타깝게도 이 분야에서 과학발전을 지체시킬 수도 있는 문제 중 하나는 이런 기업들이 실제로 표적으로 삼고자 하는 대상이 무엇인 지 제대로 개념을 잡지 못하고 있다는 것이다. 노화와 장수에 초점을 맞추는 주요 생명공학기업들은 모두 비슷한 목표를 내세운다. 노화를 늦추고 건강과 웰빙을 증진시킨다는 것이다. 그러나 그 목표를 달성하는 일은 노화, 건강, 웰빙을 우리가 얼마나 잘 정의할 수 있느냐에 달려 있다. 애초에 표적으로 삼고자 하는 결과 자체를 사실상 측정하는 것이 어렵다면, 어떤 요법이 효과가 있는지의 여부를 어떻게 알겠는가?

수십 년 동안 노화를 정량화하는 믿을 만한 타당한 척도가 없었기에, 지난 세월 우리가 노화를 늦추는 문제를 연구하면서 알아낸 것은 대부분 효모, 선충, 파리, 생쥐 등 다른 생물들에게서 발견한 내용에서 비롯된 것들이었다. 이런 동물들은 사람만큼 오래 살지 않기에, 수명 같은 정량화할 수 있는 척도를 생물학적 노화를 대변하거나 대리하는 용도로 쓸 수 있다. 사실 100여 년 전부터 과학자들은 '수명 실험'이라는 것을 하기 시작했다. 이런 모형생물들의 식단과 환경을 이렇게 저렇게 바꾸면서 수명이 더 늘어날 수 있는지 알아보는 실험이었다. 성공했을 때에는 그 개입이 동물의 노화과정을 늦춘 것이 틀림없다고 결론을 내렸다.

내가 이제 논의할 요법, 영양제, 약물의 대부분이 노화에 개입할 가능성이 있다는 점이 처음 밝혀진 것은 이런 과정을 통해서였다. 문제는 암과 알츠하이머병 등의 약물 연구를 통해서 알게 되었듯이, 생쥐에게 효과가 있다고 해서 반드시 사람에게 효과가 있는 것은 아니라는 사실이다. 게다가 이런 실험들은 대부분 가능한 한 다른 모든 조건들을 일정하게 유지한 상태에서 이루어졌다. 거의 언제나 유전적으로 동일한 동물들을 똑같은 사육조건에서 기르면서 실험한 것이다. 게다가 전통적으로 모두 수컷만을 대상으로 실험을 했고, 연구자들이 암수 모두를 대상으로 실험을 해서 성별의 효과도 살펴보기 시작한 것은 겨우 최근의 일이었다.

사람을 대상으로 한 노화개입 검사

동물모형이 무언가가 우리의 노화를 늦추는 쪽으로 작용할 가능성이 있음을 가리킬 수는 있지만, 우리가 더 다양한 유전형과 인구통계학적 및 환경 요소들까지 포함하는 방향으로 연구를 확대하고자 할 때는 더욱더 사람 자체를 과학적으로 연구하여 발견한 지식이 절실히 필요하다. 그러나 인간은 유전자 측면으로도 행동 측면으로도 본래 훨씬 더 다양할 뿐 아니라, 사람을 대상으로 노화개입의 효과를 알아내고자 할 때 직면하는 문제가 하나 더 있다. 우리가 수백 년 동안 노화를 대리한다고 보았던 수명 같은 척도들을 쓸 수가 없다는 것이다. 사람은 아주 오래 산다. 따라서 사람을 대상으로 수명실험을 하려면 늙은 사람들(예를 들어 80세 이상)을 대상으로 개입실험을 시작하든지, 아니면 그 연구를 시작한 연구자들보다 더 오래 살 수도 있을 사람들을 대상으로 수십 년에 걸쳐서 계속 실험을 해야 한다.

해결책은 있을까? 바로 신체나이라는 척도를 쓰는 것이다. 실시간 생물학적 데이터를 써서 개인, 조직, 더 나아가 세포의 노화정도를 정확히 파악할 수 있다고 가정한다면 개입과 행동의 영향을 언제든 검사할 수 있고, 수십 년에 걸쳐서 해야 할 임상시험을 몇 년이나 심지어 몇 달로 줄일 수 있을 것이다. 사실 미국 식품의약품관리청Food and Drug Administration, FDA은 질병이 아니라 노화를 표적으로 한 약물을 승인할 때 신체나이 척도를 증거로 삼을지의 여부를 이미 논의하기 시작한 상태다.

안타까운 점은 과학자들이 건강과 장수의 비법을 발견하거나 FDA가 약물의 승인 여부 시 노화정도를 기준으로 삼기로 결정할 때까지, 우리의 노화는 계속 진행된다는 것이다. 따라서 과학이 노화를 늦출 해결책을 내놓을 때까지 참고 기다리는 동안, 다른 중요한 의문이 떠오른다. 지금 우리가 개입하는 데 쓸 수 있는 힘도 있지 않을까? 실제로 노화와 관련지어서 지금 당장 건강과 안녕을 증진시키기 위해서 대다수가 쓸 수 있는 방안들이 있다. 우리는 노화의 생물학을 연구하는 전 세계 수천 곳의 연구실 중 어느 한 군데에서 유레카의 순간이 찾아오기를 바라고 기도하면서 마냥 앉아 있을 필요가 없다. 앞으로 출시될 승인된 약물만큼 큰 효과를 발휘하지는 않을지 모르지만, 우리는 일상생활에 변화를 줄 수 있다. 중요한 점은 어떤 행동이 좋을지 알아내는 것이다. 우리 삶에서 어떤 변화가 가장 활력을 높여줄까? 알아낼 방법은 오로지 자신의 노화를 추적하는 것뿐이다.

어디에서 시작해야 할까?

운동실력의 사례로 돌아가서, 현재 운동선수에게 하는 조언 중 상당수는 딱히 연구실에서 발견한 사항에 토대를 둔 것이 아니다. 사실상 많은 수는 운동선수와 코치가 시행착오를 거치면서 터득한 것들이다. 훈련을 하는 동안 하나하나 조금씩 바꾸면서 어떤 방식이 효과가 있는지를 알아냄으로써 점진적으로 방식을 조정해나간다. 바꾸었을 때 성적이 나빠진다면 운동선수는 이전에 했던 방식으로 돌아가거나 다른 변화를 시도할 것이다. 어릴 때 친구들과 눈을 감고 방을 돌아다니는 놀이를 하던 기억이 난다. 술래가 다가오면 우리는 '가까워', 다른 방향으로 가면 '멀어'라고 외쳤다. 운동선수는 가까워 대 멀어라는 개념을 쉽게 이해할 수 있다. 해당 스포츠에서의 성적과 동의어다. 육상선수가 지난달보다 오늘 더 빠르다면, 골프선수가 이전 대회 때보다 더 좋은 성적을 낸다면, 테니스선수의 서브 속도가 더 빨라진다면, 야구선수의 타율이 높아지거나 낮아진다면, 우리는 그것을 측정할 수 있다. 그런데 노화에서는 올바른 방향으로 나아가고 있는지를 어떻게 알 수 있을까?

최근까지 우리가 이를 판단하는 데 쓸 수 있는 정보는 거의 없었다. 몇 년 전만 해도 생물학적 노화를 매우 타당하고 신뢰할 수 있게 측정할 방법이 아예 없었기 때문이다. 우리가 일상적으로 하는 일들이 긍정적이든 부정적이든 간에 어떤 영향을 미치는지의 여부를 판단할 방법이 전혀 없었다. 물론 우리는 어떤 요법이나 방법이 효과가 있었다는 말을 흔히 듣는다. 기운이 더 나는 느낌이라거나 거울을 볼 때 좀 젊어진 듯하다는 식이다. 그러나 우리는 플라세보(즉 주관적인) 혜택을 진정한 객관적인 혜택과 구분할 방법이 필요하다. 케톤생성 식단을 시작한 사람의 신체나이가 실제로 줄어들었을까? 친구들과 매일 산책을 하기 시작했을 때 어떤 효과가 나타날까? 새롭거나 인기 있는 영양제가 정말로 효과가 있을까? 자신의 여행과 근무 일정 표가 사실상 '자살하는' 것이나 다름없을까?

신체나이 척도는 이런 질문들에 답하는 데 도움을 준다. 신체나이가 얼마인지를 파악할 수 있는 것처럼, 우리는 노화를 늦출 방법도 스스로 검사할 수 있다. 아무튼 나는 사람들한테 직접 나서서 무작위로 실험을 해보라고 제안하는 것이 아니다. 나도 못 하니까. 대신에 우리는 이미 알고 있는 것에서 시작할 수 있다. 예를 들어, 우리 대다수는 건강하지 못한 식단과 비교해서 건강한 식사가 무엇인지 대체로 감을 잡고 있다. 나는 매일 튀긴 음식이나 가당 음식을 세 차례씩 먹는 것이 이상적이라고 주장할 사람은 없으리라고 본다. 대신에 우리 모두는 가공되지 않은 자연식품이 건강에 이롭다는 개념을 갖고 있다. 그러나 이상적인 식단의 정확한 조성을 따질 때에는 차이가 있을 수 있다. 운동에도 같은 말을 할 수 있다. 우리 모두 운동을 하려고 애써야 하겠지만, 어떤 운동을 얼마나 하는 것이 우리 건강에 가장 좋은지는 미해결 질문으로 남아 있다. 수면은? 너무 적게 자거나 너무 많이 자는 것은 몸에 해롭지만, 얼마나 자는 것이 최적이고, 질이 양보다 더 중요할까? 스트레스는? 이로운 스트레스도 있긴 하지만 대부분은 그렇지 않다. 그런데 양쪽을 어떻게 구별할까? 신체나이 추적하기가 등장하는 부분이 바로 여기다.

다행히도 우리는 동물 연구와 인류 집단을 관찰한 역학적 연구를 통해서 이미 많은 것을 알고 있다. 2부에서는 식단, 운동, 수면, 심리사회적 스트레스 같은 것들을 다루는 과학이 어디까지 와 있는지를 이야기할 것이다. 마찬가지로 그런 문제들에서도 현재로서는 딱 하나의 명확한 답을 제시할 수는 없으며, 일반적인 지침만을 내놓을 수 있을 뿐이다. 지금 당장은 이런 지침을 출발점으로 삼는다면, 어떤 작은 변화가 개인에게 유익한 효과가 있는지 아닌지를 파악하는 데 유용하다. 나는 이를 '노화 재설계를 위한 최적화 DIY 접근법'이라고 부르곤 한다.

그러나 이 시행착오 방식은 최적의 접근법이 아닐 수도 있다. 우리가 1년에 한두 차례 노화를 측정한다고 하자(현재 권장되고 있는 것처럼). 최적 경로에 다다르기까지 얼마나 걸릴까? 게다가 식단, 운동, 수면, 스트레스 등 우리 삶에서 바꿀 수 있는 변수들이 너무나 많은데, 각각의 영향을 어떻게 분리할 수 있을까? 생물학적 노화 추적을 식단에서 식품 알레르기를 일으키는 성분을 제거할 때와 동일한 방식으로 대해야 할까? 즉, 알맞은 조합을 찾아낼 때까지 한 번에 한 가지씩 성분을 빼면서 살펴보는 쪽에 초점을 맞추어야 할까?

현재 노화 추적은 시행착오 접근법에 초점을 맞추고 있다. 그러나 추가로 도움을 줄 만한 것이 곧 등장하려 하고 있다. 나를 비롯한 과학자들은 각 개인의 생물학적 노화를 늦출 최선의 방안이 무엇인지 예측할 방법을 찾아내기 위해서 부단하게 노력하고 있다. 우리가 성공한다면 앞으로의 노화 척도는 개인에게 자신이 현재 어떻게 살아가고 있는지를 엿볼 수 있게 해줄 뿐 아니라, 개선하려면 어떻게 행동해야 하는지 명확한 지침도 제공할 것이다.

우리는 행동이 개인의 생물학적 노화과정에 미치는 영향을 예측하기 위해서 기계학습과 인공지능의 힘을 활용하고자 한다. 2019년 뉴욕에서 휴머니티주식회사의 피터 워드와 마이클 기어를 만났을 때, 그들은 이 방식을 일종의 노화용 웨이즈Waze 앱이라고 했다. 웨이즈는 구글에서 인수한, 이용자들이 사전에 입력한 내용을 토대로 실시간으로 빠른 길을 찾게 해주는 앱이다. 익명의 사용자들로부터 들어오는 GPS 위치, 속도, 사고, 교통정체 데이터를 수집하여, 가장 효율적이고 빠른 경로와 교통정보를 알아내어 추천해준다. 이 알고리듬의 경로 최적화 능력은 사용자들로부터 받는 데이터의 정확도와 양에 달려 있다. 스웨덴의 디지털 음악 스트리밍 서비스인 스포티파이Spotify도 그렇다. 이 플랫폼의 기본 알고리듬은 사용자의 음악목록과 감상습관을 지금까지 생성된 수십억 가지의 음악목록과 비교하여 개인의 선호 양상을 알아내고 그것을 토대로 음악을 추천할 수 있다.

현재 우리는 이 개념을 건강과 노화 쪽으로 적용할 수 있을지를 연구하고 있다. 자신의 생물학적 노화를 추적하는 한편으로 일상적으로 하는 일들이 어떤 효과를 미치는지를 보고하는 이들이 점점 늘어날수록, 알고리듬은 우리 같은 이들에게 가장 큰 효과를 알으키는 행동이 무엇인지를 점점 알아낼 수 있다. 우리는 아직 그 수준에 이르지 못했지만, 최근에 소비자 시장에 출시된 생물학적 노화상품들은 현재와 미래의 사용자들을 위해서 이런 예측을 할 수 있도록 컴퓨터를 훈련시키는 데 필요한 익명화된 데이터베이스를 구축하는 출발점이 된다.

마지막으로, 다양한 건강행동과 노화의 재설계를 논의하기 전에, 2부를 읽을 때 염두에 두어야 할 중요한 개념을 하나 짧게 다루고 싶다. 과학지식은 역동적이다. 과학은 우리 세계의 진리를 발견하기 위한 끝없는 탐구이며, 따라서 우리의 세계 이해는 끝없이 진화한다. 이 개념은 대다수의 과학자들이 주저하지 않고 받아들이는 것이지만, 자신이 살아가면서 무엇을 할지 조언을 얻고자 과학을 바라보곤 하는 일반 대중에게는 때로 좌절을 불러일으키곤 한다. 사실 건강에 관한 과학적 조언을 얻고자 할 때 이 불확실성은 때로 의심의 씨앗을 뿌린다. 예전에는 특정한 식단이 우리 건강에 가장 좋다고 권장되었는데 10년 뒤에 그 조언이 바뀌는 일도 있다. 아예 180도 바뀔 때도 있다. 내가 이 책에서 쓴 내용 중 일부는 앞으로 우리가 더 많은 것을 알아냄에 따라서 반박을 받을 가능성이 있다. 그런 일이 벌어질 가능성을 최소화할 방법은 유용하면서 신뢰할 수 있는 데이터를 많이 모으는 것이다. 통계학자들이 으레 말하듯이, 대체로 데이터는 많아질수록 더 정확해진다. 즉, 우리 주장이 정말로 진리와 들어맞을 가능성이 높아진다. 그렇기에 신체나이를 지속적으로 추적하는 일은 건강만을 개선할 수 있는 것이 아니다. 미래세대의 수명을 늘리는 일도 할 수 있을지 모른다.

덜 먹기

고기를 먹는 이들은 용감하고 사나우며, 곡식을 먹는 사람은 지혜롭지만 단명하고,

기氣를 먹는 이들은 신명스럽고 장수하며, 아무것도 먹지 않는 이들은 신이 된다.[1]

—《회남자淮南子》, 기원전 139년

노화속도를 조절하고 건강히 더 오래 살기 위해 생활방식에 개입
하는 방법 중 영양조절은 분명히 가장 성공을 거둔 축에 속한다. 기
원전 450~350년경 '의학의 아버지'인 히포크라테스는 건강과 영양
의 질 및 양 사이엔 관계가 있다는 말을 으레 했다.

사실 '식단diet'이라는 영어 단어는 '살아가는 방식'이란 뜻의 그리
스어 디아이타diaita에서 나왔다. 히포크라테스는 수천 쪽에 달하는
저술 곳곳에서 식단이 질병을 일으킬 위험이 있다고 경고했다. 히포
크라테스 전집 중《잠언집Aphorisms》에서 그는 영양과잉이 조기사망
을 가져올 수 있다고 주장했다. "노인은 온기가 거의 없으며 온기 생
산에 음식도 거의 필요하지 않다. 너무 많은 음식은 지닌 온기를 꺼
뜨릴 뿐이다." 또 그는 적절한 열량섭취, 정확한 식사시간, 식단요소

들 사이의 균형도 강조했다[비록 대부분은 4체액설(고대 그리스와 로마 시대 의사들과 철학자들이 주장하던 인체의 구성 원리. 인체는 혈액, 점액, 황담즙, 흑담즙이라는 네 체액으로 이루어져 있고 이들이 균형 잡힌 상태일 때 건강하다는 학설—옮긴이)이라는 맥락에서였지만].

열량제한의 과학적 토대

그리스, 로마, 이집트를 비롯한 많은 고대 문명들에서도 열량제한과 단식이 건강에 도움을 줄 수 있다는 말이 떠돌았지만, 그 영향을 과학적으로 연구하기 시작한 것은 18세기가 되어서였다. 1909년 이탈리아 과학자 카를로 모레스키Carlo Moreschi는 열량섭취 제한이 생쥐에게 이식된 종양의 성장을 지체시키거나 심지어 중단시킬 수 있음을 처음으로 보여주었다.[2] 5년 뒤 페이턴 라우스Peyton Rous는 이 관찰이 옳았음을 재확인했다.[3] 라우스는 미국의 저명한 암 연구자로서, 암을 일으키는 바이러스를 발견한 공로로 1966년에 노벨 의학상을 받았다. 그는 1914년에 발표한 논문에 이렇게 썼다. "사람의 특정한 종양의 발생과 전이도 현재 연구에서 생쥐의 자연발생적인 종양을 억제하는 역할을 하는 것과 다소 비슷한 방법을 일정 기간 적용하면 지연시키거나 막을 수 있을 가능성도 생각해봄직하다."[4] 기본적으로 그는 열량제한이 암의 발생과 전이를 예방하거나 지연시킬 수 있다고 주장했다. 그것이 수명을 연장할 수 있다는 생각도 곧이어 나왔다.

1917년 한 연구진은 영양부족으로 성장이 제대로 이루어지지 않은 쥐 암컷들이 정상적으로 먹이를 공급받은 암컷들보다 훨씬 더 오래 사는 듯하다는 것을 알아차렸다.[5] 연구진은 원래 영양섭취가 수명에 미치는 효과를 연구하려던 것이 아니었다. 이 결과는 다소 우연의 산물이었다. 연구진은 당대의 저명한 과학 연구기관인 뉴헤이븐의 셰필드과학대학Sheffield Scientific School에서 설치류를 대상으로 많은 영양학 연구를 하고 있었다. 지금은 없는 셰필드과학대학은 1846년에 설립되었는데, 현재 예일대학교의 가장 오래된 기숙사가 바로 그곳이었다. 내 연구실에서 조금만 걸어가면 나온다. 1945년 예일대학교에 공식적으로 통합되기 전까지 '셰프대'라고 불린 이곳은 과학과 인문학을 함께 교과과정에 넣은 최초의 학교로 알려져 있었다. 조사이어 깁스Josiah Gibbs(미국 물리학자)와 라파예트 멘델Lafayette Mendel(비타민 A와 B의 발견자) 같은 저명한 교수진이 있었고[6] 저명한 졸업생들을 많이 배출한 곳이기도 했다. 사실 멘델은 인근의 코네티컷 농업실험소에서 일하던 당시 덜 알려진 토머스 오스본Thomas Osborne과 에드나 페리Edna Ferry라는 뛰어난 과학자들과 함께 열량제한이 장수에 영향을 미칠 수 있다는 경험적 증거를 최초로 제시했다.

　　에드나 페리는 유명한 예일미식축구장을 설계한 토목공학자 찰스 애디슨 페리Charles Addison Ferry의 딸이었다. 그녀는 마운트홀리오크대학Mount Holyoke College을 졸업한 뒤 예일대학교 대학원에 들어갔고, 1913년에 여성 최초로 예일대학교에서 생리화학으로 석사학위를 받았다. 학위를 받은 뒤 코네티컷 농업실험소에서 일하다가 오스본을 만났다. 부고 기사에 따르면 그녀는 "생물학 분야에서 가장 유망한 젊은 여성 중 한 명"이었다고 한다. 그녀는 1919년 겨우 36세를 일기로 세상을 떠났다. 연구진의 열량제한 연구결과가 발표된 지 겨우 2년 뒤였다.

토머스 오스본(그 획기적인 논문의 주저자)은 예일대학교에 대학생으로 입학해서 계속 다니면서 화학으로 박사학위를 받았다. 그 뒤인 1886년 코네티컷 농업실험소에서 일하기 시작했다. 1909년 그는 라파예트 멘델과 공동연구를 시작했고, 그 연구는 열량제한과 장수의 발견으로 이어졌다. 두 사람은 쥐의 영양섭취량을 정확히 측정할 수 있는 새로운 방법을 개발할 수 있었다. 이 실험은 트립토판과 라이신이라는 두 아미노산이 필수 아미노산임을 밝혀냈다(동물이 체내에서 합성할 수가 없어서 식사를 통해 얻어야 한다는 뜻). 이어서 그들은 식단의 라이신 농도를 조절함으로써 설치류의 성장률을 제어할 수 있다는 것도 보여주었다. 라이신 농도가 낮으면 성장이 지체될 수 있었다. 나중에 식단에 라이신을 다시 추가하면 더 뒤에서 성장이 재개될 수 있었다. 또 그들은 이 방법을 써서 말린 원유나 젖당, 소금, 돼지기름 같은 다양한 성분이 포함된 먹이를 주면서 쥐들의 성장과 생존율을 비교한 끝에 비타민 A를 발견했다. 그러나 그들이 열량제한이 수명에 미치는 장기적인 효과에 주목하기 시작한 것은 고단백 식단, 저탄수화물 식단, 저지방 식단 등 다양한 식단이 성장에 어떤 효과를 미치는지 살펴보는 실험을 통해서였다.

오스본, 페리, 멘델이 1917년에 발표한 내용은 관찰결과였으며, 식단이 장수에 미치는 영향을 엄밀한 실험을 통해서 검사한 것이 아니었다. 사실 이 연구를 누군가가 이어받은 것은 18년이 흐른 뒤였다.

1935년 미국 생화학자 클라이브 매케이Clive McCay는 코넬대학교의 두 저명한 동물영양학자인 메리 크로웰Mary Crowell, 레너드 메이너드Leonard Maynard와 공동으로 열량제한이 장수에 영향을 미친다는 것을 실험을 통해 보여주었다.[7] 연구진은 쥐를 써서 열량섭취를 표준 수준보다 더 낮추면 동물의 중위 및 최대 수명이 둘 다 실제로 늘어난다는 것을 보여주었다. 이 말은 열량이 제한된 동물의 대다수가 대조군인 동물의 대다수보다 더 오래 살았으며, 정상적인(과량이 아닌) 식사를 한 집단보다 열량을 덜 섭취한 집단에서 가장 오래 산 개체의 나이가 더 많았다는 뜻이다.

이 획기적인 연구결과는 처음에는 외면을 받았지만 오스본, 멘델, 페리의 발견으로 재확인되었고, 식단이 장수에 미치는 영향을 다루는 분야의 토대를 마련했다. 오늘날 열량제한은 노화 분야에서 생활습관 개입의 원형이라고 여겨진다. 2020년까지 열량제한의 장수 효과를 언급한 논문은 6000편이 넘었다. 이런 논문 중 상당수는 선충, 초파리, 효모, 설치류 등 다양한 생물에서 영양실조까지 가지 않는 수준으로 열량을 줄이는(대개 30~75퍼센트를 줄인다) 식단이 어떤 식으로 중위 및 최대 수명을 늘릴 수 있는지를 살펴본다. 게다가 많은 연구들은 열량제한이 동물이 더 오래 살도록 도울 뿐 아니라 더 건강을 유지하도록 돕는다는 것을 시사했다. 더 최근의 실험들에서는 열량제한이 다양한 노화 관련 증상과 질환의 발생을 지연시킴으로써 건강수명을 늘린다는 증거도 나오기 시작했다.

에너지와 노화

동물에게서 나온 결과는 논박의 여지가 없지만 여전히 의문이 남는다. 먹이섭취량을 대폭 줄이는 것이 노화속도를 늦추는 것처럼 보이는 이유가 무엇일까? 살아 있는 체계가 활동하면서 필연적으로 쌓이게 되는 손상을 에너지를 써서 수선하고 유지하는 과정을 통해서 적극적으로 예방하거나 지연시킬 수 있다는 점을 생각하면, 이 현상은 언뜻 볼 때 역설적으로 느껴진다. 게다가 동물에게는 먹이가 유일한 에너지원이다. 따라서 더 많은 먹이는 더 많은 에너지를 의미하며, 더 많은 에너지는 시스템의 유지관리가 더 잘 이루어진다는 의미일 것이라고 생각할지 모르겠다. 그 말은 ① 우리 몸이 완벽하게 효율적인 에너지 공장이고 ② 추가로 얻는 자원을 모조리 유지관리에 할당하도록 최적화해 있다면 들어맞을 수 있다. 그러나 현실적으로 그 어떤 체계나 기계도 완벽하게 효율적이지 않으며, 우리는 본래 한 세기 넘게 유지관리를 해야 하도록 설계된 것도 아니다.

궁극적으로 우리 몸이 생성할 유용한 에너지의 양(우리가 대사활동이라고 생각하는 것)에는 상한, 즉 천장 효과가 있다. 우리 식사량이 그 한계를 넘어선다면, 남는 양은 뼈대근에 저장되거나(국부적으로 필요할 때를 대비해서) 식량이 부족할 때 쓸 수 있도록 간이나 지방세포에 저장된다. 이는 우리 조상들을 생존하게 해준 탁월한 체계이지만 여러 면에서 비효율적일 수도 있다. 영양소를 분해하고 전환하고 저장하고 재방출하는 데는 에너지가 들며, 게다가 손상축적에도 기여한다. 그러나 열량제한을 택하면 우리는 이 체계를 훨씬 덜 이용한다. 최소한의 에너지/영양소 욕구가 충족된다고 가정한다면 그렇게 하는 것이 지나친 생화학 과정들을 줄임으로써, 그리고 따라서 손상과 조절 장애를 최소화함으로써 긍정적인 효과를 낳을 것이 분명하다.

이 균형의 다른 중요한 부분은 에너지 이용 양상과 관련이 있다. 에너지가 가장 중요한 일들을 하는 데만 쓰인다면 이상적이라고 할 수 있으며, 우리는 그러기를 바랄 것이다. 그러나 우리가 장수와 건강수명 증진이라는 관점에서 있어야 한다고 보는 것들은 우리 몸이 진화 적응도를 최대화하기 위해서 우선시하도록 진화한 것들과는 다를 수 있다. 예를 들어, 많은 포식자가 있는 안전하지 못한 환경에서는 체질량을 크게 늘리고 싸움-도피 반응을 즉시 가동할 수 있도록 근육에 계속 에너지를 저장해두는 것이 생존에 중요하다. 그런데 그것이 노화를 늦출까? 아마 아닐 것이다. 마찬가지로 계속 변하는 환경에서 살아가는 종들은 더 적응적/반응적일 필요가 있겠지만, 높아진 반응성은 사실상 노화과정을 가속시킬 수 있다.

과학자들은 열량제한이 몸속에서 에너지를 본래 주로 쓰이던 쪽이 아니라 다른 쪽으로 옮기는 프로그램을 작동시키는 것일 수 있다는 가설을 내놓았다. 기본적으로 우리 몸 체계는 식량부족 시기에 살아남기 위해서 덜 중요할 수 있는 과정들을 끔으로써(또는 적어도 약화시킴으로써) 에너지 절약모드로 진입한다. 우리 몸은 웅크린 채 자신이 지닌 것을 돌보고, 더 좋은 시기가 도래할 때까지 기다린다. 다시 모든 과정을 가동시킬 수 있는 시기를 기다리는 것이다. 열량제한을 장기간 지속한다면 그런 날은 결코 오지 않을 것이고 몸은 이 새로 최적화한 상태를 유지할 것이다. 손상이 덜 일어나고(손상을 일으킬 과정들 자체가 적어졌기에), 성장과 반응 같은 과정들보다 체계의 안정과 유지를 우선시하기 때문이다. 우리 몸은 공격적인 전략보다 방어에 더 치중할 것이다.

열량제한이 수명을 늘리고 질병을 줄이는 정확한 메커니즘이 무엇인지를 알아내려는 노력은 다른 중요한 의문을 규명하는 데도 도움을 줄 것이다. 과연 사람에게도 적용될까? 사람을 대상으로 직접 실험하는 것은 좀 어렵다는 것이 드러나긴 했지만, 세계 전체로 보면 기꺼이 하려는 이들을 일부 찾아낼 수 있었다. 1994년 열량제한협회Calorie Restriction Society, 이하 CR협회가 구성되기 시작했다. 로이 월퍼드Roy Walford, 리사 월퍼드Lisa Walford, 회장을 맡은 브라이언 M. 델라니Brian M. Delaney를 비롯한 협회 설립자들은 열량제한 애호가들을 끌어들이고자 크론 식사법CRON-diet을 제안했다. 크론CRON은 최적 영양을 갖춘 열량제한Calorie Restriction with Optimal Nutrition의 약자다(이 식사법을 따르는 이들을 크로니CRONies라고 부르곤 한다). 그들은 열량제한을 "식단의 에너지량(열량 섭취량)만 몸이 자연스럽게 원하는 경향이 있는 수준보다 안전하게(10~40퍼센트까지) 줄일 뿐 식단에 다른 어떤 특별한 조치는 취하지 않음으로써 모든 필수 영양소를 충분히 섭취하는 식사법"이라고 정의했다. 이는 평균적으로 남성은 하루에 열량을 약 1200~2400칼로리, 여성은 1000~1800칼로리를 섭취한다는 의미가 되었다. 이런 식사법이 건강을 개선할 것이라고 그들이 확신한 이유는 얼마 전에 다소 우연히 로이 월퍼드 스스로가 일종의 기니피그가 되어서 그런 실험을 체험했기 때문이다. 바로 바이오스피어 2 Biosphere 2라는 실험이었다.

우연한 인간실험

바이오스피어 2 연구시설은 애리조나 남부 사막 한가운데에 지어진 강철과 유리로 된 돔이다. 마치 〈X 파일〉의 한 장면 같다.[8] 1980년대 말에 조성된 넓이 1.27헥타르의 이 시설은 지금까지 조성된 가장 큰 규모의 닫힌 생태계다. 바이오스피어 1(즉 행성 지구)의 축소판이 되도록 설계했다. 그 안에는 여러 생물군계가 나뉘어 들어 있으며, 2500제곱미터에 이르는 농경지와 거주지 구역이 가장 크다. 이 주거 공간, 과학 연구시설, 넓은 경작지의 동편으로는 높이 8미터의 폭포를 갖춘 우림 1860제곱미터, 산호초를 갖춘 바다 845제곱미터, 사바나 초원 1300제곱미터, 습지 446제곱미터, 안개 사막 1394제곱미터가 펼쳐져 있다. 마지막으로 지하터널을 통해서만 들어갈 수 있는 거대한 원형공간이 있다. 이 공간은 '허파'라고 불린다. 경이롭게도 허파'의 아연 도금 지붕은 애리조나의 뜨거운 태양에 바이오스피어 2

의 내부공기가 가열되어 상승함에 따라서 생기는 공기밀도 변화를 상쇄하게 팽창할 수 있도록(사실상 호흡할 수 있도록) 설계되어 있다.

이 닫힌 구조물 내에서 지금도 소규모 과학 연구들이 이루어지고 있긴 하지만, 그 혁신적인 실험은 원래 이 시설을 계획할 때 구상된 것으로서 1991년 9월 26일에 시작되었다.

그 여름날 이른 아침에 세계는 여덟 명의 용감한 과학자들이 커다란 돔으로 들어간 뒤, 에어록이 잠기는 광경을 지켜보았다. 그들이 바깥 세계와 차단된 그 공간에서 2년 동안 지내면서, 완전히 폐쇄된 자족적인 생태계가 외계공간에서 인류의 삶을 지탱할 수 있을지 알아보는 것이 원래 목표였다. 물, 산소, 식량은 모두 시설 안에서 재순환되며, 유리덮개 바깥에서 오는 것은 태양 에너지밖에 없었다. 이 국제적인 연구진은 남성 네 명과 여성 네 명으로 이루어졌고, 로이 월퍼드는 그들의 의료 책임자 역할을 맡았다. 월퍼드는 의사이자 UCLA의 병리학 교수로서 생쥐를 대상으로 열량제한의 효과를 연구했다. 그도 매케이처럼 먹이를 제한함으로써 설치류의 수명을 50퍼센트까지 늘릴 수 있다는 것을 실험으로 보여주었다.[9] 바이오스피어 2에 들어간 월퍼드는 곧 이 현상이 인간에게도 나타나는지 알아보는 자연실험의 대상이 되었다. 바이오스피어 2 안에는 약 3000종의 동식물이 있었고, 문이 밀봉된 뒤에 여덟 명은 2년 동안 이 동식물들로 식단을 짜야 했다. 아무도 농사를 지어본 적이 없었기에 그들은 작물을 기르고, 가축을 도살하고, 식사를 준비하는 방법들을 함께 찾아나갔다. 안타깝게도 그런 일들은 그들이 예상한 것보다 훨씬 힘들었고, 그들은 극도로 질 낮은 음식을 먹으면서 버텨야 했다.

바이오스피어 2라는 축소판 세계로 들어가기 전에, 그들은 개인당 하루에 평균 약 2500칼로리를 섭취했을 것으로 추정된다. 하지만 첫 6개월 동안 그들의 열량섭취량은 하루 1784칼로리로 줄었다. 게다가 그들은 깨어 있는 시간의 약 4분의 1을 다음 식사를 얻기 위해서 가축과 작물을 돌보는 일에 쓰는 등 힘들게 육체노동을 하고 있었다. 8개월 사이에 그들은 대부분 체중의 약 5분의 1이 줄었다. 그 안에서 생활한 연구자 중 한 명인 마크 넬슨Mark Nelson은 2018년 다트머스 동창회지에 쓴 글에서 당시를 이렇게 회상했다. "굶주림이 새로운 경험이 되었고, 늘 우리와 함께했다." 이렇게 에너지 섭취량이 극도로 적었음에도, 월퍼드는 그 안에서 지내는 내내 자신들이 먹었던 식물 위주의 식단(이따금 유제품, 달걀, 고기, 생선을 곁들이는)이 '영양소 밀도' 측면에서는 탁월했다고 말했다.

애리조나 하늘이 비치는 유리 안에서는 산소농도 감소, 사회적 갈등, 꽃가루를 옮기는 곤충의 사망 등 온갖 문제들이 생겼지만, 한 가지는 분명히 성공한 듯했다. 그들은 2년 동안 지겹도록 허기에 시달렸으나, 2년 뒤인 1993년 9월 26일에 바이오스피어 2에서 나왔을 때 놀라울 만치 건강해 보였다. 체지방이 줄었을 뿐 아니라(뛰어난 운동선수와 비슷한 수준으로), 혈압, 콜레스테롤 수치, 혈당 수치도 뚜렷하게 떨어졌다. 안타깝게도 이 건강향상 효과는 그들이 나온 뒤로 오래가지 않았고, 대다수는 2년이 지나기도 전에 원래 수준으로 돌아갔다.

현재로서는 그들이 바이오스피어 2에서 지내는 동안 겪었던 열량제한이 기대수명을 늘리는 결과를 낳았는지의 여부를 말하기가 어렵다. 로이 월퍼드를 제외한 사람들은 지금까지 건강하게 잘 살고 있다. 불행히도 월퍼드는 근육위축가쪽경화증(루게릭병)의 합병증으로 2004년 4월에 세상을 떠났다. 80세 생일을 맞이한 직후였다. 이 질문에 접근하는 한 가지 방법은 그들의 신체나이나 건강상태를 일반 대중의 것과 비교하는 것일 수도 있지만, 그 비교가 완전히 공정한 것은 아니다. 무엇보다도 그들은 원래 인구 전체에서 무작위로 고른 부분집합이 아니다. 그들은 원래부터 독특한 특징들로 정의된 집합이다. 애초에 그런 특징들을 고려하여 선정했기 때문이다. 그들은 모두 교육 수준이 높은 과학자였고 주로 의사나 생태학자였으므로, 사회에서 특정한 사회경제적 계층을 대변한다. 또 환경과 건강에 관심이 많은 등 생활습관 측면에서 우선순위를 두는 것도 비슷했다. 남녀의 비율은 동일하게 맞추었지만, 인종과 민족 양쪽으로 소수파에 속한 이들은 포함되지 않았다. 그렇기에 그들을 일반집단의 누구와 비교할 수 있을지 결정하고자 할 때 문제가 된다.

사람을 대상으로 한 영양연구는 대부분 바로 이 문제로 골치를 앓고 있다. 우리가 '무작위 대조시험'이라고 부르는 조건을 충족시키지 못한 연구가 대부분이다. 무작위 대조시험은 실험대상자들을 개입군이나 대조군에 무작위로 할당함으로써 어떤 체계적인 편향이 나타날 가능성을 차단한다. 그런 방법을 쓰는 대신에, 사람들은 자신이 어느 집단에 속할지를 스스로 정한다. 어떤 식으로 먹을지(채식, 구석기 식단, 전통 서구 식단 등)를 스스로 결정하며, 대개 그런 선택은 행동, 생활습관, 인구통계학적 특징들에 영향을 받는다. 바이오스피어에 들어간 이들은 열량제한을 스스로 선택한 것이 아닐지 몰라도, 바깥세계와 완전히 차단된 채로 1.27헥타르의 구조물 안에서 2년 동안 다른 일곱 명과 함께 지내겠다고 자원을 했다. 사람들을 무작위로 할당하고 충분한 열량을 제공하면서 지내게 하는 대조군 역할을 할 바이오스피어 3는 없었다.

'사람이 열량제한을 통해서 동물에게서 관찰된 것과 동일한 혜택을 볼 수 있을까?'라는 질문은 중요한 것이며, 과학자들은 답을 얻으려는 시도를 포기하지 않았다. 그들은 첫 단계로서 우리의 가까운 친척인 다른 영장류를 살펴보았다. 영장류는 생쥐 같은 모형동물들보다 진화적으로 인류와 더 가깝기 때문에 장점이 많다. 유전, 생리, 심지어 행동 측면에서까지 공통된 특징들이 많다. 인간을 직접 연구하는 것에 비해 유리한 점도 하나 있는데, 실험조건과 연구하는 집단의 다양성을 치밀하게 통제할 수 있다는 것이다. 따라서 개입군과 대조군을 모든 측면에서 비교할 수 있다. 비슷한 유전자를 지닌 개체들은 같은 환경에서 비슷한 경험을 하면서 살게 할 수 있다.

사람을 연구할 때는 그런 통제가 불가능하다. 우리 모두는 어떤 실험조건으로도 모사할 수 없을 만치 아주 다양한 생활습관과 경험을 지니며, 이런 다양성은 열량제한 같은 개입의 영향을 파악하기 어렵게 만들 수 있다. 연구 중인 결과에 영향을 미칠 수 있는 요인들이 아주 많기 때문이다. 인간 이외의 영장류를 사용함으로써 얻는 또 다른, 아마도 가장 중요할 이점은 과학자들이 각 동물이 얼마나 먹을지를 정확히 안다는 것이다. 반면에 사람을 대상으로 실험을 한다면, 열량제한 식단을 시작하라고 말한 뒤에도 실제로 그들이 실험절차를 지키는지 확인하기 위해서 아주 많은 도구들을 써야 한다. 과학적 의무감에 넘치는 가장 순응적인 참가자조차도 타고난 본능, 사회적 압력, 심지어 일상적인 스트레스 요인 앞에서 무너질 수 있는 경우가 너무나 많다. 그러나 바이오스피어 2의 일원들처럼 원숭이들은 어떤 식단을 제공하든 간에 그대로 따를 수밖에 없고, 아마 사람들을 대상으로 열량제한 임상시험을 진지하게 시도할 만한 가치가 있는지의 여부에 답을 줄 수 있을지도 모른다.

배고픈 원숭이

1980년대 말에 붉은털원숭이를 대상으로 두 건의 열량제한 실험이 이루어졌다. 메릴랜드 볼티모어에 있는 NIA와 매디슨에 있는 위스콘신대학교University of Wisconsin, UW에서였다. UW 연구진은 식단을 지속적으로 조절하면서 체중과 생리적 변수들을 꼼꼼하게 기록하고 부검도 하면서 약 20년 동안 세심하게 연구를 한 끝에 마침내 연구결과를 내놓았다. 2009년 〈사이언스Science〉에 발표된 그 논문의 제목 자체가 결과를 말해준다. "열량제한은 붉은털원숭이에게서 질병발생과 사망을 지연시킨다." 유레카!

연구진은 발표 당시까지 열량제한 식사를 한 원숭이는 80퍼센트가 생존한 반면 대조군은 50퍼센트만 살아 있다고 밝혔다.[10] 게다가 열량제한 식사를 한 원숭이들은 단순히 살아 있는 것을 넘어 상당히 더 건강해 보였다. 이 집단은 심혈관질환, 암, 당뇨병의 발병률도 상당히 더 낮았을 뿐 아니라 노화에 따른 뇌위축도 더 서서히 진행되는 징후를 보였다. 이 연구결과가 발표된 해에 〈뉴욕 타임스New York Times〉는 이렇게 선언하는 기사를 썼다. "오랫동안 기다린 붉은털원숭이 노화 연구의 결과는 몇 가지 단서가 붙긴 하지만, 사람들이 특수한 식사법을 따른다면 원칙적으로 노년의 통상적인 질병을 예방하고 수명을 상당히 늘릴 수 있음을 시사한다."[11]

사실이었다. 〈사이언스〉는 열량제한이 원숭이에게 효과가 있다면, 유전체의 93퍼센트가 같은 우리(생쥐와는 40퍼센트만 같다)에게도 효과가 있어야 한다고 믿었다. 유감스럽게도 이 흥분은 NIA 연구진의 실험 결과가 나오면서 좀 빠르게 식었다. 줄리 A. 매티슨Julie A. Mattison, 도널드 K. 잉그램Donald K. Ingram, 라파엘 데카보Rafael de Cabo 연구진은 〈네이처Nature〉에 실은 논문에서, 열량제한 원숭이와 자유롭게(원할 때는 언제든) 먹은 원숭이를 비교했을 때 눈에 띄는 수명차이는 전혀 없었다고 발표했다.[12]

그러나 모든 희망이 사라진 것은 아니었다. 이 데이터로부터 나타난 한 가지 흥미로운 추세는 비록 수명에는 영향이 없는 양 보였어도 건강수명은 개선되었음을 시사한다는 것이다. 사실 늙은 원숭이들을 살펴보니 열량제한이 트리글리세라이드, 혈당, 콜레스테롤 수치 같은 대사건강의 구성요소들을 바이오스피어 2 일원들에게서 관찰된 것과 비슷하게 개선하는 듯했다. 또 열량제한 원숭이는 더 오래 질병 없이 살아가는 것 같았고, 중위 건강수명은 약 2.5년이 증가했다.

두 연구에서 열량제한이 원숭이의 수명에 미치는 영향은 일치하지 않았지만, 데이터를 살펴보니 한 가지 흥미로운 것이 관찰되었다. 사실 두 열량제한 집단은 수명이 비슷했다(NIA에서는 28.5년, UW에서는 28.3년). 큰 차이는 대조군에서 나오는 듯했다. NIA에서는 중위수명이 29.1년인 반면 UW에서는 겨우 25.9년이었다.

이 대조적인 결과가 어디에서 비롯된 것인지 밝혀내기 위해서 NIA 연구진은 UW의 로절린 앤더슨Rozalyn Anderson이 이끄는 연구진과 함께 두 연구의 유사점과 차이점을 꼼꼼하게 검토했다. 생존결과, 체중 변화, 먹이의 섭취량과 조성, 그에 따른 생리적 및 병리적 변화 등이었다.[13] 그 조사자료를 토대로 했을 때, 양쪽 연구결과의 불일치는 실험설계 쪽에서 나타난 몇 가지 주요 차이점에서 비롯된 것처럼 보였다. 첫 번째, NIA 연구(수명에 아무런 차이가 없다고 나온)에서 중위수명이 꽤 길다고 나온 대조군 원숭이들은 사실 마음대로 먹은 것이 아니라, 나이와 몸집을 토대로 추정한 특정한 양만큼 먹이를 공급받았다. 따라서 NIA의 열량제한 원숭이들은 그 양(연령, 성별, 몸집을 토대로 정한)의 70퍼센트를 공급받았다. 한편 UW 연구의 대조군 원숭이들은 본질적으로 자유롭게 (밤에만 제한했을 뿐 낮에는 마음 내키는 대로) 먹었다. 두 집단의 하루 열량섭취량 자료를 비교하자 NIA 원숭이들이 UW 원숭이들보다 덜 먹었던 듯했다(사실 약 14퍼센트 적었다).

아마 온건한 수준으로 열량제한 식사를 했거나 적어도 열량과다 식사는 아니었을 것이다.

두 번째로 큰 차이점은 양쪽 원숭이의 특징이 달랐다는 것이다. NIA의 열량제한 연구는 서로 다른 두 원숭이 집단을 대상으로 이뤄졌다. 한쪽 집단은 이른 나이부터, 다른 집단은 더 늦은 나이부터 열량제한을 시작했다. 반면에 UW에서는 모든 원숭이가 약 여덟 살(붉은털원숭이가 성숙할 나이)이 되었을 때 개입을 시작했다. 또 원숭이들이 온 곳들도 달랐다. NIA에서는 전 세계의 몇몇 지역에서 태어나 자란 원숭이들을 활용했는데, 혈통을 따지면 인도와 중국 양쪽에서 유래한 원숭이였다. 반면에 UW 연구의 원숭이들은 모두 위스콘신 국립영장류연구센터Wisconsin National Primate Research Center에서 태어나 자랐으며, 모두 인도 혈통이었다. 이러한 혈통의 차이는 두 연구의 유전적 배경에 상당한 차이를 낳았는데, 흥미롭게도 앞서 생쥐에게서 나온 데이터는 열량제한의 효과와 먹이부족을 견디는 수준이 유전적으로 정해질 가능성도 있다고 가리키고 있었다. 한 예로 수십 가지 혈통의 생쥐를 살펴본 결과 열량제한이 모든 집단에서 동일한 효과를 일으키는 것 같진 않다고 나왔다. 오히려 열량제한을 해도, 개체별 차이가 다양한 생활습관에서 보이는 혜택의 차이를 낳을 수도 있는 듯하다.

두 연구 사이의 세 번째 차이점은 먹이의 조성으로 귀결되며, 아마 이 차이가 가장 컸을 것이다. 1980년대에 원숭이 식단을 정할 때, UW 연구진은 NIA가 택한 것보다 지방이 두 배 더 많은 먹이를 택했다(즉 무게로 따질 때 10퍼센트 대 5퍼센트). 또 UW 식단은 NIA 식단보다 단백질 함량이 좀 적었고, 단백질의 원천도 달랐다. UW 측의 단백질은 락트알부민(우유에서 얻은)에서, NIA 측의 단백질은 콩과 생선을 섞은 것에서 나왔다. 양쪽의 원숭이들이 먹은 탄수화물의 양은 비슷했지만 탄수화물의 원천도 서로 전혀 달랐다. NIA의 탄수화물은 주로 밀과 옥수수에다가 자당을 적은 비율(6.8퍼센트)로 섞은 것이었다. 자당은 요리에 쓰는 설탕이다. 반면에 UW 원숭이들에게 공급된 탄수화물은 거의 절반(45퍼센트)이 자당이었고, 옥수수와 덱스트린이 나머지를 차지했다. 이는 UW 식단이 현재 서구 식단 하면 으레 떠올리는 설탕, 정제된 식물성 기름(오메가-6 대 오메가-3의 비가 46:1인), 주로 동물에서 나온 단백질의 함량이 높은 식단에 상응하는 것이었음을 뜻한다. 반면에 NIA의 대조군과 열량제한 원숭이들에게 공급된 먹이는 완벽하지는 않지만 부분채식 식단에 더 가까웠다. 설탕 함량이 낮고 녹말 함량이 높으며, 단백질과 지방 모두 생선과 콩에서 나왔다.

　양쪽 원숭이 실험에서의 식단조성 차이는 한쪽은 열량제한이 효과가 있다고 나오고 다른 쪽은 없다고 나온 이유를 설명할 수도 있다. 예를 들어, 양쪽 식단에서 자당 같은 것들의 함량은 큰 차이를 보였다. 자당(설탕)은 이당류다. 즉, 포도당 한 분자와 과당 한 분자가 결합해서 생긴다는 뜻이다. 자당이 소화되어 생긴 포도당과 과당은 조금 다른 과정을 거쳐서 대사된다. 포도당은 혈액으로 아주 빨리 들어가며, 그러면 인슐린이 빠르게 분비되면서 세포가 즉시 포도당을 흡수할 수 있다. 이 과정이 반드시 나쁜 것은 아니다. 포도당은 우리 몸의 주된 에너지원이며, 우리 세포는 제 기능을 하려면 포도당을 끊임없이 이용해야 한다. 그러나 필요한 양보가 지나치게 많으면(아마도 UW의 대조군이 그러했을 것이다), 포도당은 글리코겐으로 전환되어 곧 이용될 수 있도록 간과 근육에 저장되거나, 지방산으로 전환되어 지방조직(우리가 지방세포라고 여기는 것)에 저장될 것이다. 포도당에서 생성된 지방산이 지나치게 많아지면 간으로도 들어갈 수 있다. 그러면 '비알코올 지방간질환nonalcoholic fatty liver disease, NAFLD'이라는 증상이 생길 수도 있다. 반면에 과당은 포도당이나 자당과 그램당 열량은 비슷하지만, 소화된 뒤에 혈당과 인슐린 수치의 급증을 일으키지 않는다. 그렇다면 이 모든 것이 우리에게 어떤 의미가 있을까? 원숭이 연구는 열량제한이 사람에게도 효과가 있을 것이라는 희망을 가장 미약하게나마 언뜻 제공했지만, 우리가 기대하고 있던 압도적인 수준의 재확인은 아니었다. 여러 면에서, 우리가 평생 얼마간 허기를 느끼며 사는 것이 궁극적으로 가치가 있는지의 여부를 판단하는 데 큰 도움을 주지 못하는 듯하다. 그렇다고 해서 일부 열량제한 애호가들이 이 기회를 활용할 생각을 포기하지 않았다는 것도 분명하다.

사람의 열량제한 경험

마이클 래Michael Rae는 저명한 생물노인학자 오브리 더그레이Aubrey

de Grey와 CEO 제임스 오닐James O'Neill이 이끄는 센스연구재단SENS Research Foundation의 과학저술가다. 센스연구재단은 노화생물학 분야의 연구를 지원하는 일을 하며, 노화관련 질환에 맞서는 재생 전략을 발견하는 쪽에 초점을 맞추고 있다. 마이클은 센스연구재단에서 일하면서 노화속도의 조절 가능성에 관한 글만 쓴 것이 아니라, 스스로 보여주고자 시도하고 있다. 그는 20대 초반에 생물학적 노화속도가 우리의 통제범위를 벗어난 자율적인 것이 아니라는 깨달음을 얻었을 때를 떠올린다. 조부모처럼 자신이 사랑하는 이들의 쇠약과 죽음을 지켜보면서, 그는 생물학적 노화를 "자신과 주변 모든 이들의 몸에서 이미 알아차리지 못하는 가운데 진행되고 있는 도저히 받아들일 수 없는 공포이며, 그냥 진행되도록 놔둔다면 필연적으로 장애, 질병, 치매, 죽음으로 이어질 것"이라고 보게 되었다. 자신이 죽을 운명임을 곱씹으면서 무력감에 빠지는 대신에 그는 이 두려움을 어떤 통제력을 되찾겠다는 의욕을 불태우는 쪽으로 활용했다. 그는 불멸을 추구한 것이 아니라, 10년쯤 더 건강하게 살 수 있을 가능성을 찾고자 했다.

1990년대 중반에는 아직 사람이 열량제한 식사법을 실제로 지속할 수는 없을 것이라고 여겨졌다. 그래서 당시의 대다수 사람들처럼, 마이클도 당시의 과학에 토대를 둔 접근법 중 일부를 실천하는 쪽에 초점을 맞추었다. 저지방 식단에다가 영양제, 운동, 고용량 항산화제를 조합한 것이었다. 당시에는 영양제가 열량제한의 혜택을 흉내낼 수 있다고 믿었다. 즉, 허기에 시달리지 않으면서 열량제한의 효과를 낼 수 있다는 뜻이었다. 이미 마른 체형이었기에, 마이클은 처음에 그것이 자신에게 이상적인 해결책이라고 보았다. 그러나 시간이 흐르면서, 당시에 나온 그 어떤 영양제도 알아볼 수 있는 수준의 혜택을 주진 않는다는 것, 즉 과학적으로 신뢰할 수 있는 노화억제 해결책이 아니라는 것이 분명해졌다. 열량제한만 빼고.

마이클은 사실상 시간과 돈을 헛되이 날리면서 거의 10년을 보낸 뒤 당시 유행하는 식사법(고탄, 저지방, 저단백)에서 존Zone 식사법(하루 열량섭취량의 40퍼센트는 탄수화물, 30퍼센트는 지방, 30퍼센트는 단백질에서 얻으라고 말하는)으로 옮겼고, 이윽고 존 유사Zone-like 열량제한 식사법을 실천했다. 마이클은 곧 CR협회를 발견해, 회원이 되어 적극적으로 활동했고 이윽고 이사회 위원이 되었다. 협회의 리스트서브LISTSERV(우편목록관리용 소프트웨어─옮긴이)를 통해서 그는 마음이 맞는 구독자들과 만날 수 있었고 나름의 비결과 과학지식을 공유하고 서로 응원했다. 2000년대 초에 그는 전반적으로 사람들이 노화 연구에 관심을 갖기 시작하고 협회의 여러 회원들의 사례가 언론에 실리면서 그 방식을 실천하려는 대중이 급격히 늘어나는 광경을 목격했다. 바로 그 무렵에 UW 영장류 연구결과가 발표되면서 그 분위기에 정점을 찍었다. 그러나 마이클은 그 뒤로 NIA 원숭이 실험의 부정적인 결과가 나오고 라파마이신 같은 약물이나 단식 같은 식이요법의 부정적인 연구결과도 나옴에 따라서 그 열기가 쇠퇴했다고 말한다.

마이클은 이제 50대에 들어서기에, 수십 년 동안 절식을 한 것이 효과가 있었냐는 질문에는 아직 답할 수가 없다. 물론 사실에 반하는—마이클이 표준 서구 식단이나 그것을 좀 더 건강하게 변형한 식단을 탐식함으로써 몸에 어떤 일이 일어났는지를 보여주는—사례와 비교할 수도 없겠지만, 그는 같은 나이에 속한 대부분의 사람들보다 더 건강해 보인다.

마이클은 전통적인 기준에서는 '저체중'이라고 분류될 경계 수준에 속하지만, 각종 검사결과를 보면 건강한 듯하다. 혈압이 낮고 목동맥-넙다리동맥 맥박파 전파속도(동맥이 얼마나 뻣뻣한지를 평가하는)를 보면 심혈관이 유달리 건강한 듯하다. 동맥이 뻣뻣해지는 것은 노화에 따른 또 한 가지 현상이며, 가까운 시기에 심장병, 뇌졸중, 심지어 치매 같은 질병에 걸릴 위험을 증가시킨다고 알려져 있다. 게다가 마이클이 자신의 검사결과를 내가 2018년에 개발한 척도를 토대로 한 임상 신체나이 계산기에 입력하자, 신체나이가 운전면허증에 적힌 나이보다 10여 년 더 젊다고 나왔다.

그만이 아니다. 스스로 장기간 열량제한을 실천한 사람들을 검사한 결과들도 그들이 많은 동물 연구에서 관찰된 것과 비슷하게 노화가 느리다는 징후를 보여주는 듯하다. 전반적으로 그들은 흔히 심혈관질환이나 암의 발병위험과 관련짓는 여러 인자들이 더 건강해 보인다. 또 지질 검사결과도 더 나으며, 산화 스트레스의 징후도 낮고, 전신염증도 피하고 인슐린 민감성도 유지할 수 있는 듯하다. 종합하자면, 이런 적응형질들은 노화관련 병리학의 발병감소를 반영하는 듯하다. 즉, 질병이 없는 삶을 더 오래 누린다는 뜻이다.

그러나 앞서 말했듯이, 다소 극단적인 이 식사법을 수십 년 동안 스스로 실천하는 사람들을 대상으로 열량제한의 혜택을 연구할 때의 문제점은 마이클 같은 이들이 평균적이지 않다는 것이다. 음식을 배불리 먹으려는 성향을 극복하려면 엄청난 수준의 인내심과 자기 수양이 필요하다. 진화는 우리 뇌로 하여금 영양을 계속 추구하게 만들었다. 우리 조상들은 사냥과 채집을 통해 식량을 구했고, 그러다 보니 식량이 부족할 때가 종종 있었다. 운 좋게 커다란 사냥감을 추적하여 잡았다면 탐식할 필요가 있었다(오늘날이라면 폭식이라고 부를 수도 있겠다). 다음에 왕창 먹을 수 있는 날이 언제 올지 아무도 몰랐다. 그래서 우리 뇌는 열량이 가득하고 달콤한 음식을 추구하는 성향을 지니게 되었다. 우리가 짭짤하거나 기름지거나 달콤한 음식을 먹을 때, 뇌의 신경전달물질 체계는 행복감을 유도함으로써 이 행동을 강화한다. 즉, 우리는 행복감을 그런 음식을 먹는 행위와 연관 짓게 된다.

그러나 마이클 같은 사람들은 노화를 막겠다는 단호한 결심을 통해서 이런 먹으려는 충동을 이겨낸다. 허기까지도 견딘다. 이렇게 스스로 열량제한을 하는 이들은 뇌의 간청을 거부하는 차원을 넘어서 사회적 압력까지도 견뎌야 한다. 마이클은 친구들과 가족의 눈총을 견디면서 자신의 생활습관을 유지하는 일이 꽤 힘들다고 말한다. 식사는 생리적 활동인 것 못지않게 사회적 활동이기도 하다. 마이클은 인간이 함께 식사를 하고 싶어 하는 성향뿐 아니라 횡재물을 나누려는 욕구도 갖도록 진화했다고 믿는다. 전형적인(영양 함량과 비율 양쪽으로) 서구 식단이 열량제한의 실천을 촉진하지 않는다는 사실 때문에 많은 열량제한 애호가들은 사회활동에서 어려움을 겪는다. 마이클은 음식을 먹기 위해서가 아니라 대화를 나누기 위해 남들과 함께 식사를 하기로 결정했을 때, 남들의 불만 섞인 표정을 접하곤 한다고 말한다. 또 저녁식사를 함께 하자고 초대를 받았을 때, 자기가 먹을 음식을 가져가겠다고 말하면 상대방이 모욕을 느낄 수도 있다.

이 모든 내용은 열량제한 생활습관을 유지하는 데 필요한 동기부여가 삶의 다른 측면들에도 관여할 것이라는 의미도 된다. 따라서 건강향상을 오로지 열량제한 덕분이라고 말하는 것은 문제가 있다. 그런 실천을 하는 이들은 가능한 한 건강을 유지하기 위해 노력하고 있으므로, 생활습관의 다른 측면들에서 하는 선택들도 대부분 건강을 고려할 것이기 때문이다. 예를 들어, 마이클은 자신의 수면과 활동도 강박적일 만치 꼼꼼히 기록하는 사람이다. 그는 그 분야에서 일하는 이들이 그렇듯이 노화에 관한 생각을 많이 하며, 살아오는 동안 꾸준히 노화과정에 개입하려고 애써왔다. 우리 각자가 마이클이 해온 것—열량제한 생활습관을 채택하고 그것이 자신의 노화 프로파일에 어떻게 영향을 미치는지 추적하기—처럼 할 수 있긴 하겠지만 아마 대다수는 더 설득력 있는 증거가 나와야만 그쪽으로 한번 생활습관을 바꿔볼까 하는 마음을 품을 것이다. 그들은 그렇게 했을 때 정말 성공할 수 있을지 알고 싶어 한다. 즉, 자신 같은 이들에게 효과가 있는지 확인하고 싶어 한다. 그리고 그것을 추정할 방법은 사람을 대상으로 한 임상시험뿐이다.

사람 대상의 임상시험

여기서 칼레리CALERIE가 등장한다. 과학자들이 수십 년에 걸쳐 진행된 서로 어긋나는 원숭이 실험결과들을 놓고 논쟁을 벌일 때, 새로운 연구가 진행되고 있었다. 다른 동물모형을 대상으로 식단이 장수에 미치는 효과를 연구하는 또 다른 실험이 아니었다. 이 연구는 사람을 대상으로 한 열량제한 무작위 대조시험이었다! 이 에너지 섭취량 감소의 장기 효과에 대한 종합평가Comprehensive Assessment of Long-Term Effects of Reducing Intake of Energy, 이하 칼레리는 보스턴의 터프츠대학교, 세인트루이스의 워싱턴대학교, 배턴루지의 루이지애나 주립대학교 과학자들이 공동으로 시작했다. 원래 이 임상시험의 목표는 단순히 사람들이 열량제한 식사법을 고수할 수 있는지의 여부를 알아보는 것이었다. 약물 임상시험과 달리, 이 시험은 실험대상자들의 자발적인 참여뿐 아니라 실제로 그들이 그 행동을 계속할 의지를 발휘할 수 있는지에도 좌우되었다. 따라서 실험대상자들이 2년 동안 열량제한을 지속할 의지력을 지니는지를 확인할 필요가 있었다. 그런 의지력을 발휘하는 것이 가능할지 알아보기 위해서, 연구진은 자원자를 약 50명만 모집한 뒤 그들을 네 가지 개입군 중 하나에 무작위로 할당했다. 이 첫 임상시험은 12개월만 하도록 설계되었고, 더 큰 규모의 임상시험이 실현 가능한지의 여부를 알아보려는 의도로 이루어졌다.

대조군에게는 미국심장협회American Heart Association가 제시한 1단계 식단을 토대로 한 식단을 제시했다. 개인의 열량소비량 추정값에 맞춘 것이었다. 대조군이 과식하는지 적게 먹는지에 초점을 맞추는 대신에, 현재의 체중을 유지하는 데 필요한 열량을 섭취하도록 한다는 개념이었다. 두 번째 집단은 25퍼센트 열량제한 개입군이었다. 이들은 대조군과 영양소 조성은 전반적으로 동일하지만, 하루 총열량을 4분의 3으로 줄인 식사를 했다. 세 번째 집단은 열량제한 개입군(열량을 12.5퍼센트 줄인)이었는데, 연구진은 그들에게 운동도 함으로써 대조군보다 하루 총열량을 25퍼센트 더 부족한 수준으로 유지하도록 했다. 즉, 음식섭취량을 조금 줄이는 동시에 신체활동을 통해서 열량필요량을 늘린다는 개념이었다. 예를 들어, 체중 유지에 하루 2000칼로리가 필요한 사람이라면, 1750칼로리를 섭취하고 운동으로 250칼로리를 소비하는(매일 약 4킬로미터를 달리는 것에 해당한다) 식이었다. 네 번째 집단은 하루에 영양소를 섞은 셰이크 네 잔과 브라우니 한 개로 이루어진, 극도로 열량이 적은(하루 890칼로리) 유동식을 먹도록 했다. 이들은 체중이 15퍼센트 줄어들 때까지만 이 식단을 유지한 뒤 체중유지 식단으로 전환했다.

각 식단은 처음 3개월 동안 제공되었고, 그 뒤에 실험참가자들은 그 식단을 유지하지만 각자가 구입해서 요리한 음식도 먹을 수 있었다. 또 모든 참가자에게 매일 자신이 먹은 것을 적도록 했다. 사과 한 알을 더 먹거나 포도주 한 잔을 더 마셨다면(저열량 유동식을 먹는 이들을 제외하고 모든 참가자는 술을 어느 정도 마셔도 되었다), 그 사실을 본래 식단에서 벗어난 이유와 함께 적도록 했다.

마침내 결과가 나오자, 놀랍게도 사람들이 적어도 단기적으로 열량제한 식사법을 유지할 수 있는 것처럼 보였다.[14] 일탈하거나 포기한 사례는 거의 없었다. 정해진 식단에서 벗어났다고 적은 이들조차도 열량 차이는 미미했다. 독자는 이렇게 생각할지도 모른다. "그들이 거짓말을 했다면? 과학자들이 주시하고 있다는 것을 알면서 아이스크림을 0.5리터 먹었다고 인정할 사람이 얼마나 될까?" 열량제한 연구의 탁월한 점은 누군가가 실제로 얼마나 많이 먹었는지를 파악하는 일이 사실상 꽤 쉽다는 것이다. 이는 들어오거나 나가는 열량이 체중감소에 미치는 영향을 통해 알 수 있다. 연구결과에 따르면 대조군은 6개월 사이에 체중이 0.2퍼센트 감소했을 뿐이다. 연구를 시작할 때 체중이 100킬로그램이었던 사람은 약 2킬로그램이 빠진 것과 같다. 반면에 두 열량제한 집단(운동을 하지 않은 집단과 한 집단)은 체중이 약 10퍼센트 줄었다(100킬로그램이었던 사람은 10킬로그램이 빠졌다). 마지막으로 저열량 유동식 집단은 체중이 평균 약 13퍼센트 줄었다(100킬로그램이었던 사람은 13킬로그램이 빠졌다).

이 1단계 시험에서 임상시험이 실현 가능성이 있다는 쪽으로 결과가 나오자, 연구진은 더 심도 있는 열량제한 임상시험을 시작했다. 이들은 21세에서 50세의 건강한 남녀 약 250명을 모집했다. 긍정적인 결과가 단순히 비만유병률 감소로 나타나는 것이 아님을 확실히하기 위해서, 연구진은 비만이 아닌 사람들을 골랐다. 1단계와 달리 2단계에서는 사람들을 두 집단으로 나누었다. 대조군은 단순히 현재의 식습관을 유지하도록 했고, 열량제한군은 열량섭취량을 25퍼센트 줄이기만 한다면 무엇이든 원하는 대로 먹도록 했다.[15]

2년에 걸친 시험이 끝난 뒤 평가하니, 열량제한군이 줄일 수 있었던 열량은 평균 12퍼센트에 불과했다. 그러나 이렇게 적은 수준이었음에도 유망한 결과를 보여주는 듯했다. 전반적으로 열량제한군은 2년이라는 기간 내내 체중을 10퍼센트 더 적은 수준으로 유지했다. 또 그들은 대체로 염증표지가 줄었고 많은 심혈관 위험인자들에서도 개선이 이루어졌다. 또 한 가지 흥분되는 발견은 생물학적 노화가 느려졌다는 것이다.

컬럼비아대학교의 동료 연구사 대니얼 벨스키Daniel Belsky는 내가 2013년에 개발한 생물학적 노화 척도를 써서, 대조군에 속한 사람들(평소의 식습관을 유지한 이들)이 신체나이가 예상한 대로 증가했거나 예상한 것보다 약간 느려졌음을 보여주었다. 예를 들어, 그들은 2년 동안 신체나이가 약 1.5년 늘었다. 이는 그들이 일반집단의 평균보다 약간 더 느리게 노화하고 있음을 시사할 수도 있다. 그렇긴 해도 열량제한군에서 관찰된 것과 전혀 달랐다. 열량제한 식사를 한 이들은 2년 동안 신체나이가 겨우 약 3개월 늘어났다. 평균적인 사람에게서 예상되는 것보다 무려 87.5퍼센트나 더 느리게 늙고 있었다.[16]

이 결과에 어떤 의미가 함축되어 있는지를 설명하기 위해서 칼레리 참가자 한 명을 상상해보자. 그녀를 이자벨이라고 하자. 이자벨은 칼레리에 참가할 때 달력상으로 나이가 30세였고, 검진결과에 따르면 신체나이도 30세였다. 이자벨은 열량제한군으로 배정되었다. 이 임상시험에 참가하기 전에 좀 활동적이었던 사람들처럼 이자벨도 하루 약 2000칼로리를 섭취하면서 70킬로그램을 유지할 수 있었다. 임상시험에 참가하는 동안 그녀는 열량섭취량을 하루 1700칼로리까지 줄일 수 있었다. 그 결과 2년 동안 체중이 10킬로그램 줄었다. 더 중요한 점은 임상시험이 끝났을 때, 이자벨의 신체나이가 겨우 30.5세로 증가했다는 것이다. 실제로는 이제 32세임에도 그랬다.

이 개선에 자극을 받아서 이자벨은 하루 약 1800칼로리를 섭취하는 식사법을 유지하는 장기적인 열량제한 생활습관을 채택한다. 40년 뒤 이자벨은 열량제한을 고수한 것이 어떤 혜택을 주었는지 알아보고자 신체나이를 다시 측정하기로 한다. 숫자나이가 1년 늘어날 때마다 신체나이가 6개월씩 늘어나는 속도로 다시 증가하기는 했어도 (칼레리 시험 때보다 두 배), 70세 생일에 이자벨은 생물학적으로는 자신이 겨우 49.5세라는 소식을 선물로 받는다. 물론 바닥효과가 있을 수도 있다. 우리는 70세인 사람이 정말로 신체나이가 20년 이상 더 젊을 수 있는지의 여부를 아직 알지 못한다. 그러나 중요한 점은 노화속도 감소가 시간이 흐를수록 복합적인 효과를 발휘할 것이라는 사실이다.

동전의 이면

하지만 더 나이 든 사람들은 어떨까? 너무 늦어서 열량제한 같은 개입을 시작할 수가 없는 시점이 있을까? 칼레리에는 50세 이하의 사람들만이 참가했지만, 설치류를 비롯한 모형동물들을 연구한 결과들은 열량제한이 아주 늦은 나이에 시작해도 수명을 늘릴 수 있음을 시사한다. 그러나 데이터로부터 출현하는 듯한 한 가지 중요한 단서조항이 있다. 이 혜택은 체중을 어느 정도 유지할 수 있는 이들에게서만 나타나는 듯하다는 것이다. 열량제한에 반응하지 않는다는 것(특히 나이 많은 이들의 경우에)은 사실상 열량제한에 해로운 반응을 보인다는 의미다. 신체기능을 유지하는 데 필요한 영양소를 흡수하지 못하는 영양부족 상태를 가리키기 때문이다. 많은 것들이 그렇듯이, 열량섭취량을 줄이면 좋지만 그보다 더 줄이면 문제가 생기는 어떤 문턱, 골디락스 영역이 있는 듯하다.

영양부족뿐 아니라, 만성적으로 열량제한을 받는 사람이나 동물에게서 나타날 수 있는 안 좋은 변화들은 더 있다. 영양실조가 일어나지 않는다고 해도, 상당한 수준으로 열량섭취량을 줄이면 대사율이 떨어지고 '렙틴leptin'이라는 것의 농도가 줄어드는 듯하다. 이 점은 중요한데, 렙틴이 몸에서 포만감을 일으키고 따라서 허기를 줄이는 역할을 하는 호르몬이기 때문이다.

마이클 래 같은 사람들은 열량제한이 안겨줄지 모를 잠재적 혜택을 위해 허기를 희생할 가치가 있는 것이라고 보지만, 그렇게 여기지 않는 사람들도 분명히 있다. 열량제한 식사법을 채택한 이들 중 일부는 허기뿐 아니라 성욕감소도 느낀다고 말한다. 혈액의 성 호르몬 농도가 낮아지는 것이 관찰되었기에 이 점은 설명이 가능할 수 있다. 특히 열량제한 식사를 하는 남성은 테스토스테론 농도가 상당히 더 낮아진다는 것이 드러났다. 또 열량제한이 상처치유 같은 면역반응을 저해함으로써 병원체 감염 위협에 더 취약해질 수 있다는 증거도 있다. 앞서 말했듯이, 열량제한은 본질적으로 특정한 과정들을 끄거나 적어도 약화시킴으로써 작동한다고 여겨진다. 몸의 면역 반응도 그중 하나일 수 있다. 만성적인 일상생활의 스트레스 요인들 때문에 생기는 전신염증이나 과잉면역 반응을 감소 혹은 예방하는 결과를 낳을 가능성이 높다는 점을 생각하면 면역활성 감소는 건강에 이로울 수도 있지만, 튼튼한 면역계를 필요로 하는 상황이 발생할 때에는 불리할 수 있다.

마지막으로, 비록 열량제한이 효과가 있을 가능성이 높아 보이긴 해도, 아마 가장 큰 문제 중 하나는 대다수 사람들에게 10~25퍼센트 덜 먹으라고 설득하기가 정말로 어렵다는 점일 것이다. 대부분의 국가에서는 소식을 장려하기는커녕 과식을 막는 것조차도 어렵다. 마이클를 비롯한 CR협회의 회원들처럼 장기간 열량제한 식사법을 꾸준히 유지할 수 있는 이들도 있긴 하지만, 이 책을 읽는 독자 중에는 자신의 생활습관을 고려할 때 그것이 불가능하다고 볼 이들도 많다.

그렇다고 해서 반드시 양자택일을 해야 한다는 말은 아니다. 노화를 늦추고 주요질병을 예방하는 혜택을 주는 다른 방안들도 있다. 사실 열량제한의 혜택에 근접하거나 그 혜택을 사실상 모방할 수 있다고 주장하는 첨단 연구결과들이 나오기 시작했다.

장수 식사법

    지금까지 식단이 노화에 미치는 영향에 주로 초점을 맞추어서 논의를 했는데, 그 모든 이야기가 그저 체중, 아니 더 구체적으로 체지방으로 귀결되는 것일까? 열량제한 같은 실천방법들이 체중을 대폭 줄이는 데 기여하며, 그런 습관을 들인 사람들에게서 대부분 BMI가 아주 낮게 유지된다는 점은 분명하다. 그러나 건강과 노화에서 중요한 것이 오로지 '열량섭취, 열량소비calories in, calories out'라는 개념은 본질적으로 결함이 있다. 게다가 우리가 체성분과 건강이라는 주제에 접근하는 방식은 여러 문제를 안고 있으며, 더 건강하고 더 행복한 삶을 누리는 데 도움을 주지 못하고 사실상 방해가 되는 측면도 있다.

    BMI는 우리가 키(미터의 제곱)에 비해 얼마나 무거운지(킬로그램)를 나타내는 비율이다. 미국 여성은 평균적으로 키가 1.63미터에 체중이 77.1킬로그램이므로 BMI는 딱 30이다. 오늘날의 기준으로 보면 과체중이자 경계성 비만이다. BMI가 25를 넘으면 과체중, 30을 넘으면 비만이라고 분류한다.

그런데 이런 값을 지닌 사람들이 모두 비만으로 넘어가는 경계선에 위태롭게 서 있다는 것이 정말로 맞을까? 아마 그렇지 않을 것이다. 우리가 너무나 중시하는(농담할 때를 빼고) 이런 기준값들은 개인의 구체적인 특징이 아니라 집단평균에 토대를 둔다. 사실 BMI가 29일 때 더 건강한 몸도 있고, 19일 때 더 건강한 몸도 있다. 대부분의 것들이 그렇듯이 그것도 유전자, 체성분 등 개인의 특성에 달려 있다. 따라서 독자가 BMI를 25 미만으로 유지하기 위해 늘 애쓰고 있는 한 명이라면 굳이 그럴 필요가 없을 수도 있다.

그런데 자신이 거기에 속할지의 여부를 어떻게 알까? 여기서 내가 건강이라는 맥락에서 비만을 연구하지 말라고 주장하는 것이 아님을 말해두자. 전 세계 사람들의 대다수는 체중증가에 따라 안 좋은 질병과 기능장애에 걸릴 위험이 더 커져 있다. 그러나 우리는 개인의 바지치수나 체중계의 숫자에 온통 주의를 집중하는 대신에, 건강과 질병위험의 정량적인 척도 쪽으로 관심을 돌려야 한다.

최근에 나는 신체나이의 차이를 고려한다면 BMI와 건강 수치(발병위험이나 사망확률) 사이의 연관성이 사라진다는 것을 발견했다.[1] 아예 뒤집히는 사례도 있다. 즉, 신체나이와 숫자나이가 동일한 두 사람 중에서 BMI가 더 높은 쪽이 건강이 조금(비록 의미 있는 수준은 아니지만) 더 나을 수도 있음을 시사하는 결과도 나왔다. 이는 비만

같은 것들이 건강에 영향을 미치는 방식이 노화과정을 가속함으로써 이루어지기 때문이다. 그렇다면 건강을 반영하는 거울 역할을 하는 개인의 체중을 활용하는 대신에 그냥 건강을 직접 측정하는 편이 더 낫지 않나?

새해에 체중을 5킬로그램 빼겠다고 결심을 하는 대신에, 생물학적 노화를 일정한 양만큼 늦추기로 결심한다고 상상해보라. 열량을 과다섭취하지 않으면서 영양가 있는 음식을 먹는 것처럼, 노화를 늦추는 데 필요한 일들을 한다면 우리 몸은 그 일에 딱 맞는 체중을 찾을 가능성이 높다. 모든 이들이 사회가 '이상적'이라고 여기는 모델처럼 보이지는 않게 될지 몰라도, 결국에는 건강과 웰빙이라는 관점에서 누구나 더 나아질 테니 아마도 그 편이 더 바람직할 것이다.

체중과 건강에 접근하는 이 방식은 사실 패러다임 전환이다. 전통적으로, 그리고 지금도 여전히 식사법들은 체중을 줄이는 데 도움을 주는 쪽으로 치중되어왔다. 때로는 가능한 빨리 빼도록 고안되기도 한다. 1970년대에 다이어트 세계에 등장하여 폭발적인 인기를 누렸던 구석기, 저탄수화물, 앳킨스 같은 식사법들은 체중을 빠르게 많이 빼도록 돕겠다고 약속했다. 예를 들어, 로버트 앳킨스Robert Atkins는 자신의 식사법을 택하면 첫 2주 사이에 약 7킬로그램을 뺄 수 있다고 주장했다. 맞든 틀리든 간에, 저탄수화물 식단이 꾸준히 인기를 끌고 있는 것은 때로 체중이 급격히 줄어드는 결과가 나오곤 하기 때문이었다. 게다가 치즈, 베이컨, 햄버거(빵을 제외한) 같은 좋아하는 음식들을 일부 탐식하면서도 그럴 수 있었다.

그러나 이런 유형의 식사법과 관련되어 나온 추세들이 모두 좋은 소식은 아니었다. 최근 연구에서는 탄수화물 섭취량을 줄이면 사실상 수명이 짧아질 수 있다는 결과가 나오고 있다. 어쨌든 그 탄수화물은 다른 무언가로 대체되며, 대부분의 사람들은 단백질, 특히 동물단백질로 대체한다. 새로운 데이터는 동물단백질의 다량섭취가 노화 및 질병과 관련이 있다고 말한다. 당뇨병, 심장병, 암 같은 질병의 주된 원인이 탄수화물이라는 속설이 퍼져 있지만, 우리 연구실을 비롯한 여러 연구실들에서는 사실상 동물성 식품(육류와 유제품 같은)의 섭취가 건강에 가장 위험할 수 있음을 보여주었다. 많은 사람들이 이 점을 깨닫지 못하는 이유는 우리 사회에서 적은 체중이나 체질량이 종종 건강과 동일시되곤 하기 때문이다.

동료 심사를 거쳐서 학술지에 비만에 관한 논문들을 발표한 생명의학 연구자로서, 나는 세계의 많은 지역에서 나타나는 '비만 유행병'이 공중보건에 위협이 되지 않는다는 말은 할 수가 없다. 그렇긴 하지만 비만과 그 위협이 꼭 일대일로 대응하는 것은 아니다. 체중과 건강, 또는 노화의 관계는 더 복잡하며, BMI가 더 크다고 해서 반드시 건강이 더 안 좋다고 말할 수 없는 사례도 많다. 수명과 건강수명에 미치는 장기효과를 생각할 때면 더욱 그렇다. 이 점을 더 제대로 이해하려면 먼저 체지방과 건강 사이의 관계를 밝히고, 체질량지수라는 척도가 진정으로 대변하는 것이 무엇인지를 비판적으로 살펴보아야 한다.

지방세포의 수가 아니라 크기

최근에 스웨덴 카롤린스카연구소Karolinska Institutet의 커스티 스폴딩 Kirsty Spalding 연구진이 〈네이처〉에 발표한 논문을 비롯하여, 성인이 몸에 지닌 지방세포fat cell, adipocyte의 수는 예전에 믿었던 것과 달리 그다지 변하지 않을 수 있다는 증거가 나오기 시작하고 있다.[2] 즉, 연구진은 성인이 지닌 지방세포의 수가 사실상 개인별로 독특함을 시사하는 흥미로운 관찰을 했다. 더 많은 이도 있고 더 적은 이도 있지만, 대체로 자신이 지닌 지방세포의 수는 세월이 흘러도 그다지 달라지지 않는다. 대신에 우리가 해마다(또는 달마다) 관찰하는 체중 변화는 지방세포의 수가 아니라 크기 변화와 더 관련이 있다.

또 그 연구는 우리 각자의 지방세포 수가 유년기와 청소년기에 발달하는 동안 거의 다 정해진다는 것도 보여주었다. 즉, 약 20세까지는 몸에 지방세포가 쌓이다가 그 뒤로는 수가 거의 일정하다는 것이다. 따라서 각자가 오늘 지니고 있는 지방세포 수의 차이는 사실상 현재의 행동이나 생활습관 차이에서 비롯되는 것이 아니라 성장할 때 빚어진 것이다.

사실 이런 차이 중에는 유전자에서 비롯된 것이 많을 가능성이 높다. 이 점은 키처럼 이른바 인체측정학적 형질들에 비추어보면 이해가 간다. 키는 상당한 수준까지 유전자에 좌우된다고 알려져 있다. 키 차이의 80퍼센트는 유전자의 차이로 설명된다고 추정된다. 지방세포 수는 유전학적으로 연구하기가 더 어렵겠지만, 비슷한 통계가 그 차이를 설명할지도 모른다. 게다가 생물학적 성별 같은 요인들도 기여를 한다. 평균적으로 여성은 남성보다 체지방률이 더 높으며, 그 차이는 대체로 지방세포의 크기보다는 지방세포의 수 차이에서 비롯될 가능성이 높다.

지방세포의 수가 우리의 전반적인 체지방량과 몸집에 기여하는 주된 요소이긴 하지만, 부피도 그 방정식의 주요 항이다. 즉, 각 지방세포가 얼마나 크고 얼마나 꽉 들어차 있느냐. 개인이 시간이 흐르면서 겪는 체중 변화에 기여하는 것이 바로 이 요소다. 예를 들어 겨울에 체중이 좀 늘었다면, 지방세포가 더 많이 축적되어서가 아니라 이미 있는 지방세포가 더 커지고 더 조밀해지고 더 무거워졌기 때문일 것이다. 그렇기에 체중이 빠르게 아주 많이 불어나는 것(또는 살이 빠진 뒤에 곧바로 다시 불어나는 것)이 지방세포의 수가 전반적으로 증가함으로써 새로운 조정이 이루어져서—새로운 정상상태가 설정됨으로써—일어나는 것일 수도 있다는 증거가 일부 있긴 하지만, 체중 증가의 대부분은 수가 아니라 부피의 증가에서 비롯된다. 거꾸로 체중이 줄어든다면, 이는 지방세포의 수가 줄어들어서가 아니라 거의 전적으로 세포의 부피가 줄어들어서 일어나는 것이다. 스폴딩 연구진은 비만대사수술을 받은 이들이 체중이 평균 18퍼센트 줄어들었지만 지방세포의 부피가 상당히 줄어들었을 뿐 지방세포의 수에는 전혀 변화가 없었음을 보여줌으로써 이 점을 확인했다. 지방흡입술이나 저온지방분해술처럼 지방세포의 수를 줄이는 방식은 효과가 오래가지 않을 때가 많다. 몸은 사라진 세포를 보충하는 메커니즘을 갖추고 있기 때문이다. 몸을 오래 속일 수는 없다. 몸은 기억한다.

중요한 점은 이 두 변수(지방세포의 부피와 수)가 건강과 노화에 어떻게 영향을 미치는지를 더 깊이 이해하는 것이다. 대체로 비만과 관련된 안 좋은 결과들은 대부분 지방세포의 부피와 기능장애 증가로 생기는 듯하다. 반면에 지방세포의 수 증가는 여러 면에서 유익하고 더 나아가 보호효과도 일으킬 수 있다. 우리가 몸이 필요로 하는 것을 지나치게 많이 먹을 때 남는 영양소는 지방세포에 지질(지방)으로 저장되곤 하기 때문이다. 지방세포가 너무 꽉 차면, 대개 염증과 반응성 산소종이나 자유라디칼 생산 같은 것들이 증진되면서 많은 부적응적 변화가 촉발될 것이다. 게다가 지방세포의 저장공간이 꽉 차면 나머지 지질은 혈액에 그대로 남게 된다(콜레스테롤이나 트리글리세라이드 수치를 통해 드러날 때가 많다). 이런 지질은 단백질 같은 분자들을 손상 혹은 변형시키거나, 간이나 췌장으로 들어가서 제2형 당뇨병과 비알코올 지방간질환 등을 악화시킬 수 있다. 이런 현상들이 종종 함께 일어난다는 점을 생각해서, 과학자들과 의사들은 이런 복합적인 건강위험들이 두 가지 이상 함께 존재하는 것에 '대사증후군metabolic syndrome'이라는 이름을 붙였다. 대사증후군이 심장병, 당뇨병, 뇌졸중 위험을 상당히 증가시킬 뿐 아니라 많은 흔한 암, 알츠하이머병, 지방간질환 위험도 증가시킨다고 드러난 것도 놀랄 일이 아니다.

'살진 지방세포'는 많아지면 대개 문제가 되지만, 지방세포의 수가 더 많은 것 자체는 본질적으로 나쁘지 않다. 사실 사람은 영장류

중에서 지방세포의 비율이 가장 높다. 그래서 일부 연구자는 사람을 '지방 영장류'라고 부를 정도다.[3] 원숭이들은 대부분 체지방률이 9퍼센트 미만이다. 아널드 슈워제네거Arnold Schwarzenegger가 1974년 미스터 올림피아가 되었을 때의 체지방률과 비슷하다.

그러나 우리가 가장 자랑하는 형질들 중 일부는 바로 우리가 가까운 친척 영장류들에 비해 지방세포가 더 많은 덕분에 진화할 수 있었을 것이다. 우리의 커다란 뇌와 그에 걸맞은 지성은 엄청난 양의 에너지가 공급되어야 유지된다. 그 결과 우리 몸은 대사율이 훨씬 높다. 우리 조상들이 고기를 얻기 위해서 커다란 동물을 사냥하고 잡을 수 있었을 때, 그들의 몸은 많은 지방세포 덕분에 나중에 또는 먹이가 다시 부족하지는 시기에 쓸 수 있도록 필수 에너지원을 저장할 수 있었다. 즉, 우리 몸은 고용량 재충전 배터리를 지니는 쪽으로 적응했다. 우리는 에너지원을 이용 가능할 때에만 쓰는 것이 아니다. 우리의 가까운 친척들보다 에너지를 훨씬 더 잘 저장하는 쪽으로 최적화했다.

안타깝게도 현대사회에서는 이 놀라운 체계가 유용할 일이 거의 없다. 많은 이들은 장기간 식량이 없이 지내야 하는 상황을 겪는 대신에, 지방세포가 늘 꽉 차 있고 거의 결코 고갈되지 않는 과충전상태에 놓일 위험에 처해 있다. 우리가 생존하기 위해서 적응해야 했던 단식과 섭식의 주기는 대다수 사람들에게 더이상 필요 없는 것이 되었다. 대신에 우리는 계속 먹는다. 역설적이게도 지방세포가 더 많을 때 사실상 몸에 보호효과를 일으킬 수 있는 것도 바로 이 때문이다.

또 그것은 여성이 당뇨병과 심장병 같은 질병들의 위험이 평균적으로 더 낮은 이유를 설명하는 여러 가설 중 하나다. 세포가 더 많다는 것은 저장용량이 그만큼 늘어난다는 의미이며, 과식을 해도 몸이 더 충분히 완충효과를 발휘할 수 있다는 뜻이다. 5리터의 물을 (큰 물병이 없다고 할 때) 여러 개의 컵에 나누어서 저장해야 한다고 상상해보라. 컵이 열 개라면 꽉꽉 채워도 모자랄 것이다. 그러나 스무 개라면 덜 채우면서 더 균등하게 나눌 수 있을 것이다.

지방이 세포들에 배분되는 방식은 여러 가지가 있을 수 있다. 이 점은 중요한데, 지나친 지방축적이 어디에서 일어나느냐에 따라서 건강에 큰 영향을 미치는 듯하기 때문이다. 피부밑지방에 비해 ① 내장을 둘러싸고 있는 지방인 내장지방이나 ② 지방세포가 아닌 세포(간, 근육, 췌장 같은)에 저장되는 지방인 이소성지방ectopic fat은 쌓일수록 대사장애, 전신염증, 전반적인 생리적 기능이상에 더 기여한다. 따라서 남성보다 여성이 그렇듯이, 피부밑지방이 더 많다는 것은 문제를 일으킬 부위로 향할 지방이 줄어든다는 의미일 수도 있다.

안타깝게도 과식을 한다면 지방세포가 더 많은 것이 문제를 일으킬 수도 있다. 살을 많이 뺀 뒤 곧바로 다시 체중이 불어날 가능성이 더 높아질 수 있다. 꽉 차서 부피가 한껏 늘어난 지방세포는 대사와 염증 문제를 일으킬 수 있는 반면, 지방이 빠진 지방세포는 허기를 일으키는 호르몬에 변화를 가져올 수 있다. 물론 허기는 빈 배터리를 재충전할 필요가 있다고 몸이 우리에게 알리는 방식이라는 점을 생각하면 납득이 간다. 비만인 사람이 꽤 단기간에 많은 살을 뺐을 때,

그 체중을 유지하는 데 어려움을 겪곤 하는 이유를 이것으로 설명하기도 한다. 앞서 말했듯이, 살을 뺄 때 지방세포의 수가 줄어드는 것은 아니다. 단지 지방세포가 비워지는 것일 뿐이다. 저장된 지방이 줄어들면, 지방세포는 호르몬인 렙틴의 분비를 중단한다. 렙틴 생산이 줄어들면 뇌의 '시상하부'라는 곳은 알아차린다. 먹을 시간이야! 렙틴은 에너지 섭취와 저장의 감지기이자 조절자라고 생각할 수 있다. 지방세포가 뇌에 에너지 창고가 비어가고 있고 보충할 음식을 찾아야 한다고(렙틴 분비를 중단함으로써) 알리는 방식이다.

거꾸로 지방세포는 에너지원이 충분히 채워지면 음식을 찾는 행동을 그만두어도 된다고 몸에 알린다. 적어도 다시 고갈되기 전까지는 멈추라고 말한다. 그 수준에 이르기까지 먹어야 할 양은 사람마다 다를 것이다. 본질적으로 먹은 음식/에너지를 얼마나 빨리 소비하는지를 가리키는 대사율과 지방세포의 수 같은 몇 가지 요인들이 관여하기 때문이다. 지방세포의 수는 에너지 창고가 얼마나 많이 흩어져 있는지를 말하며, 그 수에 따라서 각 세포가 얼마나 채워지는지가 달라질 것이다. 지닌 세포가 더 많을수록 각 세포는 덜 꽉 채워질 것이고, 몸에 필요하다고 알리는 음식의 양도 더 많아질 것이다.

그 결과 지방세포가 더 많은 사람은 BMI를 낮게 유지하기가 사실상 훨씬 더 어려울 수 있다. 키와 체중은 같은데 한 사람이 다른 사람보다 지방세포가 20퍼센트 더 많다고 하자. 같은 체중을 유지하려면, 지방세포가 더 많은 사람은 지방세포의 부피가 훨씬 적어야(즉 더 비어 있어야) 할 것이다. 그리고 지방세포가 더 많지만 더 작은 사람은 렙틴을 덜 분비할 것이며, 따라서 허기를 더 느낄 것이다. 짐작할 수 있겠지만, 이 사람은 계속해서 반대하는 뇌에 맞서서 현재의 체중을 유지하기가 훨씬 더 어려울 수 있다. 그러나 여기서 자기 자신에게 물어보라. 과연 두 사람이 같은 체중을 유지해야 할까? 현실적으로 지방세포가 더 많은 사람은 체중을 좀 더 불리는 편이 나을 수 있다. 다시 말하지만, 나는 비만을 장려하는 것이 아니다. 그저 우리가 정의하는 건강한 체중을 각 개인의 특성에 맞추어야 한다는 것이다.

그러나 개인별 자연스러운 체중의 차이를 추정하기 위해서 지방세포 수의 차이를 파악하려고 시도하기보다는 그냥 체중을 생각하는 것 자체를 내던지고, 건강의 추정값에 초점을 맞추는 쪽으로 전환하는 편이 더 낫다. 신체나이 같은 것 말이다. 우리는 건강과 노화를 최적화하는 쪽으로 초점을 바꾸고 그 목표를 가장 잘 달성할 행동들을 함으로써 각자에게 맞는 체중에 도달해야 한다. 그렇다. 더 무거워질 사람도 나오고 더 가벼워질 사람도 나오겠지만, 가장 중요한 점은 우리 모두가 더 건강해진다는 것이다.

노화를 늦추는 식사법

전통적 식사법 중 건강한 노화를 도모하는 데 앞장선 것이 두 가지 있다. 비건vegan 식단이라고도 하는 자연식물식plant-based 식단과 지중해 식단이다.[4] 푸른잎채소가 풍부한 식단이 건강과 노화에 이로울 것이라고 짐작하긴 어렵지 않지만, 장수추구를 위해 자연식물식 식단에 주목한 것은 사실 열량제한 연구에서 비롯되었다.

21세기 초에 효모, 선충, 설치류를 대상으로 열량섭취량 전체가 아니라 특정한 영양소의 섭취량 감소가 열량제한을 받는 동물들에게서 관찰된 수명 및 건강수명 연장효과의 주된 기여자임을 밝히려는 연구들이 시작되었다. 나온 결과들은 단백질이라는 다량 영양소가 핵심적인 역할을 한다는 것을 보여주었다. 많은 이들처럼 독자도 권장식단을 잘 알고 있다면, 아마 단백질을 많이 먹는 것이 비결인가 보다 하고 생각할지 모르겠다. 어쨌거나 앳킨스, 구석기, 몇몇 형태의 케토 같은 식사법들은 저탄수화물/고단백 식단이 근육기능을 강화하고 비만과 제2형 당뇨병을 예방함으로써 건강에 도움을 준다고 광고한다.

그러나 노화 연구실들에서 나오는 데이터는 고단백질 섭취가 노화속도 증가와 관련이 있으며, 저단백질(또는 단백질제한) 식단이 열량제한의 효과를 흉내내는 듯이 보인다고 말한다. 사실 단백질제한만으로도 열량제한의 유익한 효과를 온전히 설명할 수 있다는 연구결과도 나오기 시작했다. 초파리 실험에서는 탄수화물이나 총열량이 아니라 단백질 섭취량을 줄였을 때 수명이 늘어났으며, 먹이의 탄수화물이나 지방이 아니라 단백질 함량을 늘림으로써 수명을 다시 줄일 수도 있었다.

식단의 단백질과 열량이 미치는 효과는 'IGF-1'이라는 인자를 통해서 나타나는 것이라고 추정되었다. IGF-1는 발달할 때 성장에 관

여하고 평생에 걸쳐 혐기성 체내활동에 관여하는 호르몬이다. 한 성
장 호르몬의 부산물인데, 그 호르몬은 항노화 화합물이라고 왜곡되
어 선전되어왔다. 구글에서 '사람성장 호르몬'이라고 검색하면, 영양
제를 광고하는 기업들이 내놓은 인상적일 만치 근육질인 몸을 지닌
노인들의 모습이 잔뜩 뜰 것이다.

사람성장 호르몬이 근육생성을 촉진할 수 있다는 점은 맞지만, 그
호르몬과 IGF-1가 노화와 특히 암을 촉진할 수 있다는 점도 많은 연
구를 통해 드러났다. 따라서 설치류나 다른 동물들에게서 열량제한
에 반응하여 IGF-1 수치가 떨어짐으로써 노화과정이 느려지고 종
양성장이 억제된다고 설명하는 것이 합리적이었다. 그러나 시드니
대학교의 루이기 폰타나Luigi Fontana는 열량제한 식사법을 실천 중인
사람들의 IGF-1 수치를 조사했을 때, 식단의 단백질 함량도 낮지 않
은 한 그 수치가 낮아지지 않는다는 것을 발견했다.[5] 더 나아가 그는
열량 자체를 제한하지 않고서도 IGF-1 감소를 유도할 수 있음을 보
여주었다. 동물성 단백질이 거의 또는 전혀 들어 있지 않은 자연식물
식 식단을 택하기만 하면 되었다.

2014년에 나는 발터 롱고를 비롯한 동료들과 함께 저단백질 가설
을 뒷받침하는 증거를 추가로 내놓았다. 단백질, 특히 동물성 단백
질을 적게 먹을 때 노화관련 위험들이 줄어든다는 것을 시사하는 연
구결과였다.[6] 우리는 전국에서 중년의 미국인 약 3000명을 모집한
뒤, 그들을 단백질 섭취량에 따라 세 범주로 나누었다. 열량의 평균
20퍼센트 이상을 단백질로부터 섭취한다고 말한 이들은 고단백질

섭취군이었다. 10퍼센트 미만이라고 말한 이들은 저단백질 섭취군, 10~20퍼센트라고 말한 이들은 중간 섭취군이었다.

우리는 이 세 집단을 거의 20년 동안 추적하면서 비교했다. 고단백질 섭취군은 저단백질 섭취군보다 일찍 사망할 위험이 74퍼센트 더 높다고 나왔다. 암과 당뇨병의 발병 양상을 보니, 고단백질 섭취군이 저단백질 섭취군보다 두 질병 중 하나로 사망할 확률이 훨씬 높게 나왔다. 중간 섭취군도 저단백질 섭취군에 비해서 당뇨병이나 암으로 사망할 확률이 높았다(약 세 배).

이 연구도 특정한 방식으로 먹겠다고 스스로 선택한 이들을 관찰하는 방식이므로, 다른 어떤 추가요인들이 집단 사이의 차이를 빚어내고 우리 발견을 설명할 수도 있다. 그러나 총열량섭취량이나 다량영양소 섭취량 차이가 어떤 영향을 미쳤을지 검토했을 때, 그 어떤 것도 이 결과를 설명하지 못했다. 우리는 성별, 인종/민족, 교육, 허리둘레, 흡연습관, 운동습관, 기존 환경조건, 체중감소 노력, 요요 경험 같은 것들이 결과를 설명할 수 있는지도 검토했다. 어느 것으로도 설명할 수 없었다. 데이터에서 출현하는 것처럼 보이는 패턴은 두 가지뿐이었다. ① 단백질의 원천이 중요하고, ② IGF-1이 범인일 가능성이 높다는 것이었다. 예를 들어, 우리는 효과의 대부분이 동물성 단백질의 높은 섭취량으로 설명된다는 것을 보여주었지만, 식물성 단백질의 섭취량 차이를 비교했을 때에는 위험증가가 나타나지 않았다. 즉, 식물성 단백질은 많이 섭취해도 문제가 생기지 않는 듯했다. 우리는 실험참가자들의 혈액에서 IGF-1 농도도 측정했다. 고단백 음식의 섭취와 관련된 암발병 위험은 IGF-1 수치가 높은 이들에게서 더 높아졌다. 즉, 고단백/고IGF-1 조합이 가장 위험한 반면, IGF-1 수치가 낮은 사람에게는 고단백질이 덜 위험하다는 뜻이었다.

식물을 먹자

2015년 우리 연구결과가 발표된 뒤로 자연식물식 식단이나 저동물성 단백질 식단의 혜택을 확인하는 논문들이 쏟아졌다. 대체로 노화 분야의 연구자들은 비건 식단이 수명과 건강수명을 개선하는 최고의 방안일 가능성이 높다고 동의할 것이다. 그렇긴 해도 자연식물식 식단을 추구하는 여느 사람들처럼, 나도 건강한 비건 식단이 있는 반면 건강하지 못한 비건 식단도 있다는 점을 인정하는 것이 중요하다고 생각한다. 예를 들어 가장 악명 높은 정크푸드 중 일부는 본질적으로 비건 요리다. 오레오 쿠키, 몇몇 감자칩, 일부 브라우니나 케이크 가루, 에어헤즈 사탕, 허시 시럽, 트위즐러 같은 것들이다. 나는 이런 고도로 가공된 달콤하고 짭짤한 식품들을 곁들인 식단이 수명을 늘려줄 것이라고 주장할 사람이 과연 있을지 의심스럽다. 거꾸로 채소, 씨앗, 견과, 콩, 통곡물을 포함한 자연식품으로 구성된 식단은 심장대사 건강을 대폭 개선하고, 암위험을 줄이고, 수명을 늘릴 가능성이 있다.

아주 최근까지 비거니즘veganism이라는 개념은 나무를 껴안고 어머니 지구를 찬미하는 이들이나 열성적인 동물보호단체 회원을 떠올리게 하는 경향이 있었지만, 자연식물식 생활습관은 현재 주류 문화에 침투하기 시작했다. 최근의 한 보고서에 따르면, 2014년부터 2017년 사이에 자신을 비건이라고 말하는 사람은 약 600배 증가했다고 한다. 게다가 대체육이 등장하면서 가장 완고한 버거 애호가들까지도 식물 위주의 식단을 진지하게 고려하게 되었다. 자연식물식 식단의 채택이 개인이 기후변화에 맞서 싸울 수 있는 가장 바람직한 방법 중 하나일 수 있다는 보고서들도 이런 분위기 전환에 한몫을 했다. 그러나 비건 식단의 혜택에 동의하는 이들이 점점 늘어나고 있긴 해도, 많은 이들은 여전히 이 생활방식을 유지한다는 것이 불가능하다고 생각하는 듯하다.

많은 이들은 고기를 멀리하면 정력과 힘이 약해지지 않을까 우려한다. 취미로 운동을 하는 이들도 그렇게 생각하지만, 특히 성적에 생계가 달려 있는 직업선수들은 식물이 최고 성적을 유지할 연료와 근육에 필요한 영양소를 과연 충분히 제공할 수 있는지를 우려하기 마련이다. 이 우려는 대체로 단백질을 향한다. 단백질이 근육의 기본 구성단위이기 때문이다. 그러니 비건인이 육식을 하는 동료만큼 실력을 유지하려면 단백질을 더 섭취할 필요가 있지 않을까 하는 걱정이 들기 마련이다. 하지만 사실 필요한 단백질의 양은 비슷할 것이다. 식물성 단백질과 동물성 단백질은 소화가 얼마나 잘되는지 차이가 있지만, 결국 몸에 흡수되는 양은 그리 다르지 않아야 한다. 그보다는 무엇을 먹고 식물성 단백질을 어디에서 얻을지 전략을 세우는 것이 더 중요하다.

단백질은 아미노산으로 이루어져 있으며, 아미노산 중에는 우리 몸에서 직접 만들기 때문에 음식을 통해서 얻을 필요가 없는 것들도 있다. 반면에 '필수 아미노산'이라고 부르는 아홉 가지는 음식을 통해 얻어야 한다. 우리 몸이 스스로 생산할 수 없어서다. 히스티딘, 아이소류신, 류신, 라이신, 메티오닌, 페닐알라닌, 트레오닌, 트립토판, 발린이다.

따라서 우리가 먹는 단백질 공급원들은 완전단백질과 불완전단백질로 나눌 수 있다. 전자는 이 아홉 가지 필수 아미노산이 다 들어 있는 것(대부분의 동물성 단백질이 그렇다)을 말하고, 후자는 아홉 가지 중 적어도 하나가 부족한 것을 뜻한다. 여기서 '필수'가 다른 아미노산들보다 더 중요해서 많이 먹어야 한다는 의미가 아니라는 점을 명심하자. 흥미롭게도 메티오닌과 트립토판(두 필수 아미노산)은 다량섭취 때 노화를 촉진할 가능성이 있다고 파악되었으며, 일부 연구에서는 동물에게 단백질제한이나 열량제한 식단을 제공할 때 관찰되는 혜택이 이 필수 아미노산 중 하나 또는 둘 다의 섭취량이 줄어들어서일 수 있다는 단서도 나왔다. 사람들이 자신의 식탁에서 메티오닌이나 트립토판을 없애겠다고 나설 수 있으려면 아직 많은 연구가 필요하긴 하다.

방금 말했듯이, 운동선수와 건강에 식견을 지닌 이들로서는 균형 잡히고 지속 가능한 식사를 하려면 식단에 단백질을 비롯한 다량 영양소가 얼마나 들어 있는지를 아는 것이 중요하다. 대다수가 짐작하는 것과 반대로, 스포츠에서 육체적으로 성공하는 데 필요한 영양소가 다 들어 있는 자연식물식 식단을 구성하는 것은 그리 어렵지 않다. 사실 자연식물식 식단으로 전환한 많은 운동선수들은 오히려 전보다 더 기량이 좋아졌다고 말한다.

다음 목록은 누구나 쉽게 식물만으로 적절한 단백질 함량을 구성할 수 있는 방법들이다. 왼쪽은 완전단백질을 지닌, 즉 모든 필수 아미노산을 지닌 식물들로 구성한 식단이다. 오른쪽은 필수 아미노산 한두 가지만 빠져 있는 식물들로 구성한 식물성 단백질 공급원이다.

완전단백질		불완전단백질	
퀴노아	8g/컵	아몬드	6g/온스
메밀	6g/컵	고구마	2g/컵
풋콩	17g/컵	검은콩	16g/컵
삼씨	9g/온스	현미	5g/컵
스피룰리나	64g/컵	병아리콩	39g/컵
치아씨	4.7g/온스	방울다다기양배추	3g/컵

기억해야 할 중요한 점은 우리가 식사를 준비할 때는 대개 다양한 식품들을 조합한다는 것이다. 따라서 설령 개별식품이 완전 단백질의 공급원이 아니라 해도 식사 자체는 완전단백질 공급원일 수 있다. 가령 현미와 콩을 조합하면 두 불완전단백질 공급원을 써서 완전

단백질 식사를 하는 셈이다. 한 조각에 4~5그램의 식물성 단백질이 들어 있는 이지키엘 빵Ezekiel bread(밀, 렌틸, 수수, 보리 등으로 만든 빵—옮긴이)도 그렇다. 이 빵의 재료인 각 곡물은 불완전단백질 공급원이지만, 그것들을 조합해 만든 빵에는 아홉 가지 필수 아미노산 모두가 들어 있다. 식물성 식품의 다양성을 생각할 때, 육류와 유제품을 멀리한다고 해서 기력이 떨어진다거나 코트, 경기장, 링에서 실력이 제대로 안 나올 것이라고 생각할 이유는 전혀 없다. 앨릭스 모건Alex Morgan, 디안드레 조던DeAndre Jordan, 리치 롤Rich Roll, 제임스 윌크스James Wilks, 패트릭 바부미안Patrik Baboumian, 데릭 모건Derrick Morgan을 비롯한 많은 저명한 비건 운동선수들에게 물어보라(각각 미국의 축구, 농구, 철인경기, UFC, 미식축구 선수, 독일의 보디빌더—옮긴이).

단백질, 정력, 힘을 우려하는 것 외에, 사람들은 완전한 채식으로 넘어가는 것을 꺼리는 또 한 가지 이유는 그저 고기를 좋아해서다. 많은 이들에게 자신이 좋아하는 맛좋은 음식이 없는 삶은 상상조차 할 수 없는 것이다. 또 많은 이들에게는 특정한 음식을 요리하고 먹는 행위 자체가 보존하고 싶은 전통과 가치의 중요한 일부다. 결국 고기를 먹어도 되는지, 먹지 말아야 하는지는 내가 할 수 있는 말도 다른 누군가가 할 수 있는 말도 아니다. 중요한 점은 자신의 결정이 건강에 어떤 영향을 미칠지를 아는 상태에서 어떤 생활방식을 기꺼이 받아들일지 정하는 것이다. 그것만이 아니다. 사회가 건강을 매우 중시하기는 하지만, 많은 이들에게 건강은 삶의 최우선순위에 있지 않다. 아니, 적어도 각자가 자신의 전반적인 건강을 최적화하려는 의지를 발휘하는 데는 한계가 있다. 따라서 비건인이 되어야 하는지의 여부의 답은 그것에 자신이 얼마나 가치를 두는가 하는 질문으로 귀결될 수도 있다. 반년 더 건강한 삶을 누릴 수 있다면 그렇게 하겠는가? 10년이라면? 두 생활습관의 선택이 어떤 결과를 빚어낼지 정확히 알 방법이 없긴 하지만, 신체나이 측정은 생활습관 선택이 얼마나 중요한지 어느 정도 알려줄 수 있다.

많은 이들에게는 이를테면 75퍼센트만 자연식물식을 하는 것으로도 충분할 수 있다. 그렇다면 자기 인생에서 중요하다고 여기는 것을 포기할 필요 없이, 채식의 혜택을 상당 수준으로 누릴 수도 있다. 그러나 사람들이 더 올바로 알고서 결정을 내릴 수 있도록 해줄 도구들이 필요하다. 사실 건강수명과 수명을 더 늘리는 길은 하나만이 아니다. 각기 다른 방향에서 건강과 노화에 전반적으로 기여하는 방법들을 선택하여 조합할 수도 있다.

그렇다면 고기를 먹으면서도 오래 살 수 있을까? 전 세계를 살펴보면(어느 정도까지는) 그렇다는 답이 나오는 듯하다. 모든 것은 먹을 때 중용을 지키라는 격언으로 귀결된다.

'블루존'의 지혜

2004년 〈내셔널 지오그래픽 National Geographic〉 탐험가 댄 뷰트너 Dan Buettner는 전 세계에서 장수마을로 유명한 곳들의 비밀을 밝혀내기 위해 노화 및 장수를 연구하는 과학자들과 함께 세계를 돌아다녔다. '블루존Blue Zone'이라 불리는 이런 곳들의 주민들은 세계에서 가장 오래 살 뿐 아니라 대부분 암, 심장병, 당뇨병 같은 질병도 없다.

그리스 이카리아, 일본 오키나와, 이탈리아 사르디니아, 캘리포니아 로마린다, 코스타리카 니코야반도로 이루어진 블루존 다섯 곳은 몇 가지 아주 중요한 특징을 공통적으로 지니고 있다. 아마 가장 눈에 띄는 공통점은 이런 마을들이 대체로 채소와 콩이 풍부하고 육류와 유제품이 적지만… 완전히 배제하지는 않은 식단을 갖고 있다는 사실일 것이다. 인과성을 추론하기에는 지리적 증거가 부족하긴 하지만, 이런 마을 밖으로 나간 사람들은 장수 이점을 잃는 경향을 보인다는 것이 드러났다. 따라서 장수는 유전자의 차이 때문이 아니라 이 놀라운 지역들의 생활습관과 관련 있을 가능성이 높다.

이 독특한 공동체들과 우리 같은 다수가 사는 사회 사이에는 많은 차이점이 있긴 하지만, 과학자들은 장수의 비밀을 알아낼 수 있지 않을까 하는 희망을 품고서 블루존 주민들을 체계적으로 연구하기 시작했다. 첫 탐사의 결과로 나온 블루존계획Blue Zones Project은 2009년에 블루존 주민들을 조사하여 얻은 깨달음으로 전 세계 사회를 개선하는 데 도움을 주겠다는 목표를 갖고 출범했다. 가장 눈에 띄는 점 중 하나는 다양한 블루존들의 식습관이 비슷하다는 점이다. 연구자들은 영양학적 조사를 통해서 블루존 주민들이 몇 가지 단순한 식습관을 따르는 경향이 있음을 밝혀냈다.

블루존 다섯 곳 중 네 곳의 주민들은 고기도 먹는다고 했지만, 대체로 극소량을 먹거나 아주 드물게 먹었다. 사실 이 자료는 그들이 평균적으로 하루 동안 먹는 음식 중에서 약 5퍼센트만 동물성 식품이고, 대부분(열량의 95퍼센트)은 식물성 식품임을 시사했다. 이는 그들이 저탄 식사법을 택하지 않는다는 의미이기도 했다. 대신에 그들은 탄수화물 약 65퍼센트, 지방 20퍼센트, 단백질(거의 다 식물성) 15퍼센트의 비율로 섭취했다.[7]

블루존 세 곳의 사람들은 유제품도 적당량 섭취한다. 캘리포니아 로마린다의 제7일안식일예수재림교 공동체는 채식을 고수하며, 따라서 육류 이외의 다른 동물성 식품 섭취는 제한하지 않는다. 많은 미국인들처럼 그들도 치즈와 요구르트를 즐기며, 때로 우유 제품도 사먹는다. 그리스 이카리아와 이탈리아 사르디니아에서는 염소와 양을 치는 것이 삶의 일부이기에 주민들은 으레 요구르트, 발효유, 치즈를 먹는다. 그러나 이런 것들은 산업화한 대부분의 세계에 있는 슈퍼마켓에서 파는, 공장식 축산업체에서 생산된 당을 첨가하고 고도로 가공된 유제품과 다르다.

또 블루존의 당 소비량은 다른 지역들에서 전형적으로 소비되는 양에 비하면 미미한 수준이다. 평균적으로 미국인은 블루존 주민들보다 자당(설탕)을 약 다섯 배 더 먹는다. 세계의 많은 지역에서는 이렇게 많은 설탕섭취가 의도한 것이 아닐 수도 있다. 그저 앉아서 과자를 먹고 있을 뿐이겠지만, 유감스럽게도 저지방 요구르트에서 삶은 콩과 더 나아가 건강해 보이는 샐러드에 이르기까지 우리 가공식품에는 당을 첨가한 것이 아주 많다. 미국에서 인기 있는 한 중국 식당(이름은 말하지 않으련다)의 치킨 샐러드에는 설탕 44그램이 들어간다! 온종일 먹은 것이 그 요리뿐이라고 해도, 블루존에서 하루에 먹는 설탕량의 두 배에 달한다. 또 우리는 하루 세 끼 식사뿐 아니라 간식도 블루존 주민들과 다르다. 그들은 과일과 채소, 견과류 같은 식물성 자연식품을 간식거리로 즐겨먹는다. 이카리아 주민들은 배가 좀 고프다 싶으면 아몬드를 한 줌 집는다. 니코야 주민들은 피스타치오를 입에 넣는다.

종합하자면 블루존의 식단은 지중해 식단과 꽤 비슷해 보이지만, 대부분(95퍼센트)이 식물성이라는 점이 다르다. 본질적으로 가공되지 않은 건강한 자연식품으로 구성된 채식 식단 또는 비건 식단이면서, 이따금 육류와 유제품도 곁들인다. 따라서 이 식습관은 사실상 전 세계의 많은 이들도 택할 수 있을 것이다. 엄격한 제한 없이 대안을 제시하며, '양자택일'의 맥락에 갇히지 않는다. 이 식사법을 따르는 이들은 특별한 날에만 먹기로 하는 한, 좋아하는 전통 음식을 먹을 수 있다. 이는 일주일 중 6일은 채식을 하고(유제품도 약간 곁들이면서) 남은 하루에 육식(되도록 방목해서 키운 가축에서 얻은 비가공육으로)을 한다는 의미가 될 수도 있다. 이 모든 것은 중용과 관련이 있다. 또 자신이 먹는 식품의 대다수가 채소, 감자, 통곡물, 견과, 씨, 약간의 무가당 유지방 유제품, 쌀, 콩, 올리브유 같은 것들이라는 의미이기도 하다. 갈증을 달랠 때에는 물, 커피, 차만 마신다. 때로 포도주도 괜찮을 성싶다.

마지막으로, 이런 놀라운 지역들의 식단에서 얻은 다른 중요한 교훈 중 하나는 무엇을 먹는가에 초점을 맞추는 것이 아니라, 어떻게 먹는지에 초점을 맞추라는 것이다. 뷰트너는 일본 오키나와(세계에서 여성의 수명이 가장 길고 100세 이상 인구의 비율도 가장 높은 지역) 주민들이 옛 가르침을 따른다고 말한다. 복팔분腹八分, 즉 배를 80퍼센트만 채우라는 뜻이다. 이 가르침에 따라서 오키나와인들은 하루에 1800~1900칼로리만 섭취하는 경향이 있고, BMI가 평생 20 초반으로 유지된다.[8] 많은 연구자들은 사실상 평생 지속되는 이 적절한 열량제한이 오키나와를 비롯한 블루존 지역들의 놀라운 기대수명을 설명할 수 있지 않을까 추측해왔다.

삶을 위한 단식

따라서 우리는 다시 원점으로 돌아오는 것일까? 이 조사결과는 그저 오래토록 건강하게 사는 방법이 수십 년 동안 음식 섭취량을 대폭 줄이는 것임을 재확인해주는 것에 불과할까? 과학자들은 전통적인 열량제한이 수명을 늘리고 발병을 늦추는 최선의 또는 확실한 식사법일 수 있지만, 그것이 유일한 방안은 아닐 것이라고 추정해왔다. 지난 몇 년 사이에 열량제한을 주된 장수 식사법이라는 지위에서 끌어내리겠다고 위협하는 식사법이 점점 인기를 끌어왔다. 바로 단식법이다. 다양한 단식법을 옹호하는 이들은 단식이 열량제한 식사법과 거의 동일한 혜택을 제공할 수 있으면서, 한 가지 중요한 점에서 다르다고 주장한다. 바로 유지하기가 쉽다는 것이다. 사실 단식이 여러 면에서 '열량제한 아류'라는 증거는 꽤 많다.

단식은 블루존의 주요 생활방식이기도 하다. 면적이 256제곱킬로미터인 이카리아섬의 주민들은 장수를 설명할 수도 있는 다양한 건강활동을 한다. 그들은 지역에서 생산된 유기농 식품을 먹는다. 자기 텃밭에서 키워서 함께 나눠 먹는 채소류가 많은 부분을 차지한다. 또 그들은 꾸준히 몸을 움직인다. 우리 중 상당수가 하는 식의 운동을 말하는 것이 아니다. 그들이 사는 섬은 언덕이 많기에 걸어서 돌아다니는 것이 주된 이동 방식이기 때문이다.

뷰트너가 관찰한 또 한 가지 흥미로운 현상은 그들이 단식을 한다는 것이다. 그것도 많이 한다. 그들이 그리스 정교회의 니스티아nistia라는 단식활동을 지키기 때문이다.[9] 이카리아인들은 해마다 약 150일의 단식을 한다. 여기에는 크리스마스 금식 40일, 사순절 금식 48일, 사도들의 금식 8~42일, 성모 안식 금식 2주가 포함된다. 또 1년 내내 수요일과 금요일도(주요 축제가 벌어지는 기간을 제외하고서) 거의 다 금식일로 정해져 있다. 이런 종교적 금식기간에는 철저히 단식을 하는 것이 아니지만(무슬림의 라마단이나 유대교의 대속죄일에 낮에만 금식을 하는 것과 비슷하다), 특정한 음식들을 삼간다. 대개 육류, 유제품, 생선이 그렇고 이따금 기름도 포함된다. 이런 금식은 열량을 직접적으로 제한하는 것이 아니지만, 연구자들은 금식기간에 금식을 하는 이들이 그렇지 않은 이들보다 하루에 약 300칼로리를 덜 섭취한다는 것을 알았다. 작아 보이긴 하지만, 한 해 전체로 보면 약 4만 5000칼로리를 덜 섭취하는 셈이다.

　단식의 역사는 고대 이집트, 그리스, 중국, 인도 문명까지 거슬러 올라간다. 단식이 종교적 영적 관습을 따르는 것일 때도 많지만, 건강, 치유, 재생을 도모하는 치료 행위로 쓰였음을 시사하는 문헌들도 있다. 기원전 6세기의 저명한 수학자이자 철학자인 피타고라스는 40일 동안 단식을 함으로써 창의성과 정신력을 드높이고자 했다. 플라톤, 소크라테스, 히포크라테스도 비슷한 방법을 썼다. 세계 반대편에서 진나라 이전 시대에 도교 선인들은 벽곡辟穀이라는 양생법을 실천했다. 곡물을 피하고 대신에 요리하지 않은 씨앗, 견과, 나뭇진, 수액, 나무껍질, 뿌리를 아주 소량만 먹는 방식이었다(이 내용은 도교 경전인《열선전列仙傳》에 실려 있다).[10] 그들은 단식이 건강과 평온뿐 아니라 영적 깨달음도 촉진한다고 여겼다. 영생과 신선으로 나아가는 첫걸음이었다. 음식 대신에 '호흡', '생기', '기운'을 뜻하는 기氣로부터 자양분을 얻을 수 있고, 그럼으로써 우리 각자의 몸에 들어 있으면서 질병을 일으키고 죽음을 촉진하는 사악한 벌레인 삼시三尸를 없앨 수 있다고 보았다. 즉, 사실상 노화의 원인들을 말이다.

　현대의 과학적 방법과 서양 의학의 몇몇 개념들보다 앞서 존재했던 이런 고대의 풍습들은 나름 타당성이 있다. 짧게 이따금 음식을 피하는 행동이 열량제한과 비슷한 장수와 건강혜택을 제공할 수 있음을 시사하는 새로운 과학적 증거들이 나오고 있기 때문이다. 나는 최근에 한 과학자가 이렇게 단언하는 말도 들었다. "단식은 새로운 열량제한이다." 이 말은 사실이다. 단식의 혜택에 관해 우리가 밝혀낸 내용 중 상당수는 수십 년 동안 이어진 열량제한 연구들로부터 나온 것이기 때문이다. 얼마 전에 과학자들은 열량제한 문헌들을 살펴보다가 한 가지 흥미로운 점을 알아차렸다. 많은 동물들, 특히 설치류 연구를 할 때 하루에 한 번만 먹이를 주는 식으로 열량을 제한한 사례들이 많았다는 것이다.

그러자 관찰된 효과가 오로지 먹이섭취량을 줄였기 때문에 나타난 것인지, 아니면 꾸준히 단식을 시킨 결과인지 궁금증이 생겼다. NIA의 연구진은 이 궁금증을 풀기 위해서 논리적으로 그다음 단계가 될 실험을 했다. 그들은 총열량섭취량은 줄이지 않은 채 생쥐들에게 하루 걸러 먹이를 주었다.[11] 생쥐들은 본질적으로 정상적으로 식사를 하는 생쥐들과 먹는 양이 동일했지만, 먹는 시간이 더 한정되어 있었다. 연구진은 이 생쥐들의 혈당 수치와 인슐린 민감성(당뇨병과 관련된 표지들)이 개선되었음을 알아차렸다. 또 단식 생쥐의 뇌에 있는 신경세포들이 독성 스트레스 인자들에 덜 손상된다는 것도 밝혀냈다. 그리고 열량제한 동물과 비슷하게, 단식 생쥐도 심혈관질환과 뇌졸중 위험이 줄어들었다.

게다가 이 혜택은 설치류에게서만 관찰된 것이 아니었다. 최근에 NIA 과학자이자 열량제한과 간헐적 단식 분야의 개척자 중 한 명인 마크 매트슨Mark Mattson은 보디빌더들이 몸을 만들려고 애쓰다가 거의 우연히 단식의 혜택을 접하는 사례들이 많다는 것을 알아차렸다.[12] 그들은 시행착오를 통해서 아침을 거르고서 운동을 하면, 그 단식이 체지방을 줄이는 동시에 지방을 뺀 체중을 늘리는 데 효과가 있음을 깨달았다. 그 결과… 근육이 잘 발달하면서 그 분야에서 성공할 기회가 커졌다.

새로 출현한 과학도 단식의 효과를 뒷받침했다. 2013년에 3개월 동안 하루 걸러 단식을 하면서 지구력 운동을 병행한 비만인들에게서 체지방량이 상당히 빠지고 근육량은 보존되었다는 연구결과가 나왔다.[13] 게다가 LDL(나쁜 콜레스테롤)이 줄어들고 HDL(좋은 콜레스테롤)이 늘어남으로써 콜레스테롤 수치도 상당히 개선되었다.

앞으로 단식의 임상시험이 더 많이 이루어짐으로써 단식이 어떤 혜택을 줄 수 있는지 더 잘 이해하게 될 것이다. 열량제한이 수십 년 동안 동물을 대상으로 이루어졌고 사람을 대상으로는 거의 이루어지지 않은 반면에, 사람을 대상으로 한 단식 연구는 아주 활발하게 이루어지고 있다. 주된 이유는 제안된 단식 식사법을 할 만하다고 여기는 이들이 많기 때문이다. 사람들은 생활습관에 단식을 끼워넣는 일은 덜 꺼리며, 따라서 참가자를 모집하기도 훨씬 쉽다. 아마 더욱 중요한 점은 단식을 지속하도록 하기도 훨씬 쉽다는 점일 것이다. 과학자들은 실험실에서 동물에게 열량제한 식사법을 지속하도록 할 수 있었지만, 사람 참가자들에게는 겨우 몇 년조차도 계속 따르게 할 방법이 전혀 없다. 바이오스피어 2는 사람들이 열량제한을 지속할 수 있고 더 나아가 좋은 결과를 낳을 수 있다는 것을 보여주었지만, 먹고자 하는 우리의 진화적 충동 앞에서 결국 그 의지는 무너지고 만다. 반면에 단식 실험참가자는 그저 짧은 기간만 의지력을 유지하면 될 때가 많다. 하루에 몇 시간, 또는 일주일에 며칠만 하면 된다.

또 이는 단식이 전반적으로 그렇게 인기를 끌게 된 이유도 설명한다. 계속 허기에 시달리지 않아도 열량제한의 혜택을 제공하겠다고 약속하기 때문이다. 열렬한 열량제한 실천가들은 몸이 그 결핍에 이윽고 적응할 것이라고 약속하지만, 대부분은 사람들은 그 시기가 올 때까지 의지력을 계속 발휘하지 못한다. 단식은 그렇게까지 할 필요가 없어 보인다. 국제식품정보위원회International Food Information Council의 조사에 따르면, 간헐적 단식은 2018년에 가장 인기 있는 식사법이었다. 단식은 한때 일시적인 유행이라고 치부되었다가 곧 건강과 노화를 걱정하는 이들이 실천해야 마땅한 것이 되었다. 이런 식사법이 체중감소, 특히 과체중이나 비만인 사람의 체중감소에도 도움을 주지만, 단식 식사법은 노화의 신체적 변화 중 일부를 지연시키거나 더 나아가 되돌릴 수도 있는 듯하다.

최근에 나는 노화 연구자이자 단식 전문가인 발터 롱고, 세바스천 브랜드호스트Sebastian Brandhorst와 함께 단식모방 식단fasting-mimicking diet, FMD이 생물학적 노화에 어떤 영향을 미치는지를 조사하는 임상시험을 두 차례 했다. 뒤에서 더 자세히 설명하겠지만, 여기서 짧게 소개하자면 FMD는 5일 동안 열량 섭취량을 대폭 줄이면서(때로 하루에 약 500칼로리) 먹는 방식이다. FMD는 대개 매월 한 주기씩, 또는 연간 몇 주기씩 실시한다. 첫 번째 임상시험에서는 자원자 100명을 두 집단에 무작위로 나누어 배치했다. 1군에는 3개월 동안 정상적인 식사를 한 뒤에 FMD를 세 주기 섭취하도록 했다(3개월 동안 매월 한 번씩). 2군에는 임상시험이 시작될 때부터 FMD를 세 주기 섭취해달라고 했다. 두 번째 임상시험에서는 심장대사 위험인자를 지닌 자원자 44명에게 4개월 동안 FMD를 네 주기 섭취해달라고 했다. 두 번째 시험에서는 대조군이 없었지만, 참가자들을 처음에 기준으로 잡은 상태와 비교했다.

예상한 대로 두 임상시험에서 FMD를 취한 이들은 BMI, 총지방, 피부밑지방, 내장지방(배 안의 주요 장기들을 감싸고 있는 위험한 지방) 모두가 상당히 감소했다. 가장 흥분되는 결과는 FMD가 간에 지방이 얼마나 들어 있는지를 평가하는 간지방함량hepatic fat fraction도 줄인다고 나왔다는 것이다. 이 값은 비알코올 지방간질환 위험을 반영하므로 중요하다. 이 질환은 성인 중 약 20~30퍼센트가 앓고 있으며 조기사망, 간손상, 당뇨병와 관련이 깊다. 단식은 지방을 줄여줄 뿐 아니라, 인슐린 민감성 개선과 혈당 수치 저감과도 관련이 있었다. FMD를 몇 주기 접한 뒤에는 면역 수치도 더 젊게 나왔다. 그것으로도 모자라다는 듯이, FMD를 접한 이들은 신체나이 추정값도 줄어들었다.

앞서 내가 개발한 척도(대니얼 벨스키도 칼레리 데이터에 적용한 것)를 써서, 우리는 FMD를 세 주기 거친 뒤 참가자들의 신체나이가 처음보다 약 2.5년 젊게 나오는 것을 발견했다. 즉, FMD가 노화를 늦춘 것이 아니라 사실상 되돌린 양 보였다. 대조군은 그렇지 않았다. 그들은 정상식사를 3개월 동안 한 뒤에 예상한 대로 신체나이가 약 반년 늘어났다.

게다가 앞서 우리는 개인의 신체나이와 건강위험이 관계가 있음을 보여주는 탄탄한 연구결과를 발표한 바 있었기에, 이런 감소가 장기적인 건강의 개선이라는 관점에서 어떤 의미가 있는지를 추정할 수 있었다. 나는 이런 추정값들이 모사된 것이며, 실제로 관찰된 결과가 아님을 강조하고 싶다(실제로 관찰하려면 50년 이상 지켜봐야 할 것이다). 즉, 탄탄한 과학과 아주 강한 연관관계에 토대를 둔 것이다. 우리는 기준선과 FMD를 세 주기 한 뒤의 결과를 비교했을 때, 앞으로 20년 동안의 사망위험이 30퍼센트 줄어들었다는 것을 발견했다. 심장병, 암, 뇌혈관질환, 당뇨병의 발생위험이 각각 17, 6.5, 22, 26퍼센트 줄어들었다고 예상된다는 것이 이 감소를 상당 부분 설명할 수 있을 듯하다. 즉, FMD는 단지 특정한 질병에 걸릴 가능성을 줄이는 것이 아니라, 신체나이 전체에 미치는 영향을 통해서 전반적으로 질병들에 영향을 미치는 듯했다.

이런 결과들은 흥분을 불러일으키지만, 고려할 단서들이 몇 가지 있다. 물론 이 결과들은 추정값이며 FMD를 세 주기 접한 덕분에 줄어든 2.5년이 장기간 유지될 것이라고 가정한다. 40세에 신체나이가 40세였던 사람이 FMD 이후에 신체나이가 37.5세로 줄어든다면, 이는 10년 뒤 숫자나이가 50세일 때 다시 검사하면 신체나이가 47.5세로 나온다는 뜻이다. 그러나 아마 모두가 그렇지는 않을 것이다. 장기적으로 계속 실천을 하지 않는다면 어떤 이들은 원래 상태로 되돌아갈 것이다.

우리는 살 빼기 요법들에서 이런 현상을 늘 접한다. 우리는 참가자들의 신체나이가 마지막 FMD를 거친 뒤 몇 달 동안 어떻게 변하느지를 알아보는 연구를 했다. 전반적으로 대다수는 줄어든 상태를 유지했지만, 그 정도는 덜했다. 그러나 이 연구가 반드시 몇 년이나 수십 년에 걸쳐서 어떻게 될지를 말해주는 것은 아니다. 아마 이 짧은 개입의 효과는 사라질 것이다. 하지만 사람들이 FMD를 자신의 일상적인 생활습관으로 삼기로 한다면 어떻게 될까? 우리는 답을 얻겠다고 여러 해 동안 실험을 하지 않았기에, 다시 시뮬레이션으로 눈을 돌렸다. 이번에는 해마다 세 주기에 걸쳐서 FMD를 접한다면 신체나이가 얼마나 감소할지 모사했다. 연간 겨우 15일 동안 단식을 할 뿐이라는 것을 생각하자. 이는 대다수가 쉽게 할 수 있는 식사법이다.

우리는 미국 인구 전체를 대변하는 표본집단을 추출하는 것으로 시작했다. NHANES라는 이 데이터 집합은 CDC가 수십 년 동안 모은 것이다. 인구조사와 비슷하지만 건강을 조사한 것이라고 생각할 수 있다. 이는 우리 표본집단의 사람들이 인구통계, 사회경제적 지위, 지리적 다양성, 심지어 신체나이 측면에서도 미국의 모든 성인들을 살펴볼 때 찾을 수 있는 것과 비슷한 분포를 보인다는 뜻이었다. 우리는 임상시험 데이터를 써서 표본집단의 20세에서 50세에 속한 모든 이들이 FMD를 세 주기 섭취한 뒤에 신체나이에 어떤 변화가 일어날지 추정했다. 각자의 처음 신체나이를 기준으로 삼고서, FMD가 신체나이를 줄이지 않는(심지어 증가시키는) 변화까지 포함하여 무작위적 변화도 일부 허용하여 시뮬레이션을 했다. 이는 이론상 20대에 FMD를 섭취하기 시작한 이들도 있고, 50대에 시작한 이들도 있다는 의미였다. 또 우리 모형은 FMD를 섭취하지 않는 기간의 우리 임상시험 데이터에 부합되도록 체중이 어느 정도 다시 불어나는 '반발 단계'도 있도록 허용했다.

마침내 이 모든 변수를 수학모형에 포함시키자, 나온 결과는 놀라웠다. 우리 시뮬레이션에 따르면 1년 뒤에 신체나이가 급감하는 경향이 있었다. 이는 임상시험에서 우리가 관찰한 것과 비슷하게 사람들이 점점 젊어지고 있다는 의미였다. 그 뒤로 약 5년 동안은 생물학적 노화가 거의 멈춰 있었다. 해가 지나도 신체나이는 얼어붙은 것처럼 보였다. 그러다가 이윽고 다시 째깍거리기 시작했지만, 숫자나이가 1년씩 늘어날 때마다 신체나이도 1년씩 늘어난다고 예상되는 대조군과 달리, 이 모사된 FMD 참여자들은 0.85년씩만 늘었다. 늙어가는 속도가 15퍼센트 낮았다! 전반적으로 이런 결과들은 FMD가 생물학적 노화에 미치는 영향에 어떤 바닥효과가 있을 가능성을 시사했다. 즉, 어느 한계까지만 더 젊어질 수 있으며, 필연적으로 우리 모두 늙는다는 것이다. 그러나 우리는 더 천천히 나이를 먹을 수 있으며, 그리하여 질병과 노화관련 장애에 걸릴 위험이 대폭 줄어들 수 있고, 여러 해를 더 건강하게 보낼 수 있을 것이다.

이 점을 더 깊이 살펴보기 위해서, 우리는 50세인 사람들을 기준으로 삼고 두 가지 가능한 시나리오를 상정하여 시뮬레이션을 돌린 뒤 비교했다. 첫 번째 시나리오는 사는 동안 해마다 신체나이도 1년씩 늘어난다고 가정했다. 우리가 예상하는 기본 양상이다. 두 번째 시나리오는 앞서 해마다 세 주기 FMD를 접한다고 가정했을 때 신체나이에 일어난 변화를 추정한 우리 시뮬레이션의 결과를 이용했다. 우리는 20년이 흐른다고 상정하고서 양쪽 집단(실제로는 동일한 사람들이지만, 앞으로 나아가는 경로가 다르다고 상정한)의 시뮬레이션을 돌린 뒤, 기대수명과 질병 위험을 비교했다. 데이터는 FMD를 20년 동안 실천했을 때 기대수명이 약 5년 늘어날 수 있음을 시사했다. 게다가 FMD가 그 기간에 더 건강하게 살아갈 수 있도록 돕는다는 것도 말해준다. 이 모사한 FMD 효과는 이 식사법이 심장병, 암, 당뇨병, 뇌혈관질환의 위험을 각각 50, 30, 75, 65퍼센트씩 줄일 수 있음을 시사했다.

이 결과가 내 컴퓨터 화면에 떴을 때, 나는 도저히 믿을 수가 없었다. 20년 동안 단식을 겨우 100일 했을 뿐인데 이 지구에서 무려 1800일을 추가로 더 살 수 있다니! 게다가 늙어갈수록 시달리게 되는 가장 지독한 몇몇 질병들에 걸릴 위험도 대폭 줄었다. 이 시뮬레이션이 정확하다고 가정한다면, 간헐적 단식을 생활의 일부로 포함시킬 경우 집단의 건강에 엄청난 혜택이 돌아올 수 있었다.

또 단식은 열량제한보다 실천하기가 훨씬 쉬워 보인다. 데이터를 보고서 여생 동안 20퍼센트씩 덜 먹어야겠다고 의욕을 불태우는 일은 그다지 일어날 것 같지는 않지만, 많은 이들은 이따금 짧은 기간 동안 먹는 것을 제한하기만 하면 된다는 생각을 쉽게 받아들인다. 단식의 또 한 가지 이점은 다양한 형태를 취할 수 있는 듯하다는 것이다. 즉, 자신에게 잘 맞는 방식이 무엇인지를 고를 수 있는 의미다. 지난 몇 년 사이에 여섯 가지가 넘는 단식요법이 제시되었다. 아직 어느 것이 더 낫다고 말하기에는 데이터가 부족하며, 어느 방식이 더 효과가 있는지는 사람에 따라 다를 수도 있다.

하지만 신체나이 같은 척도의 탁월한 점은 저마다 다양한 방식을 시험하면서 어느 것이 더 나은지 알아볼 수 있다는 것이다. 우리는 이 척도가 꽤 빨리 반응을 보일 수 있다는 것을 보여주었다. 따라서 어느 방법이 자신의 생활습관과 전반적인 건강에 잘 들어맞는지를 사람들이 직접 검사할 수 있다. 모두에게 잘 들어맞는 방법 같은 것은 없으며, 어느 방법이 자신에게 적합한지를 판단하는 일은 사실상 자기 자신(그리고 의사의 판단)에게 달려 있다.

단식을 시도해볼 생각을 품고 있거나 아니면 그냥 어떻게 하는지 호기심을 갖고 있는 독자를 위해서, 현재 연구자들이 장수혜택을 제공하는지 살펴보고 있는 단식법을 몇 가지 소개한다.

단식모방 식사법

FMD는 발터 롱고가 발견하고 발전시키는 식사법이다. 우리가 세 주기를 거친 뒤의 신체나이 개선을 관찰했던 임상시험 때 썼던 방법이다. FMD의 각 주기는 5일 동안 저열량 식사를 하는 것이다. 5일 동안 총 약 4500칼로리를 섭취한다. 이 주기는 참가자가 제한적인 열량섭취에 쉽게 적응할 수 있도록 구성되어 있다. 1일째에는 1000 칼로리를 살짝 넘는 수준으로 먹으며, 식단의 열량은 단백질 11퍼센트, 지방 46퍼센트, 탄수화물 43퍼센트로 구성한다. 2일째부터는 하루 열량을 700칼로리 남짓으로 줄이며, 식단의 열량은 단백질 9퍼센트, 지방 44퍼센트, 탄수화물 47퍼센트로 구성한다.

자신이 직접 음식을 준비하여 DIY FMD을 구성할 수도 있지만, 롱고는 FMD가 엄격한 검사를 거친 수프, 차, 곡물 바를 중심으로 구성된 식물성 식품들이라고 강조한다. 이 식품들은 특허를 받은 프로롱ProLon의 웹사이트를 통해 구할 수 있다. 경험자료에 비추어보자면, '몸이 찌뿌듯할' 때마다 5일에 걸친 FMD를 세 주기(한 달에 한 주기씩)를 하는 편이 좋은 듯하다. 판매되는 식품이 양에 비해 너무 비싸다는 불만이 있긴 하지만, 회사는 저소득자를 위해 저렴한 가격의 제품도 제공한다(나는 롱고와 함께 연구를 하지만, FMD를 광고해서 금전적으로 이득을 볼 일은 전혀 없다는 점을 밝혀둔다).

격일 단식

잔치 아니면 기근. 아마 우리 조상들이 겪었을 것처럼, ADF는 거의 또는 완전히 단식을 한 뒤에 자유롭게, 즉 배가 부를 때까지 먹는 것이 특징이다. FMD와 마찬가지로, 단식을 하는 날에는 하루 약 500칼로리로 최소한만 섭취한 뒤 다른 날에는 '무제한으로' 먹는 변형된 방식도 있다. 많은 건강 전문가들은 이 방식이 단식을 하지 않는 날에 폭식하는 습관을 강화할 수 있다고 우려하지만, 살을 빼려는 과체중이거나 비만인 사람들에게 도움이 될 수 있다는 연구결과들이 나오고 있다. 게다가 다른 간헐적 단식 방법들과 비슷하게, 연구실에서 조사하니 전반적인 건강을 개선하고 생물학적 노화과정을 늦출 가능성 측면에서 이 방식이 열량제한만큼 효과적임을 시사하는 결과가 나오고 있다.

비만인 자원자 100명을 대상으로 1년 동안 ADF와 표준 열량제한 식사법(열량섭취량을 25퍼센트 줄인)의 효과를 비교한 연구가 있다.[14] 정상적인 식습관을 유지한 대조군에 비해 두 집단은 체중이 5~6퍼센트 줄어들었다. 그러나 두 집단이 식사법을 유지하는 정도에는 뚜렷한 차이가 있었다. ADF군에서는 도중에 포기한 이들이 거의 40퍼센트에 달한 반면, 열량제한군에서는 30퍼센트에 못 미쳤다. 이는 안타깝게도 ADF가 장기적으로 유지하기 더 힘들 수 있음을 시사한다. 이런 식사법이 건강한 생활습관의 일부로 채택되어야만 효과가 있을 것이기에, 이 점은 중요하다.

짧게 끝내고 효과가 장기간 지속될 수 있는 방법 같은 것은 없다.

5:2 식사법

5:2 간헐적 단식은 말 그대로다. 일주일에 2일은 단식을 하고 5일은 정상적으로 먹는 것이다. 이 식사법은 비욘세Beyoncé, 베네딕트 컴버배치Benedict Cumberbatch, 지미 키멜Jimmy Kimmel 같은 유명인사들이 애

용한 덕분에 주목을 받았다. 예를 들어, 늦은 밤의 유명 방송 프로그램 사회자인 키멜은 이 식사법으로 살을 꽤 많이 뺐을 뿐 아니라, 더욱 중요한 점은 줄어든 체중이 유지되는 것이라고 말했다.

FMD와 마찬가지로 5:2 식사법에서도 단식을 하는 이틀 동안 전혀 아무것도 먹지 않는 것은 아니다. 물론 단식하는 날에는 열량섭취량을 0으로 줄여야 한다고 보는 강경파도 있긴 하다. 대다수의 사람들은 단식일에는 음식섭취량을 정상적인 열량요구량의 약 25퍼센트로 제한한다.

또 5:2 식사법에서는 어느 날짜에 단식을 할지 미리 정하지 않는다. 그래서 일상생활에 적용하기가 훨씬 더 쉽다. 사실상 중요한 약속이나 휴일이 낀다면 단식일을 얼마든지 다른 날짜로 옮길 수 있다. 따라서 사람들은 평소에 정상적으로 식사하는 날을 2~3일 끼워넣으면서 단식일을 쉽게 정할 수 있다. 단식일이나 정상일에 정확히 무엇을 먹을지는 자신이 알아서 정하지만, 많은 이들은 자연식물식을 (적어도 단식을 하는 이틀 동안은) 지키려고 애쓰며, 저탄고지 식단을 따르는 이들도 있다.

5:2 식사법이 그렇게 인기를 끌게 된 것은 실천하는 데 돈도 안 들 뿐더러 엄격한 규칙 따위도 거의 없기 때문이다. 그러나 뒤집어보자면 이는 FMD 같은 더 통제된 간헐적 단식법들에 비해서 이 방법을 뒷받침하는 과학적 증거가 좀 부족하다는 의미이기도 하다. 독자가 5:2 식사법을 해보고 싶은 마음이 든다면 의사의 자문을 받는 것 외에 다음과 같은 사항들을 고려해야 한다. ① 가능한 한 영양소가 풍

부한 자연식품을 먹으려고 애쓰자. 단식일에는 더욱 그렇다. 그래야 몸을 적절히 지탱할 필수 비타민과 미네랄 등 음식을 통해 얻어야 하는 것들을 대부분 얻을 수 있을 것이다. ②열량섭취량은 자신의 활동 수준에 맞추어야 한다. 대부분의 사람은 단식일에 500~600칼로리를 섭취하지만, 그날에 활발하게 신체활동을 한다면 더 늘려야 할수도 있다. 나는 단식일에 500칼로리를 섭취하고서 10킬로미터 달리기를 하라고 추천하진 않을 것이다. ③'정상일'이 폭식하는 날이라는 뜻은 아니다. 많은 이들은 단식을 한 뒤나 하기 전엔 괜찮겠지 싶어서 과식을 하기도 한다. 그러나 단식일의 혜택을 최대화하고 싶다면 정상일에도 가능한 한 식단을 건강하게 유지하도록 애쓰는 것이 중요하다는 점도 명심하자.

시간제한 식사법

시간제한 식사법Time-Restricted Eating, TRE이란 명칭이 시사하듯이 이 단식법은 먹을 수 있는 시간을 한정한다는 점이 특징이다. 의도한 것은 아니지만, 우리 대다수는 이미 잠자는 8시간 동안 자연히 단식을 한다. 아침식사를 가리키는 영어 단어가 '단식-깨기break-fast'인 것도 놀랄 일이 아니다.

TRE는 잠자리에 들기 전의 마지막 식사와 이튿날 첫 식사 사이의 간격을 12~18시간으로 늘린다. 예를 들어, 최소한으로 TRE를 실천하는 이들은 하루를 절반으로 나누어서 오전 7시부터 오후 7시 사이에만 음식물을 먹고, 밤에는 단식을 한다. 별것 아닌 양 보일 수 있지만, 이 방식은 많은 이들이 으레 하는 행동인 밤늦게 간식을 먹는 것을 막아주며, 간헐적 단식을 본격적으로 하기 전에 맛보기로 하고 싶은 이들에게 좋은 대안이 될 수 있다. TRE를 실천하는 이들은 종종 그저 하루 중 한 끼, 대개 아침식사를 건너뜀으로써 단식기간을 늘릴 수 있다. 그러면 정오나 때로 오후 2시에 첫 식사를 한다는 의미가 된다. 첫 식사를 정오나 오후 2시에 하고 마지막 식사를 오후 8시경에 한다면, 매일 16~18시간 단식을 한다는 의미다.

더욱 극단적인 이들은 하루 세 끼에다가 간식까지를 단 한 끼 식사(대개 저녁식사)로 압축하기도 한다. 트위터Twitter 창업자 잭 도시Jack Dorsey는 하루에 한 끼만 먹는다고 말한 것으로 유명하다. 게다가 그는 TRE를 5:2 식사법과 결합하여 주말에는 아무것도 먹지 않는다. 피파 미들턴Pippa Middleton, 채닝 테이텀Channing Tatum, 허셜 워커Herschel Walker 같은 유명인사들(각각 영국의 칼럼니스트 겸 작가, 미국의 배우 겸 프로듀서, 미국의 미식축구 및 이종격투기 선수—옮긴이)도 극단적 TRE을 실천한다고 알려져 있다.

저명인사들의 보증을 새로운 식사법을 채택할 근거로 삼아서는 결코 안 되지만, 현재 주요 대학교 연구실들에서 TRE이 그저 빠른 살빼기 열풍에 불과한 것이 아니라는 연구결과들이 나오고 있다. UCSD의 솔크연구소Salk Institute 연구진은 소규모 예비실험에서 10시간 TRE 방식(즉 14시간은 단식을 하고 나머지 10시간에는 먹는)을 3개월 동안 지속했을 때, 참가자들이 복부지방이 줄어들고 혈압과 콜레스테롤 수치가 개선되고 혈당 수치가 낮아지고 인슐린 민감성이 증가하는 효과가 나타난다는 것을 보여주었다.[15]

단식의 경험적 토대

단식이 수백 년 전부터 있었음에도, 단식의 과학은 아직 유아기에 있다. 그렇기에 다양한 단식법들을 비교할 데이터가 아직 부족하다. 각 방법을 뒷받침하는 증거는 꽤 있지만, 우리는 단식 시간을 얼마로 하는 것이 이상적인지 알지 못한다. 12시간 단식을 하고 12시간 먹는다는(계속 꾸준히 먹는다는 것이 아니라) 이들도 있고, 16시간 단식을 하고 8시간을 먹는다는 이들도 있다. 하루에 한 끼만 먹는 이들도 있고, 하루 동안 아예 안 먹는 이들도 있다. 개인별로 이상적인 단식법이 다르다고 드러날 수도 있다. 사람마다 대사요구량, 지방저장량, 생리적 반응이 다르다는 점을 생각할 때, "얼마나 길게 단식을 해야 할까?"라는 질문의 답은 "상황에 따라 다르다"일 수도 있다. 다행히도 개인의 생물학적 노화변화를 추정하는 능력이 계속 향상됨에 따라서, 우리 각자는 이런 각각의 영양섭취 억제방식이 과연 가치가 있는지를 경험적으로 평가할 수 있게 될 것이다.

게다가 그저 실제로 유지 가능한 방법이야말로 자신에게 가장 맞는 단식법일 수도 있다. 많은 이들에게 TRE 같은 단기적인 단식법은 실천할 수 있어 보인다. 하루 내내, 또는 며칠 내내 단식을 하기란 어렵다. 그러나 몇 시간 동안 먹지 않겠다는 의지력은 대부분 충분히 발휘한다. 게다가 많은 TRE 애호가들은 몸이 빠르게 적응하며, 전형적인 먹는 시간이 도래하기 전까지 허기를 느끼지 못한다고 말한다.

그렇기에 개인마다 선호하는 방식이 다를 것이며, 어떤 이들은 연간 몇 차례만 도전하고 대부분의 시간에는 평소대로 식사를 하는 쪽을 선호할 것이다. 어떤 방식이 좋을지는 자기 자신이 판단해야 한다. 단식을 하고자 하는 횟수와 각 단식에 걸리는 시간을 토대로 단식법들을 비교한다면, FMD는 단식을 드물게 하지만 한 번 할 때는 더 오래 (예를 들어 5일 동안) 할 수 있는 사람이 택할 방안일 수 있다. 5:2 식사법은 지속시간(한 번에 24시간씩 단식)과 빈도(일주일에 몇 번) 양쪽으로 중간이며, TRE는 매일(높은 빈도) 더 짧게(잠자는 8시간까지 포함하여 12~23시간) 한다.

그런데 이 유서 깊은 활동의 어느 측면이 우리 몸에 그토록 심오한 영향을 미치는 것일까? 연구자들은 단식의 모든 효과를 밝혀내기 위해 지금도 애쓰고 있지만, 지금까지 밝혀낸 많은 것들을 올바른 방향으로 나아갈 출발점으로 삼을 수는 있을 듯하다. 대체로 핵심에 놓인 것은 '호르메시스hormesis'라는 현상인 듯하다.

호르메시스는 해롭기보다는 사실상 몸에 유익한 반응을 일으키는 가벼운 스트레스 인자를 말한다. 운동과 매우 흡사하게, 단식도 몸을 수선과 유지에 치중하도록 만드는 듯하다. 몸에 음식이 부족하다고 알림으로써 이 결핍의 시기에는 성장과 적응을 하는 대신에 생존을 도모하라는 화학적 명령을 내리는 듯하다. 열량제한의 사례와 마찬가지로, 몸은 본질적으로 덜 필수적인 과정들을 끄고 자원을 유지나 수선 쪽으로 돌린다. 또 성장을 촉진하는 IGF-1 신호 같은 것들은 잦아들고, 염증도 줄어드는 경향을 보인다. 우리 뇌가 지속적인 단식에 반응하여 새로운 뇌세포와 연결을 도모하는 등의 변화를 겪는다는 연구결과까지 있다.

케톤증

단식 때 일어나는 중요한 변화 중 하나는 에너지원이 다른 물질로 전환된다는 것이다. 단식할 때 몸은 포도당이나 글리코겐(가용혈당과 그 저장된 형태)을 소비할 것이다. 그것들이 고갈되면 몸은 지방을 태우기 시작한다. 지방은 몸에서 가장 농축된 에너지원이다. 이 지방은 '케톤ketone'이라는 화학물질로 전환되는데, 케톤은 에너지 효율이 높다. 그래서 많은 과학자들은 케톤이 다양한 노화관련 질환으로부터 몸을 보호한다고 본다. 이상적인 체계 같은 것은 없지만, 세포의 에너지 효율이 100퍼센트에 가까울수록 노화는 느려질 수 있다. 암이 증식에 필요한 에너지를 포도당(케톤이 아니라)에서 주로 얻으므로, 케톤이 암종의 발달과 증식을 억제하는 데 도움을 줄 수도 있다는 연구결과가 많이 나와 있다. 케톤은 염증 과정을 억제한다고 알려져 있으므로, 관절염 같은 질병으로부터도 몸을 보호한다고 여겨진다.

단식 때 케톤이 노화를 억제하는 유익한 효과를 이끌어내는 핵심적인 역할을 한다고 여겨지므로, 과학자들과 건강 전문가들은 식사량을 줄일 필요 없이 케톤증ketosis으로의 전환을 촉발할 수 있는 방법이 있는지 고심해왔다. 있다! 사실 독자는 점점 인기를 끌고 있는 케토식keto diet이라는 말을 들어본 적이 있을 텐데, 바로 그것이다. 다량영양소의 비율을 바꿈으로써 하루 세 끼를 즐기면서도 몸에 케톤증을 일으킬 수 있다.

케톤생성 식단ketogenic diet, 이하 케토식은 몇 가지 단순한 규칙을 따른다. 기본적으로 열량의 5~10퍼센트만 탄수화물에서, 대부분(약 70퍼센트)은 지방에서, 나머지는 단백질에서 얻어야 한다. 이 식단은 1920년대에 나왔는데, 당시에는 주로 간질이 있는 아동을 치료하는 데 쓰였다. 그러나 20세기 말에 저탄수화물 식단이 유행하면서 케토식도 살을 빼는 수단으로 인기를 얻었다. 최근에는 노화를 연구하는 과학자들도 케토식을 주목하기 시작했다. 그것이 열량제한이나 단식모방처럼 열량섭취를 줄일 필요가 없이 동일한 유익한 효과를 유도할 수 있을 것이라고 여겨서다. 식단의 탄수화물(포도당의 주된 원천)을 제한한다면, 몸이 케톤을 주된 에너지원으로 삼도록 강제로 바꿀 수 있다.

동물 연구들은 케토식이 생물학적 노화속도를 늦출 수도 있음을 보여준다.[16] 예를 들어, 약 12개월 된(생쥐에게는 중년이다) 생쥐에게 케토식을 먹이면 수명이 상당히 늘어나고, 열량제한을 할 때 관찰되는 것과 똑같은 분자표지들이 나타난다. 게다가 예일대학교에 있는 내 동료 비슈와 "딥" 딕시트Vishwa "Deep" Dixit는 사람처럼 생쥐도 늙을수록 생쥐가 걸리는 코로나바이러스 균주에 감염되었을 때 합병증을 겪고 연구기간에 죽을 위험이 더 커졌지만, 케토식으로 먹은 생쥐들은 어느 정도 보호를 받는 듯하다는 점을 보여주었다. 보호에 기여하는 ('감마델타 T세포'라는) T세포가 증가하고 염증반응이 줄어들면서, 해로운 결과를 빚어내곤 하는 끔찍한 사이토카인 폭풍cytokine storm을 겪을 가능성이 낮아졌다.

이쯤 들으면 케토식이 노화를 늦춘다는 목표에 도달할 방법처럼 보이기 시작하지만, 케토 친화적 식단을 꾸리려면 아직 기다리는 편이 나을 수 있다. 대개 많은 것들이 그렇듯이, 케토식도 중용을 지킬 때 최선의 효과를 낳는 듯하다. 딕시트 연구진(케토식이 코로나19의 심각한 합병증을 예방하는 효과를 일으킬 수 있음을 보여준 바로 그 연구진)은 〈네이처 메타볼리즘Nature Metabolism〉에 최근 발표한 논문에서 케토식을 장기채택했을 때 어떤 문제가 생길 수 있는지를 다루었다.[17] 케토식을 시작한 지 겨우 일주일 뒤에 보호하는 감마델타 T세포가 온몸으로 퍼지면서 염증이 줄어들고 대사기능이 향상되긴 하지만, 시간이 흐르면서 지방의 섭취량이 필요량보다 늘어나면서 분해와 저장 문제가 발생한다는 것이다. 결국 보호하는 T세포가 줄어들고, 대사 문제와 비만이 급격히 찾아온다. 이를 '케톤증'이라고 한다.

장기 케톤증의 또 한 가지 문제는 '케톤산증ketoacidosis'이 생긴다는 것이다. 몸에 케톤이 지나치게 쌓이면서 혈액이 위험할 만치 산성을 띠게 되는 증상이다. 케톤산증은 본래 제1형 당뇨병 환자들에게서 꼼꼼히 지켜봐야 할 증상이지만—케톤 생산량을 줄일 인슐린을 생산하지 못하므로—최근 들어서 케토식을 장기간 섭취하는 이들에게서도 관찰되곤 한다.

마지막으로 또 한 가지 위험은, 케토식이 요구하는 다량 영양소 비율을 맞추려면 대부분의 사람들이 육류를 비롯한 동물성 식품을 대량으로 먹어야 한다는 것이다. 저탄고지가 목표라면 치즈, 달걀, 스테이크를 많이 먹는 것이 그 목표를 달성할 쉬운 방법이다. 반면에 자연식물식에 포함되는 식품 중 상당수는 그런 목표를 충족시키는 데 한계가 있다. 고구마, 통곡물, 다양한 채소류는 탄수화물의 함량이 너무 높아서 케토식에 포함시키기가 어렵다. 앞서 말했듯이 동물성 식품 중심의 저탄 식단은 심장병과 암의 발병률 증가, 더 이른 죽음과 관련이 있다.

지금까지 나온 모든 데이터에 비추어볼 때, 간헐적 단식이나 단기적인 케토식(동물성 식품의 섭취량도 적은 형태로) 때 나타나는 케톤증 생성주기는 생물학적 노화를 늦추고 전반적인 건강을 개선하는 효과적인 방법인 듯하다. 그러나 영양과 노화 연구로부터 이런저런 결과들이 나오고 있다고 해도, 우리는 이런 결과들이 연구에 참가한 모든 사람들(또는 동물들)의 평균효과를 반영한 것임을 명심해야 한다. 모든 연구는 결과에 편차가 있다. 즉, 어떤 식단에 모두가 똑같은 반응을 보이는 것이 아니다. 자연식물식이 대부분의 사람들에게 가장 좋을 수도 있지만, 그렇다고 해도 모든 사람에게 최선이라는 뜻은 아니다. 게다가 유전자의 차이에 따라서 어떤 다량 영양소 조성이 자신에게 가장 좋은지도 개인에 따라 다를 수 있다. 신체나이 척도는 자신에게 가장 좋은 식단이 무엇인지를 찾는 데 도움이 될 수 있다. 그 이야기는 10장에서 자세히 할 것이다.

운동과 노화

운동이 마약이라면, 모두가 그것을 해보겠다고 난리를 칠 텐데!

신체활동은 뼈에서 심장, 심지어 뇌에 이르기까지 몸의 다양한 계통과 기관에 심오하면서 지속적인 건강혜택을 제공한다. 나이, 질병 상태, 운동성향에 상관없이, 거의 모든 이들은 계속 활동할 때 혜택을 얻을 수 있다. 규칙적인 운동은 체력과 균형감각을 향상시키고, 활력을 증진시키고, 과도한 지방축적을 줄이고, 기분을 좋게 하고, 스트레스까지 줄여준다. 게다가 일상활동은 블루존 주민들의 장수를 설명하는 또 한 가지 요소였다.

안타깝게도 오늘날 사람들은 평균적으로 일주일에 2시간만 신체활동을 할 뿐이다. 이런 비활동성은 우리 몸이 진화한 환경과 정반대다. 초기 인류집단에게서 신체활동은 일상활동이었다. 오늘날 우리가 운동능력과 체력이라고 여기는 것은 생존의 필수요소였다. 나는 곰이 흔히 목격되는 곳인 코네티컷 시골의 집 근처에서 달리기를 할 때면 이 점을 생각하곤 한다. 다행히도 나는 내 속도와 지구력을 시험할 필요가 없었지만, 인류 진화 기간의 대부분에 세상은 지금보다 훨씬 더 위험한 곳이었다.

우리의 DNA에 담겨 있는 활동욕구

먹이가 되지 않게 해주는 차원을 넘어서, 신체능력은 초기 인류가 먹이사슬에서 주요 포식자로 우뚝 서게 해주었다. 당시에는 스테이크로 저녁식사를 하려면 먼저 동물을 잡아야 했다. 안타깝게도 인간은 동물을 잡기에는 몸이 느리다. 언뜻 우리는 강력한 포식자가 되기에는 몸이 좀 따르지 않는 양 보인다.

올림픽 금메달을 여덟 개나 따고 세계기록 보유자이기도 한 우사인 볼트Usain Bolt는 역사상 가장 뛰어난 육상선수로 여겨지지만, 몸집이 큰 초식동물(아니 작은 동물이라고 해도)을 뒤쫓아서 잡기란 쉽지 않을 것이다. 닭을 쫓아가서 잡아보려고 한 적이 있다면 내 말이 무슨 뜻인지 이해할 것이다. 뛰어난 순혈 경주마와 400미터 달리기를 한다면, 우사인 볼트가 두 바퀴째로 막 들어설 즈음에 말은 이미 결승선을 지났을 것이다.

그러나 과학은 사람의 골격계와 근육계가 사실상 아주 장거리를 달리기에 적합한 방식으로 진화한 듯하다는 것을 보여주었다. 그리고 사실상 우리가 우위에 설 수 있는 것은 그 맥락에서다. 이 점을 증명하기 위해서 지난 40년 동안 웨일스의 란우르티드웰스에서는 사람과 말이 35킬로미터를 달리는 경주를 벌여왔다. 대부분의 해에는 말이 이겼다. 그러나 2004년(휴 롭Huw Lobb)과 2007년(플로리언 홀징거Florian Holzinger)에는 사람이 경주마보다 더 빨리 달릴 수 있음이 입증되었다. 지구력은 우리의 조상들에게 매우 중요했으며, 그들은 수십 킬로미터씩 먹이를 계속 뒤쫓았을 것이다. 이윽고 동물이 지쳐서 더 이상 달아나지 못하면, 만찬이 시작되었다. 만세.

우리 몸은 본래 일상생활의 일부로서 규칙적으로 신체활동을 하도록 되어 있다. 그러나 현재 많은 이들은 온종일 의자에 앉아 있고, 차를 몰고, 다음 식사를 위해 주방까지 겨우 6미터를 오가면서 대부분의 날들을 보낸다. 저녁거리를 잡기 위해서 수십 킬로미터를 달리는 생활은 회의 사이사이에 잠깐 휴식을 취하기 위해서 모퉁이 카페까지 가서 커피 한 잔 마시고 오는 것으로 변질되었다. 그 결과 생리활동의 조절이상과 기능쇠퇴가 빚어졌다. "쓰지 않으면 사라진다"의 완벽한 사례다.

활동하지 않은 채로 지내는 시간이 늘어날수록 근육은 약해지고, 심장효율도 떨어지고, 뼈도 더 물러지며, 민첩성과 균형감각도 떨어진다. 노화에 따른 모든 증상들은 운동부족을 통해 더 촉진된다. 하지만 이는 신체활동에 접근하는 방식을 바꿈으로써 이런 변화를 상쇄할 도구를 우리가 지닌다는 의미이기도 하다.

우리 조상들에게 그러했듯이, 힘을 들이는 신체활동은 비정규활동이 아니라 정상적인 일상생활의 일부여야 한다. 많은 이들은 의도적으로 그렇게 할 필요가 있다. 우리 건축환경은 좌식생활을 촉진한다. 우리 대다수가 깨어 있는 시간의 대부분을 책상 앞에서 지내기 때문이다. 이는 우리 노화과정에 해로우며, 그래서 "앉아 있는 것은 새로 흡연하는 것과 다름없다"라는 말까지 나왔다. 예를 들어, 2011년에 약 80만 명을 대상으로 이루어진 연구에서는 주로 앉아서 생활한다고 말한 이들이 앉아 있는 시간이 가장 적은 이들에 비해 당뇨병 위험은 두 배, 심혈관질환 위험은 두 배, 조기사망 위험은 50배 높다고 나왔다.[1] 많은 이들에게는 안 좋은 소식이다. 대다수는 그저 트레드밀 책상을 살 뿐, 하루에 서 있는 시간을 늘린다는 목표를 채우기 위해 직업을 바꿀 생각은 거의 안 한다. 다행히도, 매일 적절한 양의 운동을 하는 것은 충분히 강력한 대책이 될 수 있다.

질병대책으로서의 운동

운동이 건강과 노화에 미치는 영향은 놀랍다. 많은 연구들은 운동이 질병관리와 질병예방 양쪽으로 혜택을 제공한다고 말한다. 이미 심장병과 고혈압 진단을 받은 사람이 인터벌 운동을 하면 질병의 진행이 늦추어지고 기대수명이 늘어날 수 있다는 것도 밝혀졌다. 규칙적인 운동요법을 채택하면 제2형 당뇨병을 되돌릴 수 있다는 것이 드러났고,[2] 암 생존자들은 생존확률이 높아지고 재발위험이 낮아진

다고 나타났다. 특히 유방암 환자가 그러했다.[3]

그러나 아마 운동의 가장 강력한 효과는 질병 자체를 예방함으로써 건강수명을 늘리는 일과 관련이 있는 듯하다. 경험증거는 운동이 거의 모든 주요 노화관련 질병의 직접적인 위험을 대폭 줄일 수 있음을 시사한다.[4]

데이터를 보면 운동은 무려 열세 가지 암의 위험을 줄이는 듯하다. 규칙적인 신체활동은 현재 진행을 늦출 치료법도 약물도 전혀 없는 알츠하이머병에 걸릴 위험도 줄여준다고 알려져 있다. 게다가 2012년 하버드 연구진은 인구 전체의 운동부족이 2008년에 사망자를 약 530만 명 늘리는 데 직접적으로 기여했다고 추산했다.[5] 이 말이 맞다면, 널리 운동이 채택되었다면 그해에 사망자 열 명 중 한 명은 죽지 않았을 수 있다는 뜻이다.

운동이 노화와 질병을 예방하거나 늦추는 강력한 전략인 이유는 우리 몸의 거의 모든 기관과 계통에 직접적인 반응을 일으키기 때문이다. 신체활동이 일으키는 일시적인 스트레스는 튼튼함, 효율, 능력을 증진시키도록 다양한 생리적 적응형질들을 작동시킬 것이다. 이런 형질들의 목적은 몸이 앞으로 마주치게 될 비슷한 교란에 더 잘 대처할 수 있도록 몸을 준비시키는 것이다. 살아 있는 체계가 그토록 놀라운 이유도 이것이다. 적응하기 때문이다. 요구에 맞추어서 기능을 조정할 수가 없는 자동차와 달리, 우리 몸은 조정할 수 있다. 그리고 우리 몸에 더 튼튼해지라고 신호를 보낸다면, 몸의 전반적인 복원력도 필연적으로 향상될 것이다. 독일 철학자 프리드리히 니체Friedrich

Nietzsche의 말을 빌리자면, "죽지 않을 정도의 시련은 우리를 더 강하게 만든다."

더 튼튼한 심혈관계

몸이 운동에 적응하면서 나타나는 가장 두드러진 특징 중 하나는 심혈관계의 강화다. 심혈관계는 심장과 혈관, 그리고 혈관을 흐르는 피로 이루어진다. 심혈관계의 주된 업무는 에너지 생산에 쓰일 산소와 영양소를 온몸으로 보내는 것이다. 따라서 심혈관계의 출력이, 즉 얼마나 많은 피가 온몸으로 뿜어지는지가 근육이 일할 때의 산소요구량과 흡수량에 따라 정해질 수 있다고 해도 납득할 수 있다. 규칙적으로 운동을 할 때 심혈관계는 규칙적으로 산소요구량이 높아지는 시기를 접하며, 몸은 그런 상황에 적응하면서 더 효율적으로 움직이게 될 것이다. 허파는 한 번 호흡을 할 때 들이마시는 산소량이 늘어날 것이다. 심장은 온몸으로 더 많은 피를 뿜어낼 것이다. 산소를 근육으로 전달하는 모세혈관도 많아질 것이고, 근육은 더 많은 산소를 잘 써서 더 많은 에너지를 생산할 것이다.

이 산소 흡수, 전달, 활용 체계의 기능은 '최대산소흡수량VO2 max' 이라는 변수를 써서 측정할 수 있다. 최대산소흡수량은 체중 킬로그램당 1분 동안 얼마나 많은(밀리리터) 산소를 흡수하는지를 추정하는 척도다. 현재 최대산소흡수량을 정확히 측정하려면 대개 연구실로 가서 값비싼 장비를 몸에 붙이고 트레드밀 위에서 전력으로 달려야 한다. 대강 추정할 때는 좀 덜 거추장스러운 방법들을 쓸 수 있다. 미국심장협회는 12분 동안 전속력으로 달려서 얼마나 멀리까지 갈 수 있는지를 재서 추정하는 방법을 제시한다. 좀 덜 힘든 방법도 있는데, 10분처럼 정해진 기간에 심박수와 걷는 속도를 추적하여 얻은 정보를 종합해서 추정한다.

최대산소흡수량은 나이를 먹으면서 자연히 감소하지만, 운동은 이를 상쇄할 매우 효과적인 수단이 될 수 있다. 한 예로 규칙적인 유산소운동(달리기, 자전거 타기, 수영)은 최대산소흡수량을 높은 수준으로 유지하는 데 도움이 된다는 것이 증명되었다. 현재의 최대산소흡수량이나 그에 근접한 수준에서 단기간 운동을 하는 것이 이상적이다. 자신의 최대산소흡수량을 알고 향상시키기 위해 노력하는 것이야말로 노화할 때 건강과 웰빙을 유지하는 데 매우 중요하다. 온종일 더 활기찬 기분을 유지하도록 도움을 주며, 계단을 빠르게 오르고 개를 산책시키고 손주들과 노는 것 같은 일상적인 일들을 할 때 훨씬 덜 지치고, 따라서 더 즐겁게 할 수 있을 것이다. 게다가 질병 없이 더 오래 건강하게 살도록 돕는다고 시사하는 증거들도 있다. 노르웨이에서 건강한 중년과 노년의 여성 약 2만 5000명을 추적조사한 연구는 최대산소흡수량을 높은 수준으로 유지하면 15년 동안 심근경색을 일으킬 위험이 대폭 줄어든다는 것을 보여주었다. 많은 남성들을 대상으로 한 연구들에서도 비슷한 결과가 나왔다.

에너지 공장의 가동

운동은 심혈관 건강뿐 아니라, 노화에 따라 감퇴하는 다른 계통들의 기능도 개선한다. 예를 들어 운동이 대사를 재편하는 능력을 지닌 것도 놀라운 일이 아니다. 가장 뚜렷한 방식은 과잉에너지를 태워서 혈당을 낮추고 지방조직에 축적된 에너지를 줄이는 데 기여하는 것이다. 이는 운동이 비만과 당뇨병을 막는 강력한 대책인 이유를 설명해준다. 또 운동은 신진대사 기구도 개선하는 듯하다. 규칙적인 신체 활동에 반응하여 세포의 미토콘드리아 수와 크기도 증가한다는 연구결과들이 나와 있다.

미토콘드리아가 몸의 발전소임을 떠올리자. 미토콘드리아는 우리가 섭취한 영양소를 아데노신삼인산ATP이라는 형태의 에너지 분자로 전환한다. 이렇게 전환된 에너지 분자를 써서 세포는 여러 가지 일을 할 수 있다. 따라서 미토콘드리아라는 작은 공장의 수가 늘어나고 활발하게 가동될수록, 세포는 더 효과적으로 유용한 에너지를 생산할 수 있다. 게다가 운동은 몸이 뼈대근육에 더 에너지를 (글리코겐으로) 저장하도록 자극하고, 지방 이용능력도 향상시킨다. 전체적으로 보면, 지방조직에 저장된 건강하지 못한 지방을 없애는 한편으로 근육에 가용 에너지가 유지되도록 돕는다.

근육의 이런 대사변화는 '젖산 문턱lactate threshold'이라는 것도 증가시킨다. 고강도로 운동을 할 때, 에너지 수요를 충족시키기 위해서 대사활동도 빨라진다. 안타깝게도 그럴 때 '젖산'이라는 부산물이 생긴다. 젖산이 무엇인지는 아마 들어보았을 것이다. 많은 운동선수는 젖산을 골칫거리로 여긴다. 젖산은 욕지기, 피곤함, 근육경련, 통증을 일으킬 수 있다. 많은 이들이 운동을 싫어하게 만드는 바로 그 느낌들이다. 다행히 우리 몸은 젖산을 제거하는 기구도 갖추고 있으며, 규칙적인 운동은 그 기구의 활성도 증진시킨다. 10년 만에 처음 1.5킬로미터를 달리면 죽을 것 같은 기분이 들지만, 몇 주 동안 계속하면 공원을 산책하는 것이나 다름없이 수월해지는 이유가 바로 그 때문이다.

캘리포니아대학교 버클리 운동생리학연구소Exercise Physiology Laboratory의 조지 브룩스George Brooks는 운동이 간의 젖산 처리능력을 증진시킬 뿐 아니라, 근육세포에 젖산을 유용한 에너지원으로 전환하는 법을 가르치는 데도 도움을 준다는 흥미로운 새 연구결과를 내놓았다.[6] 근육세포는 혐기성 대사를 이용하여 에너지를 생산할 때, 부산물로 젖산을 만든다. 그러나 아주 격렬하게 운동할 때 '산화적 호기성 대사oxidative aerobic metabolism'라는 또 다른 대사경로가 작동한다. 이 경로는 미토콘드리아가 축적되고 있는 젖산을 흡수하여 산화시켜 태워서 더 많은 에너지를 생산할 수 있게 해준다. 또 운동이 미토콘드리아의 수를 늘리고 기능을 향상시키며, 그럼으로써 미토콘드리아 감소와 기능장애로 생기는 생물학적 노화를 상당 부분 예방할 수 있는 이유도 설명할 수 있다. 그래서 운동이 미토콘드리아 건강을 촉진하는 최고의 약이라는 말을 흔히 한다.

운동과 면역계

운동과 미토콘드리아 기능은 둘 다 우리의 가장 중요한 생리학적 망 중 하나인 면역계에도 중요한 영향을 미친다. 코로나19의 세계적 유행이 시작된 뒤로 많은 이들은 면역계의 건강한 기능이 얼마나 중요한지를 인식하게 되었다. 노화함에 따라서 코로나19 증상이 더 심하게 나타난다는 사실이 명확히 보여주듯이, 우리 면역계는 노화함에 따라서 쇠퇴하는 경향을 보인다. 전신염증은 증가하는 반면, 병원체 방어체계는 무너지기 시작한다. 코로나19의 위협을 겪으면서 실제로 많은 이들은 자신의 행동을 재검토하고 건강을 도모하는 조치를 취했다. 운동도 그중 한 가지 방법이었다. 영국에서 이루어진 한 대규모 연구는 65세 이상의 성인 중 상당히 많은 수가 실제로 세계적 유행병에 대처하기 위해서 신체활동 수준을 높였다는 것을 보여준다. 과학은 이런 행동이 아주 탁월한 조치일 가능성이 높다고 말해준다. 몸이 좋아지고 활력도 더 느껴질 뿐 아니라, 감염되었을 때의 생존율도 높아졌을 것이다. 운동은 우리 면역계의 몇 가지 핵심요소에 상당히 긍정적인 영향을 미치기 때문이다.

바이러스 같은 감염원에 대한 면역반응은 두 단계로 이루어진다. 선천면역innate immunity과 적응면역adaptive immunity이다. 간단히 말하자면, 타고난 면역계는 병원체와 외래물질의 침입, 상처에 맞서는 몸의 소방대, 즉 1차 방어선이다. 이 면역은 비특이적이라고 여겨지는 과정들을 담당한다는 점이 특징이다. 즉, 낯선 것이라고 파악한 모든 것에 거의 비슷한 양상으로 공격을 가한다는 의미다. 기본적으로 위험한 무언가를 감지하면 몸은 우선 대응공격을 한 다음, 나중에 질문을 한다. 이 반응은 때로 '사이토카인'이라는 단백질을 통해 조절되기도 한다(사이토카인은 친염증성과 항염증성으로 분류하기도 한다). 위협을 감지하면 사이토카인이 분비되고, 사이토카인은 대식세포와 자연살해세포 같은 세포들을 모으고 활성화함으로써 염증반응을 일으킨다. 이런 세포들은 위협요소가 몸 전체로 퍼지기 전에 빠르게 중화시키거나 파괴하는 일을 한다. 감염되었을 때 체온이 높아지는 것, 즉 열이 나는 것은 이 체계가 고도로 활성을 띠기 때문이며, 대개 상처 부위가 열이 나고 부풀어오르는 이유도 이 때문이다. 게다가 '인터페론interferon'이라는 일부 사이토카인은 세포에 직접 작용하여 바이러스 복제를 제한할 수 있다.

'한 번 속는 것은 네 잘못이지만, 두 번 속는 것은 내 잘못'이라는 속담이 있다. 면역의 다른 한쪽인 적응면역은 새로운 병원성 스트레스에 반응한다. 학습면역 또는 획득면역이라고도 하는 이 면역은 주로 두 종류의 세포에 의지한다. ① 항체반응을 이끌어내는 B세포, ② 몇 가지 지지역할과 일차적인 역할을 하는 T세포다. 순수 B세포(항원에 노출된 적이 없는 B세포)는 골수에서 성숙한 뒤에 혈액으로 분비되며, 각 세포마다 특정한 항원(다양한 세균, 바이러스, 곰팡이, 화학물질의 표면에 있는 표지 등)에 결합할 수 있는 독특한 표면수용체를 지니고 있다. 한 B세포가 항원 중 하나를 만나 결합한다면, T세포의 도움을 받아서 사실상 그 외래물질을 삼켜서 분해할 수 있으며, 나중에 그 물질을 만났을 때 즉시 결합할 수 있는 새로운 수용체가 표면에 생긴다. 이 B세포는 자신의 클론을 만들며(기억 B세포), 클론들은 동일한 표면수용체를 지니고 있다. 이중 일부는 '형질세포plasma cell'로도 전환된다. 형질세포는 혈액으로 항체를 분비할 수 있다. 항체는 특정한 항원에 결합하여 없애라는 꼬리표를 붙이는 역할을 한다. 표면수용체처럼, 항체도 이 연쇄적인 사건들을 처음 촉발한 특정항원에 결합할 수 있다. 전체적으로 볼 때 이 체계는 무엇이 위협이 될 만한 외래요소인지 몸이 배울 수 있도록 설계되어 있으며, 그렇게 배우고 나면 다음에 그것과 마주쳤을 때 훨씬 더 잘 대처할 수 있다.

T세포는 적응면역의 또 다른 중요한 구성요소다. 개인이 한 평생 사는 동안 T세포의 역할은 달라진다. 생애 초기에 면역계는 주로 면역을 발달시키는 데 초점을 맞추며, 면역력이 거의 안정적으로 유지되는 성년기에 T세포는 흔히 노출되는 것들에 대한 반응을 조절하고 암세포 같은 일탈한 세포를 감시함으로써 항상성을 유지하는 쪽으로 몰두한다. T세포는 몇 가지 유형으로 나눌 수 있다. 도움 T세포는 이름 그대로 돕는 역할을 한다. B세포가 병원체 정보를 습득하고 항체를 생성하도록 도우며, 다양한 면역세포의 활성을 증진시켜서 병원체를 없애는 데 기여한다. 반면에 세포독성 T세포는 바이러스에 감염되었거나 암세포로 전환된 세포나 돌이킬 수 없이 손상된 세포를 죽임으로써 증식을 막는다.

전체적으로 보면 면역계는 놀라운 공학적 성과물이지만, 시간이 흐르면서 망가지기 시작한다. 사이토카인 활성이 조절되지 않고 마구 날뛰면 염증이 격렬하게 일어난다. 그러면 몸이 병원체에 과잉반응할 수 있다. 코로나19에 걸렸을 때 사이토카인 폭풍이 일어나는 사례가 그렇다. 전쟁 때 민간인 사상자가 발생하고 기반시설이 파괴되는 것처럼, 세포와 지지조직도 전투에 휩쓸릴 수 있다. 통제를 잃은 선천면역반응이 빚어내는 또 한 가지 문제는 위협이 존재하지 않을 때에도 만성적으로 활성을 띨 수 있다는 것이다. 노화는 만성적인 약한 염증과 관련이 있을 때가 많다. 전면전은 일어나지 않지만, 군사적 행동과 비슷한 일이 일어날 수 있다. 이 만성염증은 사실상 면역노화의 가장 해로운 측면에 속하며 암, 당뇨병, 심장병, 류머티즘성 관절염 등 많은 질병에 걸릴 가능성을 높일 수 있다. 적응면역도 망가질 수 있다. 복장뼈 바로 뒤에 있는 특수한 림프기관으로서 적응면역반응에 핵심적인 역할을 하는 순수 T세포를 만드는 가슴샘은 나이를 먹을수록 급격히 쪼그라든다. 가슴샘퇴화thymus involution라는 이 변형은 노화에 따른 면역감시능력의 쇠퇴와 감염병과 암에 걸릴 위험증가의 토대를 이룬다고 여겨진다. 노화할 때 B세포도 기능을 상실하며, 노인에게서 백신의 효과가 떨어지고 자가면역을 일으키는 경향이 증가하는 것도 이 때문이다.

다행히도 운동은 면역계 기능의 이런 노화관련 변화에 맞서 싸우는 데 지대한 영향을 미치는 요인 중 하나다. 운동은 다양한 면역반응을 활성화하고, 전반적으로 염증경로를 억제한다. 유산소운동과 근력운동이 혈액, 근육, 지방세포의 염증징후를 줄일 수 있다는 연구결과가 많이 나와 있다. 가슴샘도 운동에 반응하는 듯하다. 50~80대의 장거리 자전거 이용자 100명을 조사했더니, 신체활동이 가슴샘 활성을 증진시킬 수 있다고 나왔다. 놀랍게도 그들은 T세포생산량을 20대인 사람들과 맞먹는 수준으로 유지할 수 있다는 것이 드러났다.

이런 관찰결과들은 신체활동이 암과 감염을 억제하는 이유를 설명할 수도 있다. 신체활동은 노인의 백신반응을 증진시키기도 하는 듯하다. 65세 이상인 사람들 중에는 연간 맞는 독감백신 등에 반응하지 않는 이들의 비율이 상당히 높다. 즉, 늙은 사람은 백신을 맞아도 몸이 항체반응을 일으키지 않음으로써, 감염에 취약한 상태로 남을 수도 있다는 뜻이다. 독감바이러스 같은 병원체에 감염될 때 가장 심각한 합병증을 일으킬 위험이 가장 높은 사람들이 바로 그들이므로 이 점은 크나큰 난제다. 그래서 65세 이상인 사람들의 백신은 용량을 더 높이거나 더 강한 면역반응을 촉발하는 'MF59 면역증강제'를 섞기도 한다.[7] 운동도 노인들이 백신에 적절한 면역반응을 일으키도록 도울 수 있다. 잘 움직이지 않는 노인에 비해 규칙적으로 신체활동을 하는 노인은 독감백신을 맞았을 때 항체가 더 많이 생긴다는 연구들이 나와 있다.

운동과 뇌

면역계가 운동에 반응한 결과 다양한 직접적인 건강혜택도 생기지만, 염증감소와 면역력 증진은 온몸의 다른 여러 계통들에도 영향을 미칠 수 있다. 실제로 뇌에도 그럴 수 있다. 뇌의 염증은 신경퇴행을 가져오고 알츠하이머병에 걸릴 위험을 높인다. 노화할 때 '미세아교세포microglia'(뇌의 면역세포)와 '별아교세포astrocyte'(뇌의 지지세포)라는 두 중요한 뇌세포는 만성적으로 활성을 띠는 경향이 있다. 이런 일이 일어날 때, 친염증성 사이토카인의 분비가 촉발되고 신경염증이 지속된다. 이런 유독한 환경은 뉴런의 기능과 구조에 손상을 일으킨다. 신경염증은 알츠하이머병의 주요 표지 중 하나인 플라크 축적을 심화시킨다고도 여겨진다.

면역과 뇌노화 사이의 또 한 가지 흥미로운 연관성을 제시하는 가설이 있다. 바로 병원체가 알츠하이머병을 일으킬 수 있다는 가설이다. 이 개념은 수십 년 전에 나왔지만 그 분야에서 일하는 과학자들에게 오랫동안 외면을 받았다. 그런데 최근 들어서 가능성이 있다는 연구결과들이 나오고 있다. 수천 명의 뇌를 사후에 부검한 자료를 살펴본 연구자들은 한 가지 흥미로운 양상이 있음을 알아차리기 시작했다. 알츠하이머병에 걸린 이들의 뇌가 바이러스에 감염되어 있을 가능성이 더 높다는 것이었다. 특히 단순헤르페스바이러스 1herpes simplex virus 1, 즉 구강단순포진바이러스에 감염된 사례가 많았다. 그런데 대체로 휴면상태로 있으면서 입 점막에 감염된다고 알려진 바이러스가 어떻게 우리 뇌에서 활성을 띠게 되는 것일까? 답은 면역계 노화에 있다.

그러나 운동이 뇌에 어떤 영향을 미칠 수 있는지를 보여준 가장 놀라운 연구 중 하나는 아마 2020년에 UCSF의 사울 빌레다Saul Villeda

연구진이 〈사이언스〉에 발표한 것이 아닐까? 연구진은 생쥐를 운동 시킨 뒤 뇌에 어떤 영향이 미쳤는지를 직접 살펴보는 대신에, 운동한 생쥐의 피를 운동하지 않은 늙은 생쥐에게 주사한 뒤 어떤 일이 벌어 지는지 살펴보았다.[8] 해마 기능이 개선되는 결과가 나왔다. 해마는 학습과 기억에 중요한 영역이다. 이 실험은 운동이 뇌를 비롯하여 온 몸에 유익한 효과를 미치는 인자들이 혈액으로 분비되도록 촉진한 다는 개념을 전제로 했다. 따라서 어떤 생쥐가 활발하게 신체활동을 하지 않는다고 해도, 이런 인자들을 공급하면 마치 운동을 한 듯한 유익한 효과를 얻을 수 있지 않을까? 또 이 연구를 통해서 과학자들 은 이 놀라운 발견을 일으키는 듯한 인자들도 찾아낼 수 있었다. 그 중 하나인 'Gpld1'은 운동에 반응하여 간에서 나온다. 연구진은 늙은 생쥐에게 Gpld1을 주입하면 인지력이 향상될 수 있음을 보여주었 다. 또 건강하고 활동적인 노인의 혈액에서 Gpld1 수치가 더 높다는 것도 밝혀냈다.

언제든 늦지 않다

이런 발견이 언젠가는 아무때나 Gpld1 같은 인자들을 투여해서 운동의 혜택을 재현할 수 있는 날이 올 수도 있음을 시사하는 듯하 지만, 지금으로서는 운동이 우리가 쓸 수 있는 최고의 노화억제 수 단 중 하나다. 이 말은 가장 허약한 사람에게도 적용된다. 운동과 건강을 생각할 때 독자가 가장 먼저 요양원 에어로빅반을 떠올릴 것 같지는 않지만, 과학은 운동이 젊고 튼튼하고 건강할 때에만 하는 것이 아님을 시사한다. 나이가 어떻든 간에 몸을 활발히 움직일 때의 위험이 혜택보다 큰 경우는 전혀 없어 보인다. 많은 허약한 노인들에게 운동은 위험하다고 여겨질 때가 아주 많다. 허약한 이들은 운동을 하다가 넘어져서 어디가 부러지거나 다치지나 않을까 걱정한다. 많은 이들은 자신이 너무 허약해서 의미 있는 수준으로 신체활동을 할 수 없을 것이라고 생각하며, 남들의 눈에 그렇게 비치기도 한다. 또 의지를 발휘해서 한다고 해도 설마 자신에게 도움이 될 것이라고 생각조차 하지 않는다. 그러나 데이터를 살펴보면 오히려 정반대임이 드러난다.

노화할 때 허약하게 만드는 주요 요인 중 하나는 '근감소증$^{sarcope-nia}$'이다. 이는 나이를 먹으면서 뼈대근육의 질량과 힘이 서서히 줄어드는 것을 가리키며, 노년에 겪는 신체장애 중 많은 것에 직접적으로 기여한다고 여겨진다. 근감소증은 우리가 흔히 '다인자 노인질환'이라고 말하는 것에 해당한다. 호르몬 수치의 변화, 신경학적 기능의 쇠퇴, 염증증가, 인슐린 내성과 포도당 불내성 증가, 근육에 지방이 침투하는 경향 증가 등을 반영하는 여러 노화관련 변화들에서 비롯된다는 의미다. 근감소증은 노인에게 주된 위험요인 중 하나이며, 넘어져서 뼈가 부러질 위험을 상당히 높인다. 따라서 입원과 사망의 가능성도 높인다.[9] 이렇게 이 질환에 기여하는 요인들은 많지만, 현재 이런 변화에 맞서는 데 효과가 있다고 확실하게 밝혀진 방법은 단 두 가지뿐이다. 식단, 그리고 짐작할 수 있겠지만 바로 운동이다!

지난 수십 년 동안 허약한(대부분 근감소증을 겪는) 사람들을 대상으로 이루어진 임상시험들은 유산소운동과 근력운동이 혜택을 준다는 것을 일관되게 보여준다. 소규모의 다양한 개입연구들은 지구력운동(실내 자전거 타기나 걷기 같은 형태)이 최대산소흡수량을 늘릴 수 있고, 그 점이 심혈관 건강과 허파 건강의 향상으로 드러나며, 그 자체가 팔다리의 근육량 증가에 기여함으로써 노화가 일으키는 근감소증을 상쇄시킨다는 것을 보여준다. 근력운동이 허약한 노인의 근육에 상당한 영향을 미치는 듯하다고 나오는 것도 놀랄 일은 아니다. 한 무작위 대조실험에서는 요양원에 있는 허약한(가장 취약한 집단이라고 여겨지곤 하는) 사람들에게 10주 동안 근력운동을 시키자 근력이 113퍼센트 증가했다.[10] 신체기능과 인지기능의 한 지표인 걷는 속도는 11.8퍼센트 증가했고, 근력을 나타내는 계단 오르는 힘도 28.4퍼센트가 늘어났다. 또 근감소증의 직접적인 척도라 할 수 있는 넙다리근의 질량은 2.7퍼센트가 늘었다. 연구진은 근력운동이 노화에 따른 근육량 및 근력의 감소를 막음으로써 아주 나이가 많고 허약한 사람들에게서도 신체기능을 개선할 수 있는 실용적이면서 건설적인 수단이라고 결론지었다.

근감소증 외에 늙을수록 자력으로 움직이기 힘들게 하는 또 한 가지 퇴행성질환은 골다공증이다. 골다공증은 나이를 먹을수록 뼈밀도가 줄어들고 뼈에 구멍이 송송 나면서 물러지는 현상을 가리킨다. 그 결과 나이를 먹을수록 골절이 일어날 위험이 대폭 커질 수 있다.

뼈는 몸의 다른 많은 부위들처럼 분해와 교체가 끊임없이 일어나는 살아 있는 조직이다. 골다공증은 분해가 지나치게 많이 일어나거나, 사라진 뼈를 교체하는 데 문제가 있거나, 양쪽 다일 때 생길 수 있다. 대부분의 사람은 약 30세 때 뼈질량이 최대에 달한다. 그 뒤로 나이를 먹을수록 새 뼈를 만드는 능력이 분해속도를 따라가지 못하게 됨으로써 뼈밀도가 점점 줄어든다.

나이를 먹으면서 일어나는 호르몬 변화도 이 문제를 악화시킬 수 있다. 여성은 더욱 그렇다. 폐경 이후에 줄어드는 에스트로겐 농도는 골다공증을 일으키는 가장 큰 요인 중 하나다. 그래서 폐경 이후 골다공증 위험을 줄이기 위해서 호르몬 대체요법이 종종 쓰인다. 이런 요법 중 상당수는 뼈의 대체율을 높임으로써 뼈 무기물의 밀도를 유지하고 척추와 엉덩이뼈 골절위험을 줄이는 효과가 있음이 드러났다. 그러나 호르몬 대체요법에도 위험이 따른다. 일부 여성들에게서, 또 특정한 용량이나 투여 기간에서 유방암에 걸릴 위험을 대폭 증가시킬 수 있다.

골다공증을 치료하는 다른 치료제들도 있다. 그런 약들은 이 퇴행성질환을 앓는 많은 이들에게 도움이 되어왔지만, 많은 약물이 그렇듯이 때때로 원치 않는 부작용을 일으키곤 한다. 따라서 운동 같은 행동 측면의 개입을 통해서 뼈밀도 감소를 완화시키는 것이야말로 이상적인 비약물적 개입이라고 여겨진다(때로 약물처방을 곁들이기도 하지만).

골다공증을 앓는 사람들은 일주일에 여러 차례 규칙적인 운동을 하면 뼈의 퇴행속도를 늦추거나 더 나아가 막을 수도 있다. 가장 권장되면서 널리 쓰이는 운동법 중 하나는 근력운동이다. 사실 세계보건기구World Health Organization, WHO는 65세 이상인 사람들에게 일주일에 적어도 이틀은 근육강화운동을 하라고 권한다. 이런 운동은 덤벨, 운동용 밴드, 중량기구, 메디신 볼 같은 무게가 있는 것들을 이용하며, 엉덩이나 척추에 붙어 있는 주요근육들을 단련할 때 특히 도움이 될 수 있다. 운동강도는 개인의 능력이나 안전을 고려하여 맞추어야 하지만, 높은 기계적 부하(최대부하능력의 80~85퍼센트라고 느끼는 하중을 들어올리거나 당기는 것)야말로 뼈의 재형성을 자극할 수 있다. 또 이런 운동은 근육의 질량과 힘도 늘림으로써, 몸의 균형과 안정에도 기여하고 넘어질 가능성을 줄여준다.

이상적인 운동처방

이 모든 자료들은 운동의 혜택을 확인해주지만, 어떤 운동을 얼마나 해야 가장 큰 혜택을 볼 수 있는지를 알아보고자 할 때 수치들을 보면 혼란스럽다. 이 장에서 내내 말했듯이, 신체활동은 근력운동과 유산소운동의 구분을 넘어서 다양한 형태를 취할 수 있다. 양쪽을 조합하는 것이 전반적으로 가장 큰 혜택을 제공할 수도 있지만, 생물학적 노화의 다양한 요소들을 상쇄시키는 것을 목표로 삼는다면 운동도 거기에 맞추어야 한다. 중량을 이용하는 근력운동은 뼈와 근육의 건강을 걱정하는 이들에게 더 도움을 줄 수 있는 반면 달리기, 자전거 타기, 수영 같은 유산소운동은 최대산소흡수량 같은 쪽으로 더 혜택을 줄 것이다. 게다가 운동강도를 어느 수준으로 해야 가장 좋은지도 모호할 때가 많다.

대체로 운동 때 몸이 이끌어내는 정확한 적응 양상과 반응은 운동의 지속시간, 강도, 체력, 기본체력 수준 같은 요인들에 따라 달라질 것이다. 게다가 운동의 혜택은 몸의 적응 양상에서 나오므로 일시적으로 끝날 수도 있다. 열량제한과 마찬가지로 운동도 장기적인 결과를 보고자 한다면 꾸준히 해야 한다. 운동을 하지 않는 시간이 오래 이어지면 흔히 '디트레이닝detraining'이라고 하는 현상이 일어나면서 운동으로 얻었던 혜택 중 상당수를 잃을 수 있다. 젊을 때 활발하게 운동하는 것이 아주 좋긴 하지만, 고등학교나 대학 때 운동선수였다는 것만으로 운동의 효과를 계속 누리지는 못한다. 그런 운동도 단기적으로는 유익하다는 것이 드러날 수도 있지만, 평생에 걸쳐 꾸준히 신체활동을 계속하는 것이야말로 노화에 큰 영향을 미칠 가능성이 높다. 결국 중요한 것은 자신이 장기적으로 계속할 수 있는 운동을 찾아내는 것이다. 고등학교 동창을 만나거나, 결혼을 하거나, 원하는 연애에 성공하기까지는 매일 1시간씩 운동을 할 짬을 낼 수도 있지만, 그런 방식은 그 뒤에는 계속하기 어려운 단기적인 해결책이다. 각자는 방해가 될 수 있는 온갖 일상생활을 하면서도 지속할 수 있는 운동방식이 무엇인지를 파악할 필요가 있다.

많은 이들에게는 규칙적으로 운동을 할지의 여부를 결정하는 가장 큰 요인이 시간일 수밖에 없다. 직장과 가정에서 장시간 해야 할 일들을 조화시키면서 살아가야 하는 많은 이들에게는 운동을 위해 1시간 이상 짬을 낸다는 것이 쉽지 않을 수 있다. 하루를 지내는 동안 비는 시간이 생긴다고 해도 많은 이들은 피곤한 상태이기에, 헬스장에 가서 계속 땀을 흘리는 일이야말로 그 시간에 가장 하기 싫은 일에 속할 것이다. 다행히도 우리가 할 수 있는 최고의 운동방법 중하나는 30분만 해도 충분하다는 증거가 나오고 있다. 게다가 이 방법은 멋진 장비, 좋은 시설, 동네 헬스장까지 오가면서 보내는 30분이 필요 없이 가정에서 편하게 할 수 있다. 바로 '고강도 인터벌 운동 high-intensity interval training, HIIT'이라는 것이다. 2017년 메이요클리닉Mayo Clinic은 HIIT를 3개월 하면 최대산소흡수량이 상당히 증가한다는 연구결과를 내놓았다.[11] 또 근육의 미토콘드리아 기능도 증진되고, 인슐린 민감도도 향상되었다.

일반적으로 HIIT는 짧은 시간 동안 격렬하게 유산소운동과 중량운동을 번갈아 하는 것이다. 운동을 많이 해본 사람이라면, 버피운동을 떠올릴 것이다. 각 활동을 30~90초 동안 하면서 약 30분 동안 운동을 한다. 그 시간 내내 계속 전력을 다하는 것이 중요하다. 따라서 HIIT는 기존 유산소운동과 전혀 다르다. 유산소운동을 할 때는 최대심박수의 약 50~70퍼센트로 트레드밀 위에서 30분 동안 달리는 식이다. HIIT는 짧은 기간에 최대심박수의 90퍼센트까지 격렬하게 운동을 한 뒤에 약 60퍼센트로 운동하면서 짧게 휴식을 갖는 식으로 한다. 이 휴식시간은 여러 면에서 격렬한 운동시간 못지않게 중요하다. 사이사이에 최대출력을 낼 수 있게 해주고, 몸이 더 빨리 회복하는 법을 터득하도록 돕고, 주기적으로 반복되는 스트레스와 휴식에 적응하도록 만든다. 호르메시스(유익한 생리적 효과를 일으키는 저용량 스트레스 인자)를 기억하는지? HIIT는 호르메시스의 완벽한 사례. HIIT의 강도는 적응 스트레스 반응을 일으키도록 돕는다. 고강도 인터벌 단계에서 몸은 일시적으로 항상성homeostasis을 벗어난다. 항상성은 체온, 심박수, 화학물질 수치 등으로 정의되는 몸의 평형상태다. 몸은 '신항상성allostasis'이라는 것을 통해서 이 교란에 적응해야 한다. 신항상성은 몸이 평형상태, 즉 항상성으로 돌아가려고 하면서 일으키는 생리적 반응이다. 다시 말해 몸을 정상 상태에서 벗어나게 만들면 몸은 평형상태로 돌아가기 위해 반응을 한다(항상성, 스트레스 인자, 신항상성, 항상성으로의 복귀). 시간이 흐르면서 이렇게 스트레스와 반응의 주기가 되풀이되면, 몸은 짧은 기간 정상상태에서 벗어났을 때 적응하고 복귀할 준비를 갖추게 되어 더 튼튼하고 탄력적으로 변할 것이다. 근섬유는 더 굵어지고 치밀해지며, 미토콘드리아는 가용 에너지를 더 효율적으로 생산하고, 염증 같은 과정들은 줄어든다.

HIIT 같은 운동이 일으키는 생리학적 스트레스가 일상에서 마주칠 피할 수 없는 위협들에 더 잘 대처할 수 있도록 몸을 더 튼튼하게 만드는 데 기여한다는 점을 고려할 때, 운동을 하면 할수록 더 나아지지 않을까 하는 생각이 들 수도 있다. 흥미롭게도 연구결과들은 그렇지 않음을 시사한다. 이유는 호르메시스가 스트레스가 일시적일 때에만, 즉 우리가 '급성 스트레스 인자'라고 부르는 것에만 작용하기 때문이다. 그 반대인 만성적인, 즉 장기적인 스트레스는 사실상 해롭다. 메리엄-웹스터 사전에는 호르메시스가 "낮은 용량에서는 이로운 효과를 낳을 수 있지만 중간 용량이나 높은 용량에서는 해로운 생물학적 효과를 일으키는 식으로 용량-반응 관계에 있는 이론적인 현상"이라고 정의되어 있다. 기본적으로 운동은 우리 몸에 스트레스 인자다. 근육을 손상시키고, 심혈관계에 압박을 가하고, 미토콘드리아에 엄청난 에너지 출력을 내라고 요구하고, 더 나아가 체온을 조절하고 열을 발산하는 몸 전체의 능력에도 부담을 준다. 스트레스는 관리 가능한 수준일 때 몸이 더 튼튼해지도록 자극한다. 그러나 스트레스가 너무 심하거나 오래 지속될 때는 혜택보다 비용이 더 커진다. 스트레스를 받는 사이사이에 반응할 시간이 부족하거나 복구하기 어려울 만치 심하게 손상이 일어난다.

다다익선?

그렇다면 행복한 중간이 어디인지, 얼마나 많아야 과잉인지를 어떻게 알 수 있을까? 병원에서 검진을 통해 알기는 어렵지만, 우리는 엘리트 운동선수나 울트라마라톤선수의 노화 및 장수 추세를 운동을 하는 평범한 사람의 그것과 비교할 수는 있다. 그렇게 하자, 특정한 활동(달리기 같은)과 건강 사이에 U자형 관계가 있다는 점이 드러나기 시작하고 있다.[12] 즉, 건강위험(심혈관질환, 당뇨병, 더 나아가 암같은)은 오래 앉아 있는 사람, 짭짤한 간식을 먹으면서 소파에서 뒹굴거리는 사람에게서 가장 높다. 그리고 일주일에 5일 동안 약 80킬로미터를 달리는 식으로 규칙적으로 적당한 거리만큼 달리기를 하는 사람은 위험이 낮지만, 우리가 극단적이라고 보는 수준까지 달리기를 하면 건강위험이 다시 증가하기 시작한다. 자료에 따르면, 울트라마라톤선수는 '규칙적으로' 달리기를 하는 평범한 사람에 비해 건강수명과 수명이 사실상 더 짧은 것처럼 보인다. 따라서 실질적으로 가장 큰 건강혜택을 제공하는 어떤 지점이 있다. 직장과 가정에서 온종일 이런저런 일들을 해야 하기에, 러너스 하이unner's high(마라톤 선수가 극도의 고통을 견디면서 달릴 때 느끼는 행복감─옮긴이)를 만끽하기 위해서 하루에 몇 시간씩 달릴 수 없는 우리 같은 사람들에게는 희소식이 아닐 수 없다.

종합하자면, 이는 골디락스처럼 우리가 어떤 운동을 얼마나 하는 것이 '딱 맞는지'를 알아낼 필요가 있음을 시사한다. 그러나 식단과 마찬가지로 여기서도 말은 쉽지만 실제로 알아내기란 쉽지 않다. 내게 '딱 맞는' 것이 독자에게는 '딱 맞는' 것이 아닐 수도 있다. 애초에 우리 각자가 기본적으로 스트레스 내성 수준이 서로 다를 수도 있다. 한 사람의 몸에는 적당한 스트레스로 받아들여지는 것이 다른 사람에게는 극심한 스트레스일 수도 있다. 기본적으로 운동은 개인의 현재 능력에 맞추어서 해야 하며, 우리 각자는 일주일에 네 번 5킬로미터를 달리든, 필라테스 강습을 받든, 매일 동네를 산책하든, 이 모든 운동을 섞어서 조금씩 하든 간에 천천히 늘리면서 자신에게 이상적인 지점을 찾아야 한다.

식사법과 마찬가지로 자신에게 가장 좋은 운동의 종류와 양도 어느 정도는 유전자, 경험, 건강상태, 연령, 동기, 생활습관과의 조화 등 개인적인 특징에 따라 달라질 것이다. 예를 들어 HIIT가 독자의 건강에 가장 큰 혜택을 줄 수 있다고 과학이 말한다고 해도, 자신의 일과를 따져볼 때 일주일에 세 번 30분씩만 가능하다면 그렇게 하라. 마지막으로, 자신의 건강에 가장 큰 순혜택이 돌아오도록 운동방법을 최적화하고자 할 때, 우리는 자신의 건강과 노화가 어떤 수준인지를 알려줄 잘 정립된 척도(또는 생물 표지)가 필요할 것이다. 신체나이처럼 말이다. 현재 나와 있는 것들은 이미 자신의 기본적인 생물학적 특징과 건강을 엿볼 수 있게 해주는 강력한 도구로 쓰이고 있으며, 이런 척도들로부터 얻을 수 있는 깨달음은 시간이 흐를수록 더욱더 늘어날 것이다.

우리가 명심해야 할 또 한 가지는 이상적일 수 있는 운동유형과 지속시간이 전반적으로 자신에게 적합하지 않을 수도 있다는 것이다. 순혜택을 얻기 위해서 반드시 격렬하게 또는 시간을 들여서 운동을 해야 하는 것만은 아니다. 사실 매일 30분 걷는 것만으로도 심혈관계의 건강을 증진시키고, 근육량을 유지하고, 뼈를 튼튼히 할 수 있다는 연구결과도 많다. 걷기는 진입장벽이 낮기에 아주 좋은 운동방법이다. 무료이고, 전문지식도 필요하지 않으며, 부담스럽지도 않고, 심지어 전문장비 같은 것은 전혀 필요 없이 괜찮은 신발만 있으면 된다. 게다가 친구, 가족, 반려동물과 함께할 수 있고, 주변풍경을 구경하고 자연을 접할 기회도 제공받을 수 있다.

캘리포니아에서 자라던 시절의 기억 중에서 나는 식구들과 함께 샌터수사나산맥을 오르던 일을 종종 떠올리곤 한다. 그 오르내리는 지형은 내 심박수를 올리고 근육을 자극하는 데 기여했다. 사랑하는 이들과 함께 보낸 그 시간은 오늘날 내가 소중히 여기는 기억들로 확고히 자리잡았다. 그리고 캘리포니아의 멋진 풍경은 자연에 대한 내 호기심을 자극하고 그 안의 모든 살아 있는 것들과 내가 연결되어 있다는 인식을 심어주었다. 사실 이 경험이 너무나 소중했기에, 나는 대학입학 에세이를 쓸 때 그 이야기를 주제로 삼았다. 바로 이것이 요점이다. 운동은 지루한 일처럼 느껴져서는 안 된다. 즐기는 것이 되어야 한다. 농구를 하든, 개를 산책시키든, 친구와 필라테스를 배우든, 아이들과 자전거를 타든 간에 자신이 좋아하는 운동을 찾는 것이 중요하다. 미셸 오바마Michelle Obama가 펼친 캠페인처럼, "움직이자 Let's Move". 요새 내가 매주 하는 운동은 말타기다. 일주일에 5일은 말을 탄다. 어릴 때는 육상선수이자 운동선수였지만 어른이 된 뒤, 특히 엄마가 된 뒤에는 매일 달리기를 하고 체육관에 가서 강습을 듣고, 거실에서 운동 동영상을 보면서 따라 하는 일 등이 점점 더 어려워졌다. 지금도 때때로 그런 운동을 하긴 하지만, 운동을 처방보다 취미활동처럼 생각하고 나니 훨씬 더 도움이 되었다.

휴식과 이완

식사법과 운동은 건강행동의 왕과 여왕이다. 그러나 건강한 또는 건강하지 못한 생활습관이라고 정의할 수 있는 행동들은 많다. 나는 흡연처럼 전반적인 건강에 명백하면서 논란의 여지가 없는 영향을 미치는 행동들은 다루지 않으련다. 대신에 수면, 스트레스, 사회경제적 특징처럼 노화, 기대수명, 건강 전반에 지대한 영향을 미친다는 것이 드러난 요인들을 살펴보기로 하자.

잠의 힘

개선할 수 있는 부분이 있는지 파악하기 위해서 내 생활습관을 비판적으로 검토할 때마다, 계속해서 최우선순위로 떠오르는 것은 바로 잠이다. 많은 바쁜 전문가들처럼, 나도 해야 할 일에 쓸 시간이 부족하다는 것을 끊임없이 느낀다. 일, 집안일, 취미활동 등을 하다 보면 때로 밤늦게까지 일에 치이다가 이튿날 아침 알람소리를 듣고 겨우 일어날 때가 많다. 심지어 밤에도 침대에서 거의 1시간 동안 내일 일정을 생각하거나 머릿속에 떠오르는, 연구와 관련된 흥분되는 새로운 질문을 곱씹느라 깨어 있곤 한다. 밤에 7시간 이상 자는 날이 거의 없으며, 7시간 자면 아주 운 좋은 날이라고 말하는 것만으로도 충분할 듯싶다.

나는 이런 수면습관이 건강에 해로운 영향을 미칠 수 있다는 것을 알기에 이 문제를 해결하기 위해 끊임없이 노력하고 있다. 지금까지 논의한 다른 건강행동들처럼 수면도 몸의 다양한 계통들의 기능에 영향을 줄 수 있다. 그중에서도 특히 영향을 받는 계통이 하나 있다. 바로 신경계, 더 구체적으로 말하면 뇌다. 이 점을 이해하려면 잠이 왜 진화했는지를 논의하는 것부터 시작해야 한다.

우리 인간은 생애의 4분의 1 이상을 잠으로 보낸다. 독자가 운 좋게 100세까지 산다면 25~30년을 잠자며 보냈다는 뜻이다. 게다가 잠을 안 자고 버티다가는 치명적인 결과가 빚어질 수 있다. 설치류에게서 잠을 빼앗으면 겨우 2주 뒤에 죽을 수 있다는 연구결과들도 있다.

그런데 좀 역설적이게도 잠의 중요성을 뒷받침하는 또 다른 증거는 잠이 위험하다는 것이다. 아니, 적어도 초기 인류와 야생에서 살아가는 대다수 동물에게 그랬다. 잠을 자는 동안 우리는 취약해진다.

감각은 무뎌지고, 뇌는 여러 면에서 '끊김' 상태에 놓인다. 갑자기 굶주린 포식자의 쉬운 먹잇감이 된다. 잠이 우리의 건강과 진화적응도에 매우 중요한 역할을 하지 않았다면 이 형질은 결코 선택되지 못했을 것이다.

그렇다면 잠은 왜 그렇게 중요할까? 대체 우리의 감긴 눈 안쪽에서 무슨 일이 벌어지기에 잠 그 자체가 야기하는 위험을 상쇄시킬 만치 우리 건강에 심오한 영향을 미친다는 것일까? 정확히 어떤 일이 벌어지는지는 사실 아무도 모르지만, 과학은 우리가 쿨쿨 자고 있을 때 일어나는 생리학적 변화 중 일부를 밝혀내기 시작했으며, 그중에는 매우 놀라운 것도 많다.

대다수의 부모처럼, 나도 다섯 살 아이에게 잠잘 시간이라고 설득하는 일이 너무나 어렵다는 것을 실감해왔다. 딸은 놀고 싶어 한다. 딸은 수다를 떨고 싶어 한다. 1시간 전에 저녁을 배불리 먹어놓고도 뜬금없이 배가 고프다는 둥 목이 마르다는 둥 화장실에 가겠다는 둥 설쳐댄다.

약 1년 전에 나는 다른 방법을 써보기로 했다. 딸에게 잠을 자야하는 이유를 설명하려고 노력하기 시작했다. 물론 내가 일할 시간이 필요해서라거나 그냥 솔직히 나도 쉴 시간이 필요하다는 식의 말은 하지 않는다. 나는 딸에게 잠이 '뇌를 청소하는' 데 도움을 주기 때문이라고 말한다. 이 전략은 완벽하지는 않지만 매일 밤 내 삶에 도움을 주어왔다. 사실 딸은 아침에 일어나서 엄마도 더러워진 뇌를 청소할 만큼 잠을 충분히 잤는지 걱정하기까지 한다. 다행히도 딸은 내

조급한 성향을 물려받았기에, 더러운 뇌라니 일단 청소해야 한다는 생각부터 갖는다. 나는 딸에게 잠잘 때 낮 동안 뇌에 쌓였던 모든 더러운 것들을 몸이 정말로 씻어낸다는 식으로 설명한다. 이 말이 어리석게 들리겠지만, 실제로는 수면의 신경과학 분야에서 나온 새로운 증거에 토대를 둔 것이다.

감긴 눈 뒤에서 벌어지는 일

척수 안에는 '뇌척수액cerebrospinal fluid'이라는 맑은 액체가 들어 있다. 뇌척수액은 혈액의 혈장과 매우 비슷하지만 단백질이 훨씬 적게 들어 있다(혈장에 있는 것의 약 0.3퍼센트). 또 뇌척수액에는 세포가 거의 들어 있지 않다. 즉, 적혈구를 찾을 수 없고 백혈구도 거의 없다는 뜻이다. 뇌척수액은 뇌에서 많은 역할을 한다. 한 예로, 뇌를 둥둥 띄우고 있다. 우리 뇌가 자체 무게로 가라앉으면 혈액공급이 차단될 것이고, 뇌척수액에 떠 있지 않으면 대규모 손상이 일어날 것이다. 또 뇌척수액은 충격으로부터 뇌를 완충시키는 역할도 하고, 피처럼 영양소를 비롯한 화학물질을 운반하는 역할도 한다. 하지만 뇌척수액의 가장 흥미로운 역할 중 하나는 우리 수면주기의 특정한 단계에서 뇌로부터 노폐물이나 손상된 물질을 제거하는 능력이다.

전체적으로 볼 때 수면은 크게 두 유형으로 나뉜다. 빠른눈운동 rapid eye movement, REM, 즉 렘수면과 비렘non-REM수면이다. 밤에 몸은 비렘수면 세 단계를 거친 뒤 렘수면 한 단계를 거치는 수면주기를 되풀이한다. 한 주기는 약 90분이다. 즉, 하룻밤에 이 주기를 약 4~6회 되풀이한다는 뜻이다(참고: 신생아는 수면주기가 겨우 40분에 불과하며, 주기 사이의 전환이 제대로 이루어지지 않을 때가 많아서 새로 부모가 된 이들은 으레 수면부족에 시달리게 마련이다).

수면주기는 언제나 비렘수면의 첫 단계로 시작하며, 짐작할 수 있겠지만 깨어 있는 상태에서 잠이 드는 상태로 넘어가는 시기가 특징이다. 이 단계에서는 모든 것이 이완되기 시작한다. 그러나 이 수면단계는 아주 얕기 때문에 소음이나 움직임으로 쉽게 교란될 수 있다. 1단계에서 몇 분이 지난 뒤, 수면은 모든 것이 느려지는 두 번째 단계로 넘어간다. 잠자는 총시간을 따진다면 네 주기 중에서 이 단계가 가장 길다. 2단계 때 체온이 떨어지고, 심박수가 느려지고, 근육이 이완되고, 호흡이 얕아지며, 뇌활동이 약해진다.

2단계에서 약 20~40분이 지난 뒤 서서히 3단계로 넘어간다. 깊은 잠이라고 여겨지는 단계다. 깊은 잠이 들 때 몸은 더욱 이완되고 '끊김'도 심해진다. 그래서 깊은 잠에 빠진 사람은 깨우는 데 시간이 더 걸린다. 이 단계에서는 뇌활성도 변할 것이다. 우리 뇌의 뉴런은 전기펄스를 통해 서로 의사소통을 하는데, 깊은 잠 단계에서는 이 펄스의 진동수가 달라진다. 약 1.5~4헤르츠의 단파 활성 패턴이 나타난다. 수면 초반에는 3단계가 더 길게 이어진다.

밤이 깊어지고 이윽고 새벽이 다가올수록 3단계는 점점 더 짧아진다. 반대로 수면의 마지막 단계인 렘수면은 처음 몇 주기 동안은 아주 짧다. 아마 10~20분 정도일 것이다. 수면주기가 되풀이될수록 램수면시간은 점점 길어지다가, 이윽고 아침이 올 때쯤에는 수면주기의 대부분을 차지할 수도 있다. 램은 활동하는 형태의 수면이며, 생생한 꿈을 꾸는 단계다. 꿈의 장면에 몸이 반응하지 못하도록 몸은 일시적으로 마비되지만, 안구는 빠르게 움직인다. 그래서 빠른눈운동수면(램수면)이라는 이름이 붙었다. 뇌도 깨어 있을 때와 비슷한 활성을 띠며, 심박수와 혈압도 정상 수준에 더 가까워진다.

램수면과 비램수면 모두 기억응고화에 중요한 역할을 하는 듯하다. 낮에 얻은 중요한 기억들을 장기기억으로 전환하여 저장하고, 중요하지 않은 기억들은 그냥 사라지도록 하는 데 기여하는 듯하다. 또 이 두 수면은 건강에도 나름 역할을 한다고 믿어진다. 전체적으로 램수면은 정신적 및 정서적 건강에 중요한 역할을 하는 듯하다. 램수면의 혜택이 꿈꾸기나 다른 무언가의 직접적 결과인지는 불분명하지만, 스트레스를 처리하는 데 도움을 줄 수 있다는 연구결과들이 나와 있다. 외상후스트레스장애에 시달리는 사람들에게서 램수면이 늘어날수록 부정적인 행동이 줄어들 수 있다는 연구결과도 있다. 또 심리적 외상을 겪기 전날 밤에 램수면이 더 길었다면 스트레스를 덜 받을 수 있다는 연구도 있다. 램수면은 정서지능에도 관여하는 듯하다. 얼굴표정을 판단하고, 감정을 읽고, 이런 외부자극들을 처리하는 데 도움을 준다. 아마 램수면이 부족하면 낮에 짜증을 내기 쉽다고 해도 그리 놀랍지 않을 듯하다. 램수면이 감정과 정신의 안녕에 이런 영향을 미치므로, 일부 연구자들은 이 수면단계를 야간 치료시간에 비유하곤 했다.

대조적으로 깊은 잠은 우리가 으레 잠과 연관짓는 몸의 회복에 중요한 역할을 하는 듯하다. 잠의 이 복원단계에서 근육이 스스로 수선을 하고, 피부에서 콜라겐이 교체되고, 인슐린과 혈당 수치가 다시 안정을 찾는다. 에너지를 유지와 수선 쪽으로 돌릴 수 있도록, 필수적이지 않은 과정들은 약화된다.

최근에 과학자들은 깊은 잠이 우리 건강에 영향을 미치는 또 다른 흥미로운 방식들도 발견했다. 그중 하나는 앞서 말한 뇌청소다. 놀랍게도 우리 뇌에서 노폐물을 청소하는 과정이 어느 정도는 깊은 잠 때 두드러지는 '델타파'라는 단파진동을 통해 추진된다는 새로운 증거들이 나오고 있다. 델파가 알려진 것은 한 세기가 넘지만, 우리는 이 파장이 뇌에서 어떤 식으로 노폐물 제거를 돕는지를 이제야 겨우 밝혀내기 시작했다.

수면과 뇌회복

깨어 있을 때가 아니라 잠잘 때, 뇌에서 뇌척수액이 아주 큰 물결을 이루어서 뇌를 씻어내는 현상이 관찰되곤 한다. 보스턴대학교와 하버드대학교의 연구자들은 뇌파검사EEG와 기능적 자기공명영상fMRI을 조합해서 혈액흐름, 뇌척수액흐름, 전기활동을 동시에 관찰할 수 있었다.[1] 그들은 델타파 진동이 뇌척수액의 물결과 동조를 이룬다는 것을 발견했다. 이 느리게 진동하는 뇌의 전기활동은 혈관을 흐르는 혈액의 부피를 주기적으로 바꾼다. 혈관이 수축될 때 뇌척수액은 뇌실과 뇌물질을 둘러싸고 있는 거미막밑 공간을 채운다. 혈액과 달리, 뇌척수액은 뇌조직 안으로 직접 흘러 들어가서 뇌세포를 푹적실 수 있다. 그런 뒤 혈관으로 흡수되었다가 신경계를 빠져나온다. 게다가 척수와 뇌 안으로 흘러드는 뇌척수액은 8시간 주기로 계속 교체되면서 깨끗한 액체로 새로운 잔해를 씻어낸다.

뇌척수액의 이 놀라운 기능이 발견된 뒤로, 과학자들은 뇌의 이 목욕이 알츠하이머병 같은 신경퇴행성 질병들과 관련이 있는지 살펴보고 있다. 앞서 말했듯이, 알츠하이머병 환자의 뇌에는 '아밀로이드 베타플라크'와 '신경섬유매듭'이라는 두 표지가 축적되곤 한다.[2] 뇌척수액은 본래 이런 유독할 수도 있는 인자들을 청소하는 활동을 활발히 하며, 깊은 잠을 잘 때 나타나는 델타파 진동은 이 기능을 더욱 강화한다는 가설이 나와 있다. 알츠하이머병 환자들은 으레 수면장애를 겪고 있으며, 신경퇴행과 수면장애 사이의 관계가 단지 하나의 증상에 불과한 것이 아닐 수도 있다는 연구결과가 늘어나고 있다. 수면장애는 사실상 질병의 진행을 촉진할 수도 있다. 생쥐의 수면을 방해하거나 잠잘 때 각성을 조절하는 흥분성 뉴런을 자극하면 알츠하이머병의 다양한 표지들이 더 많이 쌓인다는 연구결과가 있다. 수면부족은 사람에게도 같은 현상을 일으키는 듯하다. 여기에다가 인지장애를 비롯한 노화질환들이 수면장애를 일으킨다면 복합적인 효과가 생길 수 있고, 그 결과 더욱 퇴행이 일어난다.

잠은 얼마나 자야 할까?

닭이 먼저냐 달걀이 먼저냐 하는 이야기겠지만 나이를 먹어갈수록 잠, 특히 비렘 단계의 깊은 잠이 건강에 중요한 역할을 한다는 것은 분명하다. 그러나 다시 말하지만, 이 말이 많이 잘수록 더 좋다는 뜻은 아니다. 사실 운동과 마찬가지로, 수면시간과 건강의 관계도 U자형 곡선을 그린다. 하룻밤에 7시간 정도가 최적의 수면시간인 듯하다.

거의 140만 명을 살펴본 16건의 연구 데이터들을 모아서 분석하니, 하룻밤에 5시간 미만으로 정의되는 짧은 수면시간이 수명단축과 관련이 있다는 것이 드러났다. 그러나 분석한 연구기간에 사망위험과 가장 큰 연관성을 보인 것은 사실 긴 수면시간이었다. 게다가 수면시간이 길수록 사망위험도 커졌다. 하룻밤에 평균 8시간 이상을 자는 이들은 사망 위험이 조금 높았고, 9시간 이상을 자는 이들은 더 높았고, 10시간 이상을 자는 이들은 가장 높았다. 또 이 추세는 연령, 성, 사회경제적 지위와 상관없이 나타나는 듯했다.

많은 관찰연구와 역학연구가 그렇듯이, 수면의 부족과 과잉이 기대수명을 줄인다는 이 연관관계가 논란의 여지가 없는 증거는 아니다. 이 연관성의 인과적 방향은 입증되지 않았다. 우울증, 갑상샘질환, 심장병, 수면무호흡증 같은 많은 질환들은 과다수면에 기여할 수 있다. 이런 사례들에서 사망위험을 증가시키는 것이 질병 자체인지, 아니면 과다수면이 더 큰 기여를 하는지는 불분명하다. 게다가 많은 과학자들은 중요한 것은 수면의 양이라기보다는 질일 수 있다고 주장하기에 상황은 더욱 복잡해진다.

내 친구인 줄리아는 수면에 정말로 진지하다. 그녀는 모든 것이 완벽해지도록 조치한다. 매일 낮에는 외출하여 자연광을 쬔다. 오후 9시 이후에는 컴퓨터를 끄고, TV 시청도 줄이고, 휴대전화도 멀리 둠으로써 밤에 청색광에 노출될 가능성을 줄인다. 또 오후 2시 이후에는 결코 카페인을 섭취하지 않는다. 저녁식사 이후에는 어떤 간식도 먹지 않고, 매일 밤 침실 온도를 18도로 내림으로써 잠이 잘 오도록 한다. 오후 10시가 되면 곧바로 침대로 들어가서 오디오북을 30분에서 1시간쯤 듣다가 스피커에서 나오는, 파도가 부서지는 소리를 들으면서 잠이 든다. 그리고 오전 6시 정각에 새벽을 흉내낸 은은한 인공조명 및 알람소리와 함께 잠에서 깬다.

이상적으로 들리지 않는지? 전혀 그렇지 않다. 안타깝게도 줄리아는 수면이 이상적인 상황과 거리가 아주 멀기에 의식적으로 이런 정교한 수면의식을 펼치고 있다. 아기를 키우고 있기에 그녀는 끊임없이 깨었다가 다시 잠들곤 한다. 게다가 배우자는 줄리아가 '코골이 1사단'이라고 부를 정도다. 잠이 막 들려고 하다가도 갑자기 터지는 시끄러운 코골이 소리 때문에 줄리아는 다시 깨곤 한다. 때로 이런 일이 몇 시간 동안 계속되는 듯한 느낌을 받기도 한다. 그런 와중에 시계는 째깍째깍 하면서 아침을 향해 가고, 줄리아는 부족한 잠 때문에 점점 더 스트레스를 받는다. 그녀는 아침식사를 할 때면 피곤하고 짜증이 나 있을 가능성이 높을 뿐 아니라, 공중보건학자이기에 수면

교란이 자신의 건강에 영향을 미칠 수 있음을 잘 안다.

양 대 질

다양한 수면단계들의 상대적인 중요성이라는 문제로 돌아가자. 깊은 잠이나 렘수면 단계에서 깨어난다면, 7~8시간을 꼬박 잔다고 해도 잠을 덜 잔 듯한 기분을 느낄 수 있다. 완전히 깰 때마다 처음으로 돌아가서 주기를 다시 시작해야 하므로 깊은 잠의 양이 줄어들기 때문이다. 수면과 건강 사이의 연관성을 조사한 두 연구에서는 수면의 질이 양보다 기분, 피곤, 우울증 같은 것들과 더 강하게 연관되어 있다고 나왔다. 게다가 2018년에 나는 다른 연구자들과 함께 어느 여성 동일집단을 대상으로 후성유전학적 노화와 질병의 연관성을 조사한 바 있다.

그 논문의 주저자인 주디스 캐럴은 수면의 양 차이가 노화와 관련이 없다는 것을 보여주었다. 평균 5시간을 잔다고 한 사람이나 9시간을 잔다고 한 사람이나 후성유전학적 노화 수준은 비슷한 듯하다. 그러나 캐럴이 '불면증 증후군'이라고 정의한 것들 쪽에서는 중요한 차이점들이 관찰되었다. 이 증후군은 쉬이 잠들지 못하고, 밤에 자주 깨고, 다시 잠에 들기가 어렵고, 일찍 깨는 것 같은 경험들을 말한다. 이런 문제들을 더 많이 겪고 있다고 말한 여성일수록, 숫자나이가 얼마이든지 간에 후성유전학적으로 더 노화한 듯했다. 게다가 불면증

증후군이 있다고 말한 여성들은 면역기능도 떨어지는 듯했다.

여기서 조심해야 할 것이 한 가지 있는데, 수면시간과 건강 사이의 관계와 마찬가지로 우리는 이 연구에서 수면교란이 노화를 가속시키는 원인인지, 아니면 가속된 노화가 수면을 방해하는 것인지 결론을 내릴 수 없었다. 사실 수면장애가 체내시계의 교란을 알리는 것일 수 있다는 점을 생각하면, 과학적으로 볼 때 후자가 더 이치에 맞는다.

우리 각자의 몸에는 체내시계가 있다. '하루주기리듬circadian rhythm'이라고 하는 이것은 다양한 생리학적 기능의 주기적 양상을 조절하는 중요한 역할을 한다. 이 시계는 우리 몸이 시간을 지키는 방식이다. 하루주기리듬은 수면과 각성, 하루의 호르몬 분비 양상, 체온변화, 세포의 재생과 회전율, 더 나아가 대사과정들까지 다양한 것들을 조절하는 24시간 시계다. 이 생물학적 시계가 몸의 거의 모든 생리학적 기능에 그렇게 전반적으로 관여하기 때문에, 이 주기의 교란은 심각한 건강문제를 일으킬 수 있다.

다른 동물들, 미생물, 심지어 식물에 이르기까지 거의 모든 생물에서 비슷한 하루주기리듬이 작동한다고 여겨진다. 우리에게 24시간이 어떤 종에게는 한평생이라는 점을 생각하면 좀 놀랍다. 하루주기리듬은 지리적 현상에 들어맞도록 진화했다고 여겨진다. 지구운동에 따라 나타나는 환경 변화, 주로 빛의 변화에 맞추어져 있기 때문이다. 기본적으로 생명 시스템은 시간을 지구자전(즉 하루)의 함수로서 추적하는 놀라운 기술을 진화시켰다. 톱니바퀴, 태엽, 스프링을 써서 시간을 재는 기계식 시계와 대조적으로, 생물학적 시계는 특정한 유전자들의 발현 양상의 주기적 변화를 통해 조절된다. 이 시계의 핵심을 이루는 것은 두 유전자다. 하나는 하루주기운동 출력주기 중단circadian locomotor output cycles kaput이라는 뜻의 클럭CLOCK, 또 하나는 BMAL1이다.[3] 이 두 유전자의 발현은 후성유전체에 미치는 영향을 통해서 하루주기리듬에서 관찰되는 주기적 변화를 계속 일으킨다. 이 인자들은 후성유전적 경관을 변화시킴으로써 다양한 유전자들의 접근 가능성을 바꾸어서 유전자들을 켜거나 끄는 식으로 하루주기 리듬에서 관찰되는 주기적 변화를 일으킨다.

이 과정에 중요한 역할을 또 다른 유전자는 SIRT1이다. 이 점은 주목할 만한데, SIRT1이 SIR2의 인간판이기 때문이다. 앞서 말했듯이, 1999년 레너드 구아렌테는 두 젊은 연구자인 매트 케벌린Matt Kae-berlein, 미치 맥베이Mitch McVey와 함께 SIR2의 과잉발현이 항노화메커니즘이며, 효모의 수명을 70퍼센트까지 늘릴 수 있음을 보여주었다. 같은 시기에 구아렌테 연구실에서 데이비드 싱클레어David Sinclair를 비롯한 연구자들의 여러 연구들도 SIR2가 효모의 후성유전체를 조절하고 증식을 계속하는 동안 유전체의 안정성을 유지하는 중요한 역할을 한다는 것을 보여주었다. 사람과 효모는 전혀 다르다고 정당하게 주장할 수도 있겠지만, SIR2/SIRT1의 효과가 진화적으로 보존되었을 수도 있음을 시사하는 증거들이 있다. 즉, SIR2가 효모의 수명을 조절하는 바로 그 경로들이 우리의 수명을 조절할 수도 있다는 뜻이다. 생쥐에게서도 SIRT1이 약간 과다발현되면, 암, 노화, 산화

스트레스, DNA 손상을 막는 효과가 나타난다는 연구결과도 있다.

또 일부 과학자들은 열량제한의 유익한 효과가 SIRT1의 발현변화를 통해서 나온다고 주장한다. 요약하자면 열량제한이 SIRT1의 발현을 증진시키기 때문에 수명을 늘린다는 것이다. 따라서 SIRT1이 증가하지 않는다면, 굶는다고 해도 수명이 늘어나지 않을 것이다. 그 효과가 정말로 있는 것인지를 놓고 논쟁이 벌어지긴 하지만, SIRT1이 우리 조직의 주요대사 감지기라는 사실은 밝혀졌다. 환경 단서들을 토대로 판단할 때, SIRT1의 발현을 조절하면 스트레스 반응, 에너지 대사, 지방조직의 재편, 염증 등의 조직과정들에 변화를 가져올 후성유전학적 변화를 일으킬 수 있다.

또 SIRT1은 노화, 대사, 수면 사이의 흥미로운 연관성도 보여준다. 과학자들은 SIRT1을 억제하면 앞서 말한 과정들뿐 아니라 하루주기리듬도 교란될 수 있음을 유전적 또는 약학적 조작을 통해서 보여주었다. 안타깝게도 노화할 때 SIRT1은 자연히 기능이 감소하며, 늙어갈 때 나타나는 하루주기리듬의 교란을 그것으로 어느 정도는 설명할 수 있을 것이다. SIRT1이 기능쇠퇴는 몸이 이용할 수 있는 NAD가 줄어들기 때문에 일어난다. 앞서 말했듯이, SIRT1이 기능을 하려면 NAD가 필요하다. 노화함에 따라서 NAD 농도는 자연스럽게 줄어들므로 SIRT1도 기능이 떨어진다. 2013년 구아렌테 연구진은 생쥐의 뇌에서 노화에 따른 NAD-의존성 SIRT1의 활성감소가 하루주기리듬을 더 늘린다는(즉, 생쥐의 체내 생물학적 시계로 재는 하루가 더 길어진다는) 것을 보여주었다.[4] 또 생쥐는 낮과 밤의 활동 패턴도 엉망이 되었고, 빛과 어둠의 주기적 변화에도 잘 적응하지 못했다(예를 들어, 늙은 생쥐는 비행시차에 적응하는 데 훨씬 더 오래 걸리곤 했다). 그러나 다행히도 늙은 동물에게서 SIRT1을 과다발현시킴으로써 이런 노화관련 효과들을 상쇄시킬 수 있다는 것이 드러났다. SIRT1, NAD, 하루주기리듬이 연관되어 있다는 이야기는 계속 이어진다. SIRT1은 하루주기리듬에 영향을 미치고, 하루주기 유전자들의 발현은 NAD 합성을 증가시키는 경로를 자극하는 듯하다. 이는 자연적 노화, 수면장애, 어긋나는 취침시간 때문에 이 경로에 교란이 생길 때 어떻게 건강에 눈덩이효과가 일어날 수 있는지를 보여주는 사례다.

야간근무조 사람들의 몸에서 나타나는 일들은 이 점을 더 명확히 보여주는 사례다. 현대사회에서는 밤에 일하고 낮에 잠을 청하는 이들이 드물지 않다. 안타깝게도 이런 생활은 우리 몸이 본래 적응한 방식이 아니며, 하루주기리듬의 이런 교란은 건강에 안 좋은 영향을 미칠 수 있다. 한 무작위 대조실험에서는 일주일 동안 연구실에서 지낼 수 있는 젊은 성인들을 모집했다.[5] 그리고 그들을 무작위로 두 집단으로 나눈 뒤 한쪽은 밤에, 다른 한쪽은 낮에 자도록 했다(야간근무조가 하듯이). 연구진은 3시간마다 참가자들의 피를 채취한 다음, 멜라토닌과 코르티솔 같은 호르몬뿐 아니라 수백 가지 대사산물들의 주기적 패턴에 어떤 변화가 일어나는지 두 집단을 비교했다.

두 집단 모두 자연적으로 생기는 멜라토닌과 코르티솔의 주기적 변동에는 아무런 변화도 일어나지 않았다. 이는 수면주기가 12시간

어긋났어도 하루주기 체내시계는 변하지 않았음을 시사했다. 그러나 간, 췌장, 소화계와 관련이 있는 많은 대사산물들은 그렇지 않아서 모두 주기가 12시간 옮겨졌다. 그 결과 기관들마다 생체시계가 어긋나는 결과가 빚어졌다. 뇌가 밤이라는 신호를 보내고 있을 때, 몸은 낮이라는 신호를 보내고 있었다. 대사과정과 신경계과정의 이 어긋남은 야간근무조가 비만과 당뇨병 같은 질환들에 더 잘 걸리곤 하는 이유를 설명해줄지도 모른다.

대안은 존재하는가

이런 이들의 수면습관을 개선함으로써 건강을 증진시키려면, 생활습관을 완전히 바꾸어야 한다. 안타깝게도 그런 대안을 받아들일 사정이 안 될 수도 있다. 하지만 근무시간 변경 때문이 아니라, 불면증이나 수면장애로 고생하는 사람들이라면 택할 수 있는 대안이 있지 않을까? 식사법과 운동이 훨씬 더 우리가 통제할 수 있는 것처럼 느껴지는 반면, 수면은 가장 부지런하게 건강을 챙기는 사람조차도 힘들어하는 영역이다. 때로는 잠을 자려고 애쓸수록 잠들기가 더 어려워지기도 한다. 또 잠이 들기 어려운 데다가 푹 자지도 못하는 바람에 더 괴로울 수도 있다. 그렇게 밤새 잠을 설치다가 상쾌하지 못한 아침을 맞이하는 것이 바로 수면의 질이 낮음을 보여주는 특징이다.

불면증에 시달리는 이들이 택할 수 있는 첫 번째 해결책은 판매되고 있는 수면보조제들이며, 멜라토닌은 그중 가장 인기 있는 것에 속한다. 짧게 말하자면, 멜라토닌은 약한 빛에 반응하여 뇌에서 분비되는 호르몬으로서 하루주기리듬의 조절을 돕는다. 멜라토닌 증가는 사실상 밤이 되었으니 몸의 긴장을 풀라고 뇌가 보내는 신호다. 빛/어둠 주기에 대한 이 자연스러운 반응은 많은 연구자와 의사가 잠자리에 들기 몇 시간 전부터 빛을 약하게 하고 화면 보는 시간을 줄이라고 권하는 이유 중 하나이기도 하다. 바깥의 밝기 변화를 그대로 따른다면 몸은 올바른 하루주기반응을 더 잘 일으킬 수 있다. 여기에다가 먹거나 피부패치를 통해 멜라토닌을 투여하면 이 신호전달과정을 더 강화할 수 있다. 밤에 자연적으로 멜라토닌 분비가 증가하는 양상을 흉내낼 수 있도록 호르몬이 혈액으로 들어가는 양을 조절하는 방식으로 투여하기도 한다.

그러나 이 해결책은 말처럼 단순하지가 않을 때가 많다. 우리 몸은 멜라토닌 보충제에 금방 적응할 수 있어서, 그 효과는 비교적 짧은 기간에 떨어진다. 그렇기에 이런 유형의 수면보조제는 스트레스가 심하거나 비행시차처럼 하루주기시계가 심하게 교란되었을 때처럼 이따금씩만 사용하도록 권한다. 멜라토닌 보충제는 불면증의 만병통치약이 아니다. 독실아민(제품명: 유니섬, 슬립에이드)과 디페닐하이드라민(제품명: 베나드릴, 알레브 PM) 등 다른 수면보조제들도 마찬가지다. 널리 쓰이는 이 두 수면보조제는 진정효과를 통해 작용하는 항히스타민제다. 따라서 이튿날 온종일 몽롱한 상태에 놓이곤 한다.

미국수면의학회American Academy of Sleep Medicine와 미국내과의사협회

American College of Physicians는 멜라토닌을 만성불면증 치료에 쓰라고 권하기에는 경험증거가 아직 부족하다고 말한다. 사실 두 단체는 그 대신에 약물을 쓰지 않는 해결책을 권한다. 바로 '불면증 인지행동요법cognitive behavioral therapy for insomnia, CBT-I'이라는 것이다. CBT-I는 스트레스나 PTSD로 생기는 증상들을 포함하여, 다양한 불면증에 대한 최고의 치료법 중 하나임이 계속 입증되어왔다. 불면증 치료를 위해 개입한 181건의 연구자료들을 모아서 대규모로 메타분석했더니, CBT-I가 단연코 최고였다. 조사한 모든 수면변수에서 개선된 결과가 나왔으며 청년층부터 노년층까지 통증, 만성질환 등 다양한 증상들에서 비롯된 불면증에 효과가 있다고 드러났다. 가장 좋은 점은 많은 보충제나 약물과 달리, CBT-I 같은 방법은 부작용이 전혀 없다는 것이다. 이렇게 분명히 더 나은 해결책이 있음에도 알약에 손을 대는 사람이 더 많은 것은 왜일까?

많은 이들이 CBT-I 같은 해결책을 이용하기보다는 보충제를 써서 수면문제를 해결하려는 이유 중 하나는 치료를 받으러 병원과 의원을 여기저기 돌아다니는 것보다 인터넷에서 10달러짜리 알약 한 통을 주문하는 편이 훨씬 간편하다는 것이다. 또 CBT를 잘 모르는 많은 이들은 이런 유형의 치료법이 프로이트의 정신분석이나 자신의 감정과 정서적으로 교감하는 방법 같은 것을 수반한다고 오해할 수도 있다. 그러나 실제 CBT는 탄탄한 과학적 토대 위에 있으며, 많은 심리적(그리고 더 나아가 신체적) 증상들에 효과가 있음이 밝혀졌다. 게다가 CBT는 시대의 흐름에 맞추어서 계속 변해왔다. CBT-I

를 받기 위해서 동네 수면치료사를 찾아가거나 어디에서 어떻게 할지 약속을 잡을 필요도 없다. 지금은 앱도 나와 있다! 인섬니아코치 Insomnia Coach라는 앱은 미국 보훈처의 국립PTSD센터National Center for PTSD가 만들었다. 누구나 무료로 이용할 수 있다. 5주간의 훈련계획, 요령과 변화추적(착용하는 장치의 도움을 받아서), 수면관련 조언도 받을 수 있다. CBT-I 전문가에게 직접 치료를 받는 쪽을 선호하는 이들을 위한 CBT-i 코치CBT-i Coach 같은 앱들도 있다.

CBT 같은 요법들은 좋은 수면습관을 직접 훈련시켜줄 뿐 아니라, 많은 이들에게는 수면문제의 근본원인에도 대처할 수 있게 해준다. 바로 스트레스 말이다! 스트레스와 불면증의 관계는 최근 몇 년 사이에 유례없는 수준으로 뚜렷이 드러나왔다.

세계적인 코로나19 유행으로 일상생활이 교란됨에 따라서, 잠이 들거나 잠을 푹 자기 힘들다고 토로하는 이들이 점점 늘어났다. 너무나 많아지는 바람에 과학자들과 건강전문가들은 '코로나불면증'이라고 부르기 시작했다. 국립보건원National Institutes of Health의 연구에 따르면, 임상적으로 의미 있다고 할 만한 수준의 불면증에 시달리는 미국인의 비율이 상당히 높아졌고, 그중에 스트레스, 우울증, 불안까지 겪고 있다고 말하는 이들의 비율도 높아졌다고 한다.[6] 누구나 일시적인 스트레스와 불안을 겪기 마련이지만, 수면을 비롯하여 건강의 여러 측면들에 상당히 문제를 일으킬 수 있는 것은 장기간 지속되는 만성 스트레스다.

정신적 스트레스의 영향

앞서 논의했듯이, 가벼운 급성 스트레스 인자는 우리 건강에 이로울 수 있다. 몸의 계통들에 도전장을 던짐으로써 더 튼튼해지도록 도와서다. 그러나 끊임없이 반복되는 스트레스 인자(또는 매일같이 겪는 '만성 스트레스'라고 부르는 것)는 이윽고 우리를 소진시킬 수 있다.

스트레스는 힘든 육체노동이나 지속되는 영양부족처럼 신체적인 것일 수도 있다. 그러나 오늘날 많은 이들을 괴롭히는 것은 심리적 스트레스다. 국립정신건강연구원National Institute of Mental Health에 따르면 미국인 중 3분의 1 이상이 지속적인 불안을 겪고 있으며, 해마다 우울증 관련 질환을 앓는 이들이 수백만 명에 달한다. 놀랄 일도 아니다. 우리 현대사회는 스트레스를 부추긴다. 우리는 해내야 하는 온갖 일들에 매달리면서도 제대로 하고 있다는 확신을 거의 못 가진 채 뒤처지지 않으려고 애쓰면서 계속 나아간다. 우리 삶은 전보다 훨씬 더 대중의 눈앞에 낱낱이 드러나 있다. 우리는 홀로 잠시 앉아서 자신을 돌아볼 여유도 거의 없다. 우리 직장문화는 경쟁을 부추기며, 자신의 사회적·경제적 위치를 끊임없이 자각하게 만든다. 설령 자신이 잘 나가고 성공한 양 느껴질지라도, 언제라도 탈락할 수 있다는 두려움 때문에 긴장을 늦추기가 어렵다.

수십 년 전에는 여성들이 누리는 장수의 이점이 직장에서 일할 가능성이 더 적고 따라서 남성들이 시달리는 업무 스트레스에 대처해야 할 필요가 없다는 사실 때문이라는 주장이 널리 받아들여졌다. 일부에서는 이 가정을 토대로, 여성들이 직장을 가진다면 스트레스 수준이 높아져서 건강과 행복 수준도 낮아질 것이라고 경고했다. 그러나 지난 반세기 동안 직장여성이 대폭 늘어나면서 펼쳐진 상황은 전혀 달랐다. 막스플랑크인구통계학연구소Max Planck Institute for Demographic Research는 일하는 여성이 사실상 더 건강해 보인다는 연구결과를 내놓았다. 연구진은 5000명이 넘는 여성들의 직장지위와 건강을 36년 동안 추적했는데, 일을 계속한 여성들은 가정 바깥에서 일을 하지 않은 여성들에 비해 나이를 먹어갈 때 신체건강이 덜 나빠졌다.[7] 또 그 여성들은 우울증도 덜 겪었으며, 이는 직장 스트레스가 정신건강에 부정적인 영향을 끼치는 주된 요인이 아닐 수 있음을 시사한다.

이 연구결과를 일이 언제나 심리적으로 유익하다는 식으로 받아들여서는 안 된다. 이것이 집단평균이며, 우리 각자가 지닌 취향과 제약의 집합은 저마다 다르다는 점을 명심하자. 어떤 이들에게는 일이 창의성과 자아실현을 위한 배출구를 제공할 수 있는 반면, 어떤 이들은 직장과 가정에서 자신에게 기대하는 것들 사이의 균형을 맞추기가 너무나 힘겨울 수 있다. 직장이나 가정에서 거의 지원을 못 받는 이들이라면 더욱 그럴 것이다.

1950년대부터 노동시장에 진출하는 여성의 수가 꾸준히 증가하기 시작했다. 미국에서 일하는 여성의 비율은 35퍼센트 미만이었다가 21세기 초에는 60퍼센트에 달했다. 임금격차도 비록 충분하다고 할 수는 없지만 좁아져왔다. 대학 졸업자도 여성이 남성보다 많아졌고, 여성이 주로 생계를 책임지는 가정도 49퍼센트에 달한다. 나도 그런 가정에서 자랐다. 어머니는 대학교수였고, 여러 면에서 집안에서 유일하게 돈을 버는 사람이었다. 그러나 가장 최근 세대에서는 일하는 여성의 비율이 좀 낮아져왔다. 코로나19 때문에 상황은 더욱 복잡해졌는데, 2020년 여름 동안 노동시장에서 탈락한 여성이 남성보다 네 배 더 많았다.

여성이 노동시장에서 더 많이 유출된 이유는 무엇일까? 현재 그들이 자신의 어머니나 할머니 세대보다 일을 더 많이 하고 있음에도, 가정에서 벗어나지 못했기 때문이라고 설명하는 이들도 있다. 많은 발전을 이루었음에도 여성은 여전히 아이를 키우고, 병든 부모(심지어 시부모까지)를 돌보는 등 가사의 대부분을 맡고 있다. 실제로 여성이 요리, 청소, 빨래 등 집안의 자질구레한 일들을 하느라 하루에 평균 1.5시간을 보낸다는 조사결과들이 있다. 이는 남성의 경우 평균 30분을 쓴다는 조사결과와 비교된다. 게다가 이 차이는 부부 사이의 균형이 어느 한쪽으로 치우침으로써 나타나는 결과가 아닌 듯하다. 즉, 어느 한쪽이 돈을 덜 벌거나 시간을 덜 요구하는 직업을 지님으로써 집안에서 더 많은 시간을 보내기 때문에 나타나는 것이 아닌 것이다. 이 불균형은 성역할 고정관념에서 나오는 듯하다. 예를 들어, 동성부부는 집안일을 훨씬 더 평등하게 나누어 한다는 것이 드러났다.

이런 책임부담 증가는 여성 직장인들에게서 많은 불안감과 더 나아가 우울증을 일으킬 수 있다. 스트레스 수준을 비교할 때, 여성이 남성보다 스트레스의 정서적 및 신체적 증상들을 겪을 가능성이 더 높다. 배탈, 두통, 울음이 터져 나올 것 같은 기분도 포함된다. 한 가지 흥미로운 점은 미혼여성보다 기혼여성이 더 스트레스를 받는다고 말하는 듯하다는 것이다. 역설적이게도 남성의 통계는 정반대라, 결혼이 전반적으로 건강에 유익한 경향을 보인다.

여성을 일터에서 내쫓는 것도, 여성에게 결혼하지 말고 자식을 갖지 말라는 것도 해결책이 될 수 없다. 그보다는 책임이 인구 중 어느 부분집합에 집중되지 않도록 부담을 재분배할 방법을 사회 전체가 찾아낼 필요가 있다. 이는 성별 역할에 우리가 암묵적으로 편견을 갖고 있음을 인정하고 극복하기 위해 노력해야 한다는 의미다. 정부도 일하고 싶어 하는(또는 일할 필요가 있는) 이들이 삶의 다른 측면에서 더 지원을 받을 수 있도록 개인과 가족을 도울 더 나은 사회적 지원책을 제공하도록 노력할 수 있다.

이런 변화들을 통해 남성과 여성의 스트레스를 줄이려면 많은 노력을 해야겠지만, 여성이나 다른 소외집단의 정신적·신체적 건강을 악화시킬 수 있는 요인들과 맞서 싸우고자 할 때 처하는 문제가 하나 더 있다. 이 문제는 특히 직장에서 두드러지는데, 바로 '고정관념 위협stereotype threat'이라는 현상이다.

우리 사회는 다양한 사회적 집단이나 인구통계학적 집단이 이런저런 속성을 지닌다고 암묵적으로 편견을 갖고 있다. 부정적인 고정관념은 그 집단에 속한 이들의 마음에 수행불안과 의심을 불어넣을 수 있다. 얄궂게도 그 고정관념을 확인시키는 결과가 나오지 않을까 하는 무의식적인 걱정은 일시적으로 인지능력에 지장을 초래함으로써 실제로 그 고정관념에 들어맞는 삶을 살아갈 가능성을 높일 수 있다. 이것이 바로 '고정관념 위협'이며, 사회심리학 분야에서 오랫동안 주요 연구주제가 되어왔다. 유색인과 여성이 수학을 못하며 학업 성적도 안 좋다는 고정관념은 이 위협을 가장 명확히 보여주는 사례에 속한다. 시험을 보기 전에 이 고정관념에 속한 집단에게 그 사실을 주지시키면 실제로 성적이 더 안 좋게 나올 수 있다.

인지력 평가를 받는 나이 많은 이들에게서도 비슷한 반응이 나타난다. 평가에 앞서 정신과 의사가 노화가 치매에 얼마나 중요한 위험 요인인지를 설명하면 그들은 인지결함을 드러낼 가능성이 더 높아질 것이다. 직장에서도 비슷한 동역학이 펼쳐진다. 지위가 높거나 주위에 남성들이 대부분일 때 특히 그렇다. 과소대표된 집단에 속한 이들은 자기 집단에 속한 이들이 더 적은 이유가 그 일을 잘 해내지 못하기 때문이라고 생각하도록 암묵적으로 조건형성이 된다. 그들은 자신의 지도력과 협상력, 분석력과 전술력에 의구심을 갖는다. 결국 이 모든 요인이 조합되어서 불안, 두려움, 자기혐오를 낳음으로써 자기충족적 예언이 된다.

고정관념 위협은 스트레스를 일으키는 또 다른 조건과 밀접한 관련이 있다. 바로 가면증후군imposter syndrome이다. 이 조건이 일반적으로 적용될 가능성이 더 높고 소외집단에 유달리 더 영향을 끼치는 것이 아닐 수도 있다는 증거가 일부 있다는 점을 감안해도 그렇다. 가면증후군이 무엇인지를 설명하기 위해서 한 TV 방송사에서 독자에게 쇼에 꼭 출연해달라는 연락이 왔다고 하자. 그들은 독자가 전문 분야에서 탁월한 업적을 이루었기에 출연자로 택했다고 말한다. 그들은 방송에서 독자가 어떻게 그런 업적을 이루게 되었는지를 이야기하고, 남들이 독자의 발자취를 따라가려면 어떻게 해야 하는지를 알려줄 계획이라고 말한다. 출연하면 독자의 분야에 속한 많은 이들에게 진정으로 자부심을 안겨줄 것이라고도 확언한다.

전화를 끊은 뒤 독자는 가장 먼저 자부심과 뿌듯함을 느낄 것이다. 자기 분야에서 열심히 노력한 끝에 이 자리까지 왔다는 사실과 그 점을 인정받았기에 매우 우쭐한 기분을 느낀다. 그러나 대부분의 사람들에게서 그런 감정은 곧 사라지고 대신 의심과 불안이 찾아온다. 독자는 자문한다. "왜 나야? 내가 가장 나은 사람일 리가 없어! 더 뛰어난 사람들이 당연히 있겠지. 그런데도 출연한다면? 내가 사기꾼이라고 자인하는 꼴이 되는 게 아닐까?" 너무나도 흔한 이 반응을 바로 '가면증후군'이라고 한다. 여기서는 극단적인 사례를 제시했지만, 가면증후군은 끊임없이 우리 대다수에게 영향을 미친다. 수행기반의 과제를 해달라는 요청을 받을 때마다 들이닥칠 준비를 하고 있다.

학계를 비롯하여 스트레스가 심한 직업에서는 가면증후군이 유행병이 되어 있다. 안타깝지만 내가 일하는 예일대학교에서 역시 나 자신뿐 아니라 많은 박사과정 학생들에게서 끊임없이 보는 것이기도 하다. 지적으로 극도로 뛰어나고 많은 성취를 이루고 있는 젊은이들임에도, 그들 중 상당수는 가면증후군에 빠져서 의기소침해질 수 있다. 스스로 설정한 높은 기대수준에 미치지 못할까 하는 두려움 때문에 연구를 제대로 진척시킬 수 없다. 게다가 자신이 실패했다고 알리는 꼴이 될까 두려워서 도움을 요청하는 것도 꺼린다. 너무나 많은 유망한 젊은 과학자들이 그 때문에 사실상 포기할 수도 있다. 설령 인정하고 맞서 싸워서 극복할 수 있다고 해도, 이런 감정과 연관된 스트레스는 주요 불안, 낮은 자존감, 더 나아가 주요 우울증까지 일으킬 수 있다.

하나로 연결된 마음과 몸

가면증후군, 일/생활에서 균형 잡기의 어려움, 너무나 많은 이들이 살아가면서 으레 겪는 끊임없는 압박 등과 연관된 스트레스와 불안은 정신건강에만 영향을 미칠 수 있는 것이 아니다. 사실 내가 생물학적 노화를 다루는 책에서 정신건강을 논의하고 있는 이유는 우리 뇌에서 일어나는 일이 몸의 다른 부위들의 생리와 직접적으로 연결되기 때문이다. 심리사회적 스트레스 요인에 직면할 때, 뇌는 'HPA 축HPA axis'이라는 것을 활성화한다. 이 축은 뇌의 바닥쪽에 있는 작은 구조인 시상하부, 시상하부 바로 밑에 있는 완두콩 모양의 샘인 뇌하수체, 콩팥 바로 위에서 호르몬을 생산하는 작은 샘인 부신으로 구성된다. 먼저 시상하부가 '코르티코트로핀corticotropin'이라는 호르몬을 분비해서, 뇌하수체 앞엽에다가 부신겉질자극 호르몬adrenocorticotropic hormone을 분비하라고 알린다. 부신겉질자극 호르몬은 부신겉질에서 '코르티솔cortisol'이라는 스테로이드 호르몬을 분비하도록 자극한다.

이런 용어들을 따라가기가 쉽지 않은 양 보일 수도 있지만, 중요한 부분은 스트레스가 HPA 축을 활성화하여 이윽고 코르티솔 수치를 높이는 결과를 낳는다는 개념이다. 코르티솔은 몸의 주요 스트레스 호르몬이다. 코르티솔은 싸움-도피 반응의 중요한 조절인자로 작용하는 등 몸에서 많은 역할을 한다. 스트레스를 받는 상황에서 코르티솔은 달아나거나 싸워야 할 때를 대비해서 즉시 에너지로 쓸 수 있도록 포도당을 혈액으로 분비하도록 촉진할 수 있다. 또 소화, 성장, 번식, 면역 기능과 같이 필수적이지 않은 기능들을 차단할 것이다.

코르티솔은 평판이 안 좋지만, 그 활동이 본래 해로운 것은 아니다. 사실 코르티솔은 우리의 생존에 매우 중요했다. 그러나 HPA 축의 반응과 코르티솔 분비가 진화할 당시의 환경에서 스트레스는 일시적인 것이었다. 나타났다가 곧 사라지곤 했으며, 그리하여 몸은 곧 정상상태, 즉 항상성으로 돌아갈 수 있었다. 반면에 지금 세계에서는 스트레스가 대부분 계속 이어진다. 누그러들지 않으며, 따라서 우리 몸의 스트레스 반응도 누그러들지 않는다. 이렇게 코르티솔 농도가 높은 상태로 유지되기에 시간이 흐르면서 몸은 지치고, 대사증후군과 당뇨병 같은 질병에 걸릴 위험이 커진다.

1900년대 초에 저명한 신경외과의사 하비 윌리엄스 쿠싱Harvey Williams Cushing이 발견한 쿠싱병은 높은 코르티솔 수치가 어떤 생리학적 효과를 일으키는지를 잘 보여준다.[8] 쿠싱병 환자는 뇌하수체 앞엽에서 부신겉질자극 호르몬이 과다분비되기 때문에 코르티솔 수치가 높다. 대개는 뇌하수체에 종양이 있어서 과다분비된다. 일반적으로 코르티솔 수치는 하루주기리듬을 따르며, 우리의 생체시계를 통해 조절된다. 아침에 가장 높고 낮 동안 서서히 낮아진다. 그러나 쿠싱병 환자의 코르티솔 수치는 아침 수준으로 계속 유지되면서 하루주기리듬을 보이지 않는 경향이 있다. 이렇게 만성적으로 코르티솔 수치가 높게 유지됨으로써 생기는 흔한 증상들로는 체중증가, 피로, 고혈압, 인슐린 내성(당뇨병) 등이 있다. 쿠싱병은 스트레스를 받아서 생기는 것이 아니지만, 코르티솔 분비에 문제가 생겼을 때 어떤 위험에 처하는지를 엿볼 수 있게 해준다.

연구자들은 지속적으로 스트레스를 받는 사람들의 경우 코르티솔 수치가 아침부터 하루가 흐르는 동안 덜 떨어지고 기울기도 더 편평하다는 것을 관찰했다. 이는 코르티솔 분비가 본래 멈추어야 하는데 그렇지 않다는 의미다. 여기서 우려되는 점 중 하나는 이런 양상이 코르티솔의 유익한 효과를 사실상 약화시킬 수도 있다는 것이다. 다시 말하지만, 코르티솔은 결코 나쁘지 않다. 염증과 통증을 줄이기 위해서 관절에 주사하곤 하는 매우 비슷한 호르몬인 코르티손cortisone과 마찬가지로 천연 항염증제다. 그러나 코르티솔이 하루 동안 정상적인 오르내리는 양상을 따르지 않으면 몸은 코르티솔에 내성을 띠게 될 수 있다. 당뇨병 환자가 인슐린 내성을 띠는 것과 비슷하다. 늑대가 나타났다는 거짓경보를 계속 받는 꼴이기 때문이다.

이솝우화의 '양치기 소년'에서 어린 양치기는 가까이 있는 마을 사람들에게 장난을 치기로 한다. 그는 늑대가 나타났다고 반복해서 외친다. 그 소리에 달려왔는데 늑대가 보이지 않는 일이 되풀이되자,

마을 사람들은 소년이 외쳐도 들은 척을 하지 않는다. 그러던 어느 날 정말로 늑대가 나타난다. 소년은 늑대가 나타났다고 외쳤지만, 아무도 관심을 보이지 않는다. 이 이야기가 안 좋게 끝난다는 것은 말할 필요도 없다. 원래 판본에서는 아무 죄 없는 양들만 죽지만, 나중에 출간된 영어판에서는 장난꾸러기 소년도 죽는다고 나와 있다.

생리기능 이야기로 돌아가자. 코르티솔은 하루주기를 보이는 기본기능들을 할 뿐 아니라, 스트레스나 위험이 닥쳤을 때 농도가 급격히 치솟도록 진화했다. 뇌가 위협을 감지하면 생존을 돕기 위해서 HPA 축이 켜진다. 얼마 뒤 모든 일이 해결되고 상황은 정상으로 돌아갈 것이다. 그러나 심리사회적 스트레스의 사례에서는 해결이 이루어지지 않는다. 뇌는 계속 외친다. "위험이 닥쳤어! 대응해야 해!" 그러나 이 위험은 대개 임박한 것이 아니다. 결국 양치기 소년의 사례에서처럼 우리 몸도 이런 코르티솔 급증에 점점 둔감해지며, 정작 필요할 때 코르티솔은 더 이상 염증억제, 하루주기대사 조절, 심지어 자체차단 같은 것들조차도 못하게 된다.

HPA 축 외의 다른 뇌경로들도 스트레스에 반응하여 몸의 생리기능에 더욱 변화를 일으킬 수 있다. 예를 들어 교감신경계는 자율신경계를 이루는 세 구성요소 중 하나다. 자율신경계는 우리가 의식하지 않은 상태 시 온몸에서 일어나는 반응과 반작용을 맡고 있다. 특히 교감신경계는 자연스러운 싸움-도피 반응을 맡는다. 스트레스를 받는 일을 겪을 때, 우리는 몸에 이렇게 지시를 내리는 것이 아니다. "알았어…. 피가 더 빨리 돌도록 심박수를 높이고, 흐릿한 빛에서도 잘 볼 수 있도록 눈동자를 넓히고, 힘을 더 잘 견딜 수 있도록 근육을 긴장시키고, 달아날 때를 대비해서 산소를 더 많이 섭취할 수 있도록 호흡을 가쁘게 할 필요가 있어!" 우리를 위해 그 일을 하는 것이 바로 교감신경계다. 그러나 내 동료인 UCLA의 스티브 콜 Steve Cole을 비롯한 과학자들은 교감신경계가 계속 활성을 띨 때—만성 스트레스를 받을 때 종종 그렇듯이—어떤 일이 일어나는지 밝혀내고 있다. 특히 그럴 때 우리 면역계에 상당한 효과가 미친다는 것이 드러났다.

면역계에 영향이 미친다는 말은 그리 놀랍지 않을 수도 있다. 우리는 감기 증상들이 갑작스럽게 출현하거나 '쉽게 피곤해지는' 것도 면역계가 약해서라고 여기므로 그렇게 생각할 법도 하다. 교감신경계의 활성은 백혈구 수를 증가시킬 수 있다. 하지만 모든 종류의 백혈구들이 똑같이 불어나는 것은 아니며, 염증에 관여하는 세포들만 수가 늘어나는 경향이 있다. 항체나 항바이러스 반응에 관여하는 백혈구들을 희생시킴으로써다.

콜은 다양한 심리사회적 스트레스 인자들에 반응해서 이런 양상이 반복해서 나타난다는 것을 관찰한 뒤, '역경에 대한 보존전사반응 conserved transcriptional response to adversity, CTRA이라는 용어를 창안했다.[9] 혈압, 시력 등 교감신경계 활동으로 일어나는 다른 변화들과 마찬가지로, 이 스트레스 반응 양상도 당면한 위협에 살아남도록 우리를 돕기 위해서 진화했다고 여겨진다. 예를 들어 염증은 상처가 났을 때 매우 중요하다. 호랑이와 뒤엉켜 싸워야 할 가능성이 있다면, 일단 그 상황이 지난 뒤에 몸이 상처를 통해 들어올 수도 있는 무언가와 맞서 싸울 준비를 하고 있기를 바라는 편이 낫다. 반면에 바이러스 감염은 대개 병원체가 이 사람 저 사람에게 옮겨질 수 있는 사회적 상황에 우리가 놓일 때에만 문제가 된다. 이런 위협에 맞서 몸을 보호하는 능력은 목숨을 구하기 위해 달아나는 능력보다 대개 덜 중요하며, 따라서 우리의 자연적인 스트레스 반응을 통해 억제된다.

대처방법

이 반응이 건강을 유지하고 생존하도록 돕자는 의도로 나온 유익한 적응형질임에도, 스트레스가 일상생활에서 매일 접하는 것들에서 나오는 오늘날의 세계에서는 CTRA의 지속적인 활성화가 염증을 촉발할 수 있고, 이 염증은 알츠하이머병, 당뇨병, 심혈관질환, 암, 염증질환 같은 다양한 질병에 기여한다. 그렇다면 해결책은 무엇일까? 직장도 집안에서의 책임도 다 때려치우고 외딴 바닷가에 지어진 오두막으로 가서 명상하면서 지낼 수는 없다. 게다가 모두가 그런 삶을 원하는 것도 아니다. 사실 일상생활을 좀먹는 스트레스는 바람직한 방향으로 이용할 수도 있고 그렇게 잘 살아가는 이들도 많다. 즉, 어떤 관점을 취하느냐에 따라 달라질 수도 있다.

스탠퍼드대학교 심리학 교수이자 스탠퍼드마음과몸연구소Stanford Mind & Body Lab의 연구원이기도 한 알리아 크럼Alia Crum은 스트레스를 환영하면 더 영리하고, 건강하고, 행복해질 수 있다는 연구결과를 내놓았다.[10] 스트레스를 삶에 도움을 주는 측면으로, 즉 도전과제로 여기고 기꺼이 받아들이며 극복하려고 애쓰는 이들이 결국은 그런 관점 덕분에 더 나아진다는 것이다. 다행히 이는 스트레스가 심한 시기에도 마찬가지인 듯하다. 크럼은 스트레스를 보는 관점에 따라서 대응하는 양상도 달라질 수 있다고 주장한다. 스트레스를 문제거리로 인식한다면 부정적 반응이 이어질 수 있다. 건강하지 못한 행동을 함으로써 대처하든 스트레스를 회피하려고 시도하든 간에, 그런 대처는 장기적으로 보면 우울증 같은 질환이 발생할 위험을 증가시킨다.

스탠퍼드대학교의 건강심리학자인 켈리 맥고니걸Kelly McGonigal은 크럼의 연구를 토대로 스트레스를 대하는 가장 유익한 방법이라고 여기는 것 세 가지를 제시했다.[11] 첫째, 그녀는 스트레스 반응을 피해를 입히는 것이 아니라 생산적인 것이라고 보는 관점이 중요하다고 말한다. 나는 지금까지 스트레스에 반응한 결과로 생기는 온갖 안 좋은 것들을 설명했지만, 이 반응 자체는 우리가 이로운 방향으로 적응하도록 돕는 것임을 명심하자. 어떤 큰 위험에 맞닥뜨리든 간에 대처할 에너지를 제공하기 위해서 진화한 것이다. 그 에너지를 스트레스 인자를 극복하는 쪽으로 사용한다면, 스트레스에 매몰되는 대신에 훨씬 더 유익한 결과를 얻을 것이다.

둘째, 자신이 스트레스 인자를 극복할 수 있다는 확신을 갖는 것이다. 이 개념은 성장 마음자세에 관한 인지연구를 통해 알아낸 사항들에 토대를 두고 있다. 자신이 헌신과 노력을 통해서 성장하고 배울 수 있다는 확신을 가진다면, 자신의 능력이 고정되어 있다고 여기는 사람보다 성공할 가능성이 더 높을 것이다.

마지막으로, 스트레스는 누구나 겪는다는 사실을 인정하는 것이 중요하다. 짓눌리거나 지쳤다고 느끼는 사람이 나만은 아니다. 같은 맥락에서 우리 사회도 심리치료와 정신건강을 보는 시각을 바꿀 필요가 있다. 우리 모두는 몸의 건강에 문제가 생기면 의사를 찾아가라는 말을 듣는다. 정신건강의 경우에 그렇게 하지 말아야 할 이유는 전혀 없다.

운동이 우리 몸에 줄 수 있는 혜택들과 비슷하게, 마음챙김과 명상 같은 기법들은 정서적 안녕과 심리적 스트레스를 견디는 우리의 능력을 향상시킬 수 있다. 카네기멜론대학교 연구진은 무작위 대조실험을 통해서, 마음챙김훈련을 받은 이들이 스트레스를 덜 받을 수 있음을 보여주었다.[12] 실험참가자들은 이 훈련을 통해서 판단을 내리지 않은 채 자신의 현재상태를 자각하는 법을 익혔다. 또 마음챙김의 관점에서 호흡과 신체감각, 걷기나 먹기 같은 기본활동에 주의를 기울이는 법도 배웠다. 맥고니걸이 기술한 세 방법과 비슷하게, 마음챙김훈련도 개인이 현재의 상황을 받아들이고 그것을 밑거름으로 삼아서 성장하도록 도울 수 있다. 그리고 이는 스트레스의 부정적 효과를 차단하는 열쇠가 될 수도 있다.

과학은 우리가 살면서 스트레스를 지각하는 방식이 스트레스 사건 자체보다 우리 건강과 노화에 더 중요할 수 있음을 보여준다. 어느 정도까지는 그렇다.

사회적 격차와 스트레스의 불균등한 분포

매우 경쟁적인 업무환경, 기본적인 육아책임, 일상적인 책무, 자신의 기대수준 때문에 스트레스를 받는 이들에게 그런 경험은 보상을 안겨줄 수 있다. 물론 그런 일들을 겪을 때 우리는 종종 불공정하다고 여기긴 하지만, 그렇게 심한 스트레스 상황의 장점 또한 적어도 하나 찾을 수 있다. 그러나 이 말이 모든 사람에게 적용되는 것은 아니다. 많은 이들이 살면서 받는 스트레스의 주된 원천은 자신이 거의 통제할 수 없는 바깥에 있다. 즉, '외인성 스트레스exogenous stress'다. 우리 건강은 평생 살면서 접하는 다양한 상황에 영향을 받을 수 있지만, 그런 일들을 우리가 통제할 수 있는 정도는 제각기 다르다. 유전자와 마찬가지로, 어떤 이들은 그저 특정한 환경에 태어남으로써 노화궤적 전체가 결정될 수도 있다.

미국 수도 워싱턴 근처 포리스트힐스에서는 무성한 가로수들 뒤로 식민지시대의 전통 벽돌집들이 보인다. 집들의 한가운데로는 자갈이 깔린 산책길이 뻗어 있고, 길 양옆으로는 산뜻하게 다듬은 회양목 울타리들이 늘어서 있으며, 여름에는 그 위로 수국이 새하얗게 꽃을 피운다. 포스터 가족은 이곳에 산다. 막 둘째아들인 대니얼이 태어난 참이다. 식구들은 주말이면 대니얼을 유모차에 태우고 네덜란드 대사관과 힐우드 박물관과 정원(18세기 프랑스 실내장식과 러시아 제국 건축 양식의 건물을 중심으로 펼쳐진 5만 3000제곱미터의 공간)을 지나면서 조용한 동네를 산책한다. 때로 소프스톤밸리 공원도 들른다. 그곳에서 대니얼의 형은 숲길을 뛰어다니고 개울의 징검다리를 건너면서 논다. 포리스트힐스의 주민들도 산책과 달리기를 한다.

한편 남쪽으로 약 20분쯤 가서 강을 건넌 곳에서는 데이비스 가족이 아들 제임스의 탄생을 막 축하한 참이다. 그들은 유서 깊은 애너코스티아 지역의 2층짜리 단독주택에 산다. 애너코스티아는 워싱턴에서 가장 오래된 동네 중 하나로서, 1877년 프레더릭 더글러스 Frederick Douglass(미국의 노예해방론자─옮긴이)가 살았던 건물인 시더힐이 유명하다. 시더힐에서 도로를 따라 400미터쯤 가면 더 별난 이정표가 나온다. 1959년 가구회사 바셋퍼니처 Bassett Furniture가 만든 설치미술작품인 빅체어 Big Chair다. 이제는 세계 최대의 의자라는 수식어가 맞지 않지만, 높이 6미터의 이 작품은 마틴루터킹길 모퉁이의 혼잡한 주차장을 배경으로 서 있다.

애너코스티아의 가장 유명한 이정표들이 장수하는 것과 달리, 불행히도 주민들은 그렇다고 할 수 없다. 사실 제임스 같은 아이의 중위기대수명은 약 63세에 불과하다. 반면에 포리스트힐스에서 태어난 대니얼의 중위기대수명은 90세 남짓으로 추정된다. 사회보장연금을 받을 만큼 오래 살 가능성도 제임스가 절반인 반면, 대니얼은 거의 25년을 받을 것이라고 예상된다(그 연금이 충분한 지급능력을 갖추고 있다고 할 때).

포리스트힐스와 애너스코티아는 전 세계에 존재하는 듯한 병렬 사례들을 대변한다. 미국에서는 더욱 그렇다. 세계 최대부국 중 한 곳의 같은 대도시에서 태어난 두 소년이 수명과 건강수명을 보면 전혀 다른 양상이 나타난다. 이는 자신이 사는 동네가 노화의 주된 결정요인 중 하나이기 때문이다. 버스로 몇 정거장 떨어진 곳에 살 뿐인데도 장수와 건강의 기회는 서로 전혀 다를 수 있다. 이 수수께끼가 발견된 이래로, 연구자들은 장소가 그렇게 강하게 우리의 미래를 결정할 수 있는 이유가 무엇인지를 알아내기 위해서 많은 노력을 해왔다.

열악한 지역사회라는 범주에 속하는 곳에서 사는 것과 안 좋은 건강 사이에 다양한 방면으로 연관성이 있다는 증거는 점점 늘어나고 있다. 그런 지역은 전통적으로 빈곤율이 높고, 보건의료와 서비스도 부족하며, 범죄율이 높고, 대기와 소음의 오염도 심하고, 휴식공간도 부족하다. 이런 곳들 중 상당수는 건강한 식품을 적절한 가격으로 구입하기가 어렵거나 불가능한 지역으로, 우리가 '식품사막'이라고 부르는 곳이기도 하다. 주로 신선한 과일과 채소를 구하기 쉽지 않다는 의미로 쓰인다. 예를 들어, 미국의 가정 중 약 2퍼센트(약 230만 명)는 가장 가까운 슈퍼마켓에서 1.7킬로미터 이상 떨어져 있고 차량도 이용할 수 없는 곳에 산다. 부유한 동네는 가난한 동네보다 채소 가게가 세 배 더 많다는 연구결과도 최근에 나왔다. 채소 가게가 있다고 해도, 많은 저소득 지역이나 도시 지역에서는 값싸고 빠르게 음식을 내놓는 많은 패스트푸드점들에 밀리기 십상이다. 경제 사정이 안 좋고 부업까지 뛰어야 하는 이들로서는 간단하게 먹을 수 있는 값싼 음식을 외면하기가 어렵다.

고소득 지역과 저소득 지역 사이의 불균등한 식품사막 분포는 불리한 조건이 어떻게 건강행동을 빚어낼 수 있는지를 알려준다. 그러나 생활습관의 차이뿐 아니라 사회경제적 지위도 스트레스에 지대한 영향을 미친다. 내 지도교수였던 에일린 크리민스Eileen Crimmins를 비롯한 이들은 수십 년 동안 부자와 빈자 사이의 건강차이, 특히 노화 양상의 차이를 사회과학적으로 연구해왔다.[13] 이 차이를 빚어내는 주된 원인 중 하나는 스트레스라고 말하는 연구결과가 압도적으로 많다. 자신과 사랑하는 이들에게 음식, 주거지, 기타 필수품들을 충분히 제공하지 못할지도 모른다는 끊임없는 두려움은 만성불안과 스트레스를 낳는다. 미국에서 수백만 가구가 매일 굶주림과 식량부족에 시달리며, 다음 식사를 언제 할지, 아니 과연 할 수 있을지를 장담할 수 없다는 두려움은 그에 수반되는 허기보다도 여러 면에서 더욱 심한 피해를 입힐 수 있다.

안전하면서 감당할 수 있는 주택확보 여부도 불안한 걱정거리다. 2017년 미국에서는 아이가 있는 260만 가구와 노인 190만 가구가 '주거빈곤가구worst-case housing needs'에 해당했다.[14] 즉, 정부의 주거지원을 전혀 받지 못한 채 낮은 소득과 극심한 집세부담에 시달리는 가구를 말한다. 이런 가구는 집을 잃고 내몰려서 거리를 떠도는 노숙자 50만 명 무리에 합류할 위험을 늘 안고 있다. 노숙자 하면 으레 마약에 찌든 사람을 떠올릴 테지만, 사실 가족 전체가 집 없이 떠도는 이들이 높은 비율을 차지한다. 현재 최저임금을 받으면서 정규직으로 일하지만 집세를 감당할 수 없이 떠도는 모자가정이 많다. 게다가 집세를 감당할 수 있거나 정부의 지원을 받는 가정이라고 해도 원치 않는 주거지나 범죄율이 높은 지역으로 떠밀리곤 한다. 그런 이들은 자신의 안전을 끊임없이 걱정하면서 살아간다.

저소득자의 삶을 좀먹는 제약과 위협의 복합효과로 이들의 노화 속도는 심하게 가속된다. 예를 들어, 우리는 성년기의 역경과 낮은 사회경제적 지위가 개인별 생물학적 노화율 차이의 거의 12퍼센트를 설명한다는 것을 알았다. 이 연구에서는 건강행동, 인구통계, 유전자(역설적이게도 노화율 차이에 훨씬 덜 기여한다)의 효과도 고려했다. 그 논문에서 우리는 사회경제적 지위와 역경을 개인의 통제범위를 벗어난 제약이라고 정의했다. 일부에서는 노력과 헌신을 통해서 상황을 개선할 수 있다고 주장할지 모르지만—아무튼 아메리카 드림이 바로 그것이다—세상만사가 그렇듯이, 실제로는 그렇게 단순하지가 않다.

세계경제포럼World Economic Forum이 새로 내놓은 연구결과에 따르면, 대부분의 나라는 국민들에게 번창할 경로와 기회를 제공하는 쪽으로는 몹시 미흡하다고 한다.[15] 이는 사회적 이동성에 큰 지장을 주며, 대개 개인의 사회경제적 전망은 자신이 태어난 사회계층을 통해 정해진다. 그 결과 사회경제적 격차, 그와 결부된 건강차이도 대대로 지속될 수 있다. 많은 나라에서 이는 지리적 및 지역적 차이로 귀결된다. 가난한 아이들은 어릴 때 좋은 교육을 접할 기회가 더 적다. 어른들이 의식주를 해결하는 데 어려움을 겪을 때마다 아이들도 반복해서 곤경에 처한다. 과외교사를 구하거나 입시학원에 갈 여력도, 좋은 대학교에 들어가려면 필요해 보이는 갖가지 과외활동을 할 돈도 없다. 대학 등록금은 말할 것도 없다. 많은 가정에는 그것이 주요 걸림돌이다. 설령 대학에 들어갈 기회를 얻는다고 해도, 고정관념 위협과 스트레스/불안 등은 수행능력에 지장을 줄 수 있다.

그러나 개인의 사회적 이동이 가능하다고 할지라도(자수성가를 할 수 있는 이들도 분명히 있다), 자신이 태어난 불리한 환경은 건강에 지속적으로 안 좋은 영향을 미칠 수 있다. 사회학자 마크 헤이워드Mark Hayward와 브리짓 고먼Bridget Gorman은 이를 '유년기의 긴 팔long arm of childhood'이라고 부른다.[16] 생애 초기의 경험은 평생토록 스트레스 신호전달과 건강에 지속적인 영향을 미친다. 낮은 사회경제적 지위, 학대, 유아에게 안 좋은 가정환경 등 아동기의 부정적 경험adverse childhood experience, ACE은 심혈관장애, 대사이상, 암, 관절염, 정신질환 등 성년기의 다양한 건강문제들과 관련이 있다. 동물과 인간 양쪽 연구에서 나온 증거들은 만성 스트레스로 생긴 염증이 어릴 때의 역경을 노화 및 질병과 연관짓는 핵심 생물학적 메커니즘임을 가리킨다. 내 연구도 포함해서 많은 연구들은 어릴 때 사회경제적 지위가 낮고 열악한 가정환경에서 자란 이들의 경우 수십 년 뒤에 사회적 지위가 어떻든 몸의 염증표지들이 더 높은 수치를 보인다고 말한다.

결정적 시기

발달시기의 역경과 스트레스를 과학적으로 조사하는 이들은 '결정적 시기critical period'와 '생물학적 프로그래밍'이라는 개념을 내놓았다. 이런 이론들은 발달의 특정한 시기에 성장환경이 안 좋다면 평생 지속되는 방식으로 개인의 생물학적 체계를 프로그래밍하고 질병취약성을 악화시킬 수 있다. 예를 들어, 생애 초기의 사회적 노출 연구들은 갓 태어난 설치류를 매일 손으로 만지면 다 자란 뒤에 스트레스를 겪을 때 더 약한 생리적 반응을 보인다는 것을 알아냈다. 이런 발달 스위치는 특정한 상황에 직면했을 때 분자 수준의 반응을 바꿀 수 있는 후성유전학적 과정들의 결과물이라고 여겨졌다. 진화 관점에서 보자면, 이는 우리 체계가 주변세계에 적응할 수 있도록 프로그램이 짜인 방식이다. 그러나 때로 우리 몸은 잘못 대처하기도 하며, 그럴 때 이런 적응형질들은 사실상 우리의 장기건강에 해로운 쪽으로 작용할 수 있다.

발달의 결정적 시기에 부적응적 방향으로 후성유전학적 재프로그래밍이 일어나는 사례 중 가장 잘 연구된 것은 제2차 세계대전 때 네덜란드가 겪은 '기근겨울Hongerwinter'이다.¹⁷ 독일은 1944년 여름부터 나치가 점령한 네덜란드의 식량과 물품 공급선을 끊었고, 그 결과 네덜란드인의 대부분은 굶주림에 시달리게 되었다. 1945년 5월에 마침내 연합군에게 해방될 때까지 약 1만 8000만 명이 기근으로 사망했다. 당시의 많은 일들이 그랬듯이, 이 비극적인 사건도 심각한 고통과 상실을 안겨주었다.

하지만 이 사건은 우리 역사에 일어난 일이 어떻게 우리의 생물학적 특성을 변화시킬 수 있는지를 과학적으로 살펴볼 단서도 제공했다. 40여 년 뒤 역학자 데이비드 바커David Barker는 이 자연적인(하지만 불행한) 인간실험이 빚어낸 한 가지 흥미로운 현상을 접했다. 그리 놀랄 일도 아니겠지만, 그 기근기간에 임신을 해 임신 중기에서 후기에 이른 여성들은 체중이 평균보다 상당히 적은 아기를 낳은 반면, 기근이 끝날 때 임신 초기였던 여성들은 정상체중인 아기를 낳았다.

그런데 놀라운 일이 나타난 것은 '정상' 아기 쪽이었다. 네덜란드 기근겨울 때 임신 초기였던 엄마들에게서 태어난 사람들은 그 이전이나 이후에 태어난 이들에 비해 자라서 비만이 될 가능성이 훨씬 높다고 나왔다. 또 이 동일집단이 나이를 먹으면서 심장병을 비롯한 심장대사질환들에 걸릴 가능성이 더 높다는 증거들도 나왔다. 베이커는 결정적인 발달시기에 몸이 후성유전학적으로 식량부족에 적응했던 것이 나중에 상황이 바뀌면 부적응이 될 수 있다는 가설을 내놓았다.[18] 식량이 다시금 풍족해졌을 때에도 몸은 여전히 식량이 부족한 양 행동할 수 있으며, 그 결과 몸에 지방이 축적되고 그에 따른 건강 위험도 커진다.

정신적 스트레스를 받을 때에도 비슷한 메커니즘이 작용한다고 여겨진다. 발달 때 스트레스와 불안에 만성적으로 노출되면 염증 같은 생리반응을 더 잘 일으키게 됨으로써, 평생 이런저런 스트레스 사건을 겪을 때마다 생물학적으로 더 잘 반응하게 된다. 그렇기에 사회적·경제적 불평등이 건강수명과 수명에 어떻게 격차를 일으킬 수 있는지 짐작할 수 있다.

스트레스 노출의 인종적 차이

아마 이 점은 아프리카계 미국인을 비롯한 주변집단이 겪는 질병과 사망의 위험을 살펴볼 때 가장 뚜렷이 드러날 것이다. 2014년 나는 에일린 크리민스와 함께 개인의 노화속도를 인종별로 비교했다.[19] 다년간에 걸친 후성유전학적 연구의 결과, 평균적으로 흑인은 백인보다 훨씬 젊은 나이에 질병에 걸리고 사망에 이를 가능성이 높다고 나왔다. 우리는 이것이 노화과정이 가속되었기 때문이라는 가설을 세웠다. 생물학적 노화의 척도를 적용하자, 아프리카계 미국인은 숫자나이가 같은 백인보다 생물학적으로 평균 3년 더 나이가 많다고 나왔다. 게다가 사망위험, 심혈관질환, 암의 격차를 이 요인으로 전부 다 설명할 수 있었다. 이런 결론들을 인종별로 타고난 차이가 있음을 시사한다는 식으로 왜곡할 이들도 있겠지만, 사실 이 양상의 토대에 놓인 것은 역경이었다.

사회경제적 지위, 동네 조건, 보건의료 서비스 이용 가능성, 심리사회적 스트레스에 대한 반복노출 등 이 장에서 다룬 현안들은 우리가 데이터에서 관찰한 인종격차를 빚어내는 데 기여한다. 과학은 시간이 흐르면서 이런 주변환경이 주로 신경 스트레스 반응, 호르몬 수치 변화, 면역과 염증 과정을 통해서 몸속으로 스며들 수 있다고 말한다. 또 흑인은 차별과 고정관념 위협을 겪을 가능성이 더 높으므로, 이는 불안을 더욱 부추김으로써 노화를 가속시키는 여러 생물학적 변화를 촉발할 수 있다. 1992년 알린 제로니머스 Arline Geronimus는 흑인의 건강과 생리학적 기능이 살아가면서 계속 노출되고 누적된 역경 때문에 성년기에 일찍 악화되기 시작한다는 이론을 내놓았다. 이 이른바 '풍화 가설weathering hypothesis'이라는 개념은 그 뒤로 사회경제적 및 인종적/민족적 건강격차 연구에 폭넓게 적용되어왔다.[20]

이렇게 과학은 경제적 격차를 줄이고, 사회적 이동성을 높이고, 개인과 가족을 지원하고, 정신건강을 향상시키는 등 시민과 정부 지도자들이 해야 할 일들이 많다는 것을 밝히는 한편으로 인체가 복원력을 지닌다는 것도 보여주었다. 가장 불리한 이들조차도—'가장 불리한 이들이 더욱더'라고 말할 연구자도 있을 것이다—건강을 개선할 가능성이 있다.

다시 말하지만, 내가 이 장에서 기술한 추세와 통계는 대부분 집단평균이나 일반화할 수 있는 패턴과 관련이 있다. 그러나 이 책은 개인화를 다루며, 그렇기에 연구 데이터를 이루는 값들에는 상당한 차이가 존재한다는 점을 명심할 필요가 있다. 불리한 조건에 있었던 이들 혹은 심리적 외상을 겪은 이들이 모두 일찍 사망한다거나, 유리한 조건에 있었던 이들이 모두 평생 그 혜택을 누린다고 기대해서는 안 된다. 생물학적 노화와 격차를 연구한 이들은 뚜렷하게 복원력을 지닌 사람들이 있다는 것도 보여준다. 삶에 무너진다고 해도 다시 일어나고 전보다 더 강해질 수 있는 이들이다. 게다가 인생에 갑작스럽게 찾아오는 불행에 더 굳게 맞설 수 있도록 각자가 할 수 있는 일들이 있다.

자신에게 '딱 맞는' 것을 찾아서

19세기 동화 '골디락스와 곰 세 마리'에서 한 집에 들어간 소녀는 어디에 앉고, 무엇을 먹고, 어디에서 잠을 잘지를 놓고 몇 가지 선택을 할 수 있었다. 각각의 결정을 할 때마다 소녀는 여러 대안들을 시도한 뒤 자신에게 '딱 맞는' 대안을 찾아낸다. 나는 지금까지 신체나이를 다루면서, 그것을 실질적으로 어떻게 추정하고 추적할 수 있는지, 더 나아가 우리 삶의 여러 측면들이 그 나이에 어떤 영향을 미칠지를 논의했다. 생물학적 노화를 늦추거나 더 나아가 역전시킬 것이라고 예측되는 다양한 식사법, 운동법, 정신건강 훈련법도 다루었다. 그런데 나 자신이 나름 선호하는 방식은 제쳐두고서, 어떤 방법들을 어떻게 선택해야 독자 자신에게 가장 큰 혜택이 돌아올까?

이 질문의 답은… 현재로서는 좀 실망스럽다. 과학은 이상적인 방식이 무엇인지 예측할 방법을 아직 찾아내지 못했다. 연구자들은 사람들의 유전적 차이를 파악해서 단서를 얻으려고 애써왔지만, 가장 복잡한 유전형질들이 그렇듯이 그런 단서들로는 예측하기가 대단히 어렵다.

현재 우리는 개인별로 최적의 식사법이나 운동법 같은 것들을 알려줄 수도 있는, 또는 흡연, 비만, 음주 같은 것들로부터 더 해로운 영향을 받기 쉽게 만들 수도 있는 후성유전학적 표지를 찾아내는 연구를 하고 있다. 예비실험을 해보니, 우리의 후성유전학적 표지에 다양한 행동의 잠재적 효과를 알려줄 중요한 단서가 담겨 있을 수도 있는 듯하다. 그러나 실제로 사람들이 각자 자신에게 맞는 선택을 할 수 있도록 돕는 수준으로 예측을 하려면, 먼저 엄청난 데이터를 쌓아야 한다.

스스로 과학자가 되기

생물학적 노화 척도가 제공할 수 있는 깨달음을 얻은 상태에서, 우리 각자는 어떻게 해야 할까? 내게 가장 잘 맞는 것이 열량제한인지 자연식물식인지, 간헐적 단식인지 주기적 케토식인지, 이것들의 어떤 조합인지 어떻게 판단할 수 있을까? 한 가지 방법은 그냥 시도해보는 것이다! 잘 통제된 학술연구는 아니라고 해도, 스스로의 신체나이를 꾸준히 추적하면 자신의 노화과정을 조절하는 데 도움이 될 수 있다. 실제로 그렇게 함으로써 큰 성공을 거둔 양 보이는 이들이 이미 있다. 혈액검사노화Blood_Testing_Aging 같은 레딧Reddit 동호회들은 '혈액검사를 통해서 질병위험을 최소화하고 건강과 장수를 최대화한다'는 목표를 갖고 요령을 공유하면서 성과를 보여왔다. 최근에 영국 내과의사 올리버 졸먼Oliver Zolman은 '노화감소 순위표Age Reduction Leaderboard'라는 웹사이트를 만들었다. 사람들이 제출한 데이터를 토대로 숫자나이와 신체나이 차이의 순위를 매기는 사이트다. 이 글을 쓰는 현재 1위는 졸먼 자신이다. 그는 두 나이의 차이가 거의 17년에 달한다(신체나이가 더 낮다). 그 뒤를 제임스 클레멘트James Clement가 바짝 뒤쫓고 있다. 그는 달력상으로는 65세지만 생물학적으로는 49.5세다. 제임스 클레멘트는 노화의 생물학에 초점을 맞춘 과학 비영리 기관인 베터휴먼스Betterhumans의 회장이자 간헐적 단식, 단백질 주기, 케토식의 혜택을 제시한《자가포식The Switch》(2019)의 저자이기도 하다. 그는 자신이 그런 식사법으로 신체나이를 15년 줄였다고 이 책에 썼다.

마이클 러스트가텐Michael Lustgarten도 상위 경쟁자인데, 그는 달력상으로는 47.5세지만 신체나이는 약 35세. 러스트가텐은 매사추세츠 보스턴에 있는 터프츠대학교 노화영양연구센터Human Nutrition Research Center on Aging의 과학자다. 이 세 명은 모두 노화의 과학과 관련이 있는 일을 하고 있지만, 더 젊음을 유지하는 데 도움을 주는 어떤 기밀을 꿍쳐두고 있진 않다. 그 어떤 첨단요법도 알약도 없다. 대신에 이들은 좋다고 밝혀진 기존의 건강행동들을 실천하는 동시에 자신의 노화를 실시간으로 추적하면서 어떤 방법을 써야 자신이 최고의 노화지연자 모임에 들어가게 될지 계속 궁리한다.

러스트가텐은 여러 해 동안 다양한 블로그, 동영상, 소셜미디어 사이트에 자신이 생물학적 노화 척도를 이용하여 식사법, 운동법, 기타 행동들을 최적화하는 과정을 꾸준히 올렸다. 나와 마찬가지로 그도 우리가 행동을 통해서 늙는 속도에 영향을 미칠 수 있고 그 속도를 늦춤으로써 질병위험은 최소화하고 건강은 최대화할 수 있다고 믿는다. 그래서 러스트가텐은 거의 20년 동안 자신의 건강검진자료를 적극적으로 추적해왔다. 2003년부터 그는 1년 또는 반년 단위로 혈액검사결과를 엑셀 파일에 입력하기 시작했다. 2015년부터는 검사를 2개월마다 받으면서 자신이 먹는 모든 음식의 다량 영양소와 미량 영양소 함량 및 체중도 기록함으로써 이 추적 수준을 한 단계 더 높였다. 이윽고 그는 이 풍부한 개인 맞춤자료를 써서 혈액을 통해 순환되는 생물표지들의 수치로 볼 때 가장 강력한 혜택을 준다고 여겨지는 식사법을 택했다. 그는 식사법 변화와 개별 생물표지들 사이에 어떤 상관관계가 나타나는지를 살펴봄으로써 표지들의 수치가 젊음의 수준, 즉 가장 긴 기대수명과 관련이 깊은 수준에 더 가까워지게 만들 수 있는 것이 무엇인지를 찾고자 했다.

몇 년 뒤 내가 표현형 나이 척도를 개발하자, 러스트가텐은 그 척도를 써서 추적방식을 더 최적화하기 시작했다. 그가 처음 계산한 표현형 나이 측정값은 36.2세였다. 그의 숫자나이보다 10년 더 젊었다. 그 뒤로 그는 표현형 나이를 계속(이 글을 쓰고 있는 현재까지 아홉 번)

측정했다. 누구나 다 그렇듯이 그의 숫자나이도 해마다 증가하고 있지만, 표현형 나이는 평균 35세 미만으로 유지되고 있으며 가장 최근의 검사에서도 32.9세로 나왔다.

그는 이 성취가 식사법의 직접적인 결과물이라고 믿는다. 그의 식단은 베타카로틴과 섬유질이 풍부한 음식들로 이루어져 있고, 그는 적어도 하루에 섬유질을 100그램 섭취한다. 당근, 브로콜리, 콜리플라워, 파프리카, 시금치, 비트 같은 채소류가 주류다. 이는 대다수 사람들에 비해 엄청나게 많은 섬유섭취량이다. 미국인은 하루에 평균 약 15그램을 먹는다. 또 러스트가텐은 운동도 생활의 일부로 삼고 있지만 지나치게는 하지 않는다. 그는 대개 일주일에 중간 강도와 강한 강도의 운동을 7~10시간가량 하고, 유산소운동과 근력운동을 함께한다.

러스트가텐은 이 여정을 시작하려는 이들에게 '진짜 식품'을 먹고 체력을 키우는 데 집중하라고 조언한다. 그는 자신이 해온 투자가 극도로 많은 시간을 잡아먹는다고 하면서, 앞으로 AI를 써서 개인별 맞춤식사법, 운동, 영양제를 선택하는 날이 오기를 진심으로 바란다. 그러나 현재로서는 '지금까지 산 모든 이들보다 더 오래 살겠다'는 자신의 고고한 목표를 달성하기 위해서, 여태껏 해온 방식을 계속할 것이다. 그는 집안에 장수한 사람이 없지만, '모든 과학을 이용해서… 적어도 자신의 유전자가 허용하는 것만큼 살 것이며, 그것이 자신이 할 수 있는 최선'이라고 본다.

미래는 지금 와 있다!

대부분의 사람은 러스트가텐처럼 고고한 목표를 지니고 있지 않으며, 그가 노화를 최적화하기 위해서 지금까지 해온 수준의 인내심과 헌신도 보일 수 없다. 그렇다고 해서 우리가 아무것도 할 수 없다는 뜻은 아니다. 우리는 일상생활에서 사소한 개선을 이룰 수 있으며, 그런 개선은 질병 없이 살아갈 햇수를 조금씩 늘릴 가능성이 높다. 문제는 각자가 할 수 있는 일이 무엇인지, 그리고 시간을 들이고 투자를 할 가치가 있는지를 알아내는 것이다.

지난달, 즉 내 나이가 36세일 때, 건강해 보이는 남편은 건강검진을 받으러 주치의를 찾아갔다. 검진을 받는 동안 그는 의사에게 내 표현형 나이 척도에 쓸 혈액검사를 받고 싶으니까 전문의 진료의뢰서를 써달라고 했다. 의사는 당혹스러워했다. 남편은 겉보기에 아무런 문제가 없었다. 잘 먹고 규칙적으로 운동을 하는 건강한 젊은 남성이었다. 맥박과 혈압도 정상이었다. 의사가 보기에 혈액검사를 요청할 이유가 없었다. 그래서 남편과 나는 자신의 노화를 추적하고 있으며, 그 추적결과에 따라서 생활습관을 조정한다고 말했다. 마침내 의사는 수긍했고, 혈액검사를 받을 수 있도록 진료의뢰서를 써줬다.

남편이 받은 수치를 자세히 살펴보니 아주 좋아 보였지만—그는 같은 연령집단에서 신체나이가 가장 낮은 축에 속한다—그래도 여전히 개선할 여지가 있었다. 남편은 열렬한 애플워치 사용자이며, 거의 3년째 이동거리 목표를 채웠다. 그런데 아주 오랫동안 같은 운동을 계속하고 있다 보니 몸이 그것에 적응을 한 모양이었다. 예전에 비해서 심박수가 그리 높아지지 않았고, 예전에 운동이 제공했던 호르메시스 스트레스 혜택을 얻고 있지 못하는 듯했다. 그래서 그는 운동에 몇 가지 변화를 주었고, 6개월이 지나자 이 개선이 신체나이에 반영되었다. 이 변화가 그의 건강수명과 수명에 어떤 기여를 했는지는 확실히 말할 수 없지만, 이는 젊은 성인들이라고 해도 질병의 증상들이 나타나기 오래전부터 노화를 늦추기 위해 가능한 조치를 취할 수 있으며, 그런 조치가 가져올 효과를 추적할 수 있음을 보여주는 사례다. 즉, 최적화를 향한 첫걸음이라고 할 수 있다.

신체나이 추적은 양의 되먹임을 제공할 뿐 아니라, 어떤 방법이 효과가 없을 때에도 알려줄 수 있다. 즉, 무엇이 시간을 들이거나 투자(돈이든 다른 뭐든 간에)할 가치가 없는지를 알아내는 쪽이 아마 더 중요할 것이다. 예를 들어, 영양제는 건강을 증진시키고 더 나아가 노화를 늦출 수 있다고 광고되곤 한다. 현재 시장에는 5만 가지가 넘는 영양제가 나와 있고, 400억 달러가 넘는 규모의 산업으로 성장했다. 그러나 미국에서 의약품과 달리 영양제는 식품이라는 범주에 들어간다. 그래서 FDA의 엄격한 규제기준이 적용되지 않는다. 기업은 엄격한 임상시험을 거칠 필요 없이, 자사 제품이 건강증진 효과가 있다고 얼마든지 자유롭게 주장할 수 있다. 사실상 영양제가 특정한 질병을 치유하거나 치료할 수 있다는 주장만 하지 않으면 된다.

이런 규제되지 않는 영양제는 위험할 수도 있다. 2015년 〈뉴잉글랜드의학저널New England Journal of Medicine〉에는 미국에서 영양제의 부작용 때문에 응급실에 오는 환자가 연간 약 2만 3000명에 달한다는 조사결과가 실렸다.[1] 안전을 확보하기 위한 절차와 기준을 따르는 기업들의 제품이라고 해도, 소비자가 그 제품을 먹었을 때 포장지나 광고에서 내세우는 건강증진 효과를 실제로 보았는지의 여부를 어떻게 판단할 수 있을까? 대체로 소비자는 매일 아침에 알약으로 먹는 영양제가 건강에 도움이 된다고 맹목적으로 믿을 뿐이다. 정량적인 건강척도는 매달 40달러를 들여서 사 먹는 이런 영양제가 과연 효과가 있는지 알려줄 수도 있다. 개인 맞춤검사를 통해서 우리는 더 이상 자신의 건강과 안녕에 가장 좋은 것이 무엇인지를 판단할 때 남들의 주장에 의존할 필요가 없어질 수도 있다.

생물학적 노화 척도의 과학이 계속 발전함에 따라서, 우리는 자기 자신에 관해 점점 더 배울 수 있을 것이다. 남편을 검사하여 얻은 이 한 가지 유형의 신체나이 척도를 숫자나이와 비교한 나는, 남편이 올바른 길을 가고 있음을 시사한다고 추정했다. 그러나 이 책의 1부에서 말했듯이 노화는 다차원적이다. 우리 모두는 하나의 궤적을 나아가는 것이 아니며, 어떤 방향으로 변화가 일어날 가능성이 더 높은지도 사람마다 다를 것이다. 우리 연구실은 이를 정량적으로 모형화할 수 있었다. 사람의 혈액에서 측정한 수천 가지의 변수를 살펴봄으로써 서로 다른 노화궤적들을 구별할 수 있었다. 어떤 이들은 대사 쪽이 더 빨리 변하는 경향을 보이는 반면, 어떤 이들은 면역기능 쪽이 더 빨리 변화할 것이다.

노화의 과학이 발전을 거듭한다는 것은 홀로 고민할 필요가 없다는 의미이기도 하다. 이 책의 주된 목표 중 하나는 우리 각자가 자신의 노화과정에 영향을 미칠 수 있다는 점을 역설하는 것이지만, 나는 약물을 써서 노화에 개입하려는 분야에서 이루어진 놀라운 발전을 언급하지 않는다면 그것도 부당하다고 느낀다. 나는 독자가 그런 약물에서 위안을 찾기보다는 의욕을 느끼기를 원한다. 나를 비롯한 많은 연구자들은 우리가 하는 몇몇 행동이 별 의미가 없을 것이라는 말을 종종 듣는다. 우리가 노인이 될 즈음이면 과학이 이런저런 질환들의 치료제를 분명히 내놓았을 것이라는 이유에서다. 안타깝게도 과학은 때로 고통스럽고 실망스러울 만치 발전이 느릴 수도 있다. 20세기 중반에 암을 연구했던 과학자들은 대부분 21세기에 들어선 지금까지도 여전히 치료제가 나오지 않았으리라고는 결코 믿지 못했을 것이다. 마찬가지로 2000년 빌 클린턴Bill Clinton 대통령이 최초로 인간 유전체 서열 초안이 완성되었다고 선언했을 때, 사람들은 질병의 진단과 치료에 혁신이 일어날 것이라고 예측했다. 하지만 우리는 여전히 그 꿈이 현실이 될 날을 기다리고 있다.

　이런 차질을 겪긴 해도, 인류 역사에서 과학은 놀라운 발전을 거듭해왔다. 우리는 전기를 가두어서 집으로 보냈다. 우리는 하늘을 날 수 있었다. 우리는 달에도 사람을 보냈다. 로봇 개인비서도 만들었다. 노화과정을 대폭 늦추고 건강수명과 수명을 수십 년 늘리는 것이 너무나 힘든 과제임이 드러났을지라도, 전 세계 수천 곳의 연구진이 하고 있는 일들은 머지않아 패러다임이 바뀔 수도 있다는 희망을 불어넣고 있다.

현재 연구 중인 노화개입 방안들은 기존 약물의 용도를 바꾸는 것에서 예전에 과학소설의 세계에 속한다고 치부했던 방법을 살펴보는 것에 이르기까지 아주 다양하다. 그것들을 다 논의하려면 따로 책한 권을 써야 할 테니, 여기서는 내가 가장 전망이 밝다고 여기는 것중 네 가지만 살펴보기로 하자.

흙에 묻힌 비밀

첫 번째는 현재까지 나온 노화개입 수단 중 가장 성공한 것과 관련이 있다. 바로 열량제한이다. 6장에서 상세히 다룬 바 있는, 음식섭취량을 제한했을 때 얻는다고 여겨지는 혜택을 여기서 다시 언급하지는 않으려다. 말했다시피 인구 중 다수가 그런 방법을 채택한다는 것은 거의 불가능하다. 그렇다고 해서 우리가 열량제한으로부터무언가를 배우고 그에 반응하여 분자 수준에서 어떤 변화가 일어나는지 파악한 다음, 그것을 모방하는 약물을 개발하거나 찾아내려고시도하는 일을 할 수 없다는 말은 아니다. 이런 약물은 '열량제한 모방약CR mimetic'이라고도 하며, 생활습관을 바꾸는 대신에 알약을 먹게 함으로써 열량제한이 제공하는 혜택을 주는 것이 목표다.

2005년 매트 케벌린 연구진은 〈사이언스〉에 효모의 식단제한이 'TOR'이라는 경로를 억제한다는 것을 보여주는 논문을 발표했다.[2] 나중에 TOR(포유동물은 mTOR)이 환경에서 오는 단서를 토대로 성장(증식)과 죽음(세포자멸사)을 비롯한 기본적인 세포과정들을 바꿀 수 있는 진화적으로 보존된 연결망임이 드러났다. 기본적으로 mTOR은 세포 내 포도당/인슐린, 아미노산, 렙틴, 산소의 농도를 검출하며, 그것들의 농도가 충분히 높을 때 켜짐으로써 몸에 성장할 때가 되었다고 신호를 보낸다. 거꾸로 이런 입력이 약할 때(열량제한의 사례에서처럼) mTOR은 꺼질 것이고, 이는 더 알맞은 조건이 형성될 때까지 기다렸다가 성장을 재개하라고 몸에 알리는 신호가 된다. 음식섭취량 제한에 반응하여 대사 및 면역 측면에서 일어나는 변화 중 상당수는 mTOR을 통해 이루어진다고 여겨지므로, 이 경로를 조작하면 열량제한을 하지 않을 때에도 그것을 하고 있다고 몸이 생각하도록 속일 수 있다는 가설이 나왔다.

많은 연구실들은 다양한 생물에서 그 경로를 이루는 유전자를 제거하면 수명이 대폭 늘어난다는 것을 보여줌으로써 mTOR 차단이 항노화효과를 일으킬 가능성이 있다는 추가증거를 내놓았다. 이렇게 쌓여가는 증거들은 mTOR 활성이 진화적으로 내재된 노화조절이라는 기능일 수 있음을 설득력 있게 제시한 첫 단계였다. 그러나 가장 흥분되는 점은 mTOR 활성을 억제할 수 있는 약물이 그보다 40년 전에 이미 발견되었다는 사실이었을 것이다.

1964년 11월 의사들과 과학자들로 이루어진 연구진이 노바스코샤의 핼리팩스에서 남태평양 폴리네시아의 한 작은 화산섬으로 향했다.[3] 원주민들은 라파누이라고 부르지만, 바깥에서는 이스터섬이라고 더 잘 알려진 곳이었다. 이 지역은 오랫동안 고고학자들의 관심

대상이었다. 모아이라는 커다란 돌로 만든 석상이 약 900기나 세워진 곳이기 때문이다. 석상은 평균적으로 높이가 약 4미터, 무게가 약 14톤에 달한다. 그러나 이 탐사의 목적은 400~500년 된 석상이 아니라, 이 외딴 섬에 사는 주민들의 건강과 환경을 조사하는 것이었다.

그들은 섬을 여러 구역으로 나누어서 토양표본을 채집했다. 주민들이 많은 가축과 함께 살고 있음에도 어떻게 세균 감염이 적은지를 연구하기 위해서였다. 이 토양표본을 처음에 조사했을 때에는 별로 나온 것이 없었지만, 25년 뒤 에이어스트제약Ayerst Pharmaceuticals(지금의 와이어스제약Wyeth Pharmaceuticals)의 과학자들은 이 토양세균에서 약효가 있는 화합물이 있는지 조사하다가 놀라운 것을 발견했다. 한 세균이 나중에 '라파마이신rapamycin'이라고 불리게 된 강력한 물질을 만드는 능력을 지닌다는 것을 알았다.

라파마이신은 탁월한 면역억제제임이 드러났고, 그래서 처음에 조직거부반응을 억제하기 위해서 장기이식 환자에게 쓰였다. 또 라파마이신은 세포증식도 늦출 수 있다는 것이 발견되면서 유망한 항암제 후보물질이 되었다. 마지막으로 2009년에 과학자들은 생쥐에게 라파마이신을 투여하면 암수의 수명이 각각 14퍼센트와 9퍼센트 증가한다는 것을 알아냈다.[4] 게다가 투여가 시작될 때 생쥐가 얼마나 늙었는지는 상관없는 듯했다. 생애의 이른 시기(사람의 약 30세에 해당)에 투여하든 늦은 시기(사람의 약 65세에 해당)에 투여하든 비슷한 효과가 나타났기에, 이는 설령 말년에 약학적 개입을 한다고 해도 원칙적으로 수명을 늘릴 수 있다는 최초의 증거가 되었다.

이 연구결과가 나온 뒤 비슷한 분자들이 많이 개발되었으며, 이 분자들을 '라파마이신 유사물질rapalog'이라고 한다. 이 물질들이 다양한 종에서 다양한 노화증상들에 어떤 효과를 미치는지를 알아보는 임상시험들이 많이 이루어져왔다. 예를 들어, 생쥐에게서 라파마이신은 심장병, 암, 뇌노화 억제에 기여한다는 것이 드러났다. 더 최근에 케벌린과 대니얼 프로미슬로Daniel Promislow는 워싱턴대학교에서 개노화계획Dog Aging Project이라는 연구를 시작했다. 반려견들을 대상으로 노화를 조절하는 유전적 및 환경적 메커니즘을 조사하는 대규모 연구다. 사람과 마찬가지로 개도 유전적으로 아주 다양하며, 수명과 질병위험도 다양한 양상을 띨 뿐 아니라 함께 지내는 사람에 따라서 환경조건도 아주 다양하다. 이 대규모 연구의 일부로서, 연구진은 라파마이신이 건강한 늙은 개들의 심장건강을 개선할 수 있는지, 그리고 최적투여량이 얼마가 될지를 파악하기 위해서 실험을 하고 있다. 소규모 예비실험에서 유망한 결과가 나오면, 연구진은 규모를 키워서 암, 콩팥건강, 인지기능, 다양한 노화 척도를 대상으로 어떤 결과가 나오는지도 살펴보고 있다.

다국적 제약사 노바티스Novartis는 라파마이신 유사물질을 노화치료제로도 쓸 수 있을지 살펴보았다. 2014년 그들은 사람을 대상으로 한 첫 임상시험 결과를 발표했는데, 자사가 발견한 약물 중 하나를 저용량으로 투여하니 독감백신에 대한 항체반응이 증진되었다고 했다.[5] 그 뒤에 노바티스는 자회사인 레스토르바이오resTORbio─공동창업자이자 의학책임자인 조앤 매닉Joan Mannick이 이끌고 있다─를 통해서 호흡기질환을 대상으로 임상시험 3상을 수행했다. 안타깝게도 이 임상시험은 주된 목표를 달성하는 데 실패했다. 이 실패로 연구자들이 조금 주춤했을지는 모르지만, 라파마이신 유사물질 연구는 여전히 계속되고 있다. 노화 분야의 많은 연구자들은 라파마이신 유사물질의 잠재력을 여전히 낙관하고 있으며, 레스토르바이오는 다른 노화관련 질병들을 대상으로 임상시험을 추진하고 있다.

라파마이신 유사물질이 사람의 노화에 영향을 미친다는 사실이 드러난다고 해도, 우리가 곧바로 그 흐름에 올라타야 된다는 의미는 아니다. 전반적으로 과학자들은 그런 물질의 효능을 꽤 확신하고 있지만, 장기적으로 투여했을 때 어떤 부작용이 있을지는 아직 잘 모른다. FDA는 라파마이신과 라파마이신 유사물질을 장기이식용과 췌장암 치료용으로 승인했지만, 이 두 용도에서는 예상되는 혜택이 잠재적인 부작용보다 훨씬 크기 때문이다. 반면에 건강한 사람에게 투여할 때의 비용편익분석은 덜 이루어져 있다. 그렇긴 해도, 라파마이신이나 라파마이신 유사물질을 치료제로 쓸지의 여부를 고려하고 있는 노화관련 질환들이 많이 있다.

좀비 죽이기

알츠하이머병은 현재 치료법도 치료제도 전혀 없다. 이 병이라는 진단을 받는 것은 당사자와 가족에게 앞으로 여러 해 동안 고생길이

흰히 열린다는 사망선고나 다름없다. 놀랍게도 일곱 가지 다른 생쥐 질병모형을 써서 이루어진 열한 건의 연구들에서 라파마이신은 인지력 쇠퇴와 알츠하이머병 병리증상의 축적을 저지한다는 것이 드러났다. 라파마이신은 노화세포가 미치는 악영향을 막거나 줄이는 능력을 통해서 이런 일을 할 가능성도 있다. 노화세포가 늙거나 손상되었음에도 죽지 않고 버티면서 주변으로 만성적으로 염증을 유발하는 인자들을 분비함으로써 결국 이웃세포들과 조직까지 손상시킨다는 점을 떠올리자. 노화연관분비 표현형senescence-associated secretory pheno-type, SASP라는 이 해로운 표현형은 알츠하이머병을 비롯하여 여러 질병을 악화시키는 데 관여한다는 것이 드러났다.

여기서 두 번째로 유망한 치료제인 노화억제제senolytic가 등장한다. 노화억제제는 노화세포를 자살(세포자멸사)로 내몰아서 제거하는 것을 목표로 한 약물들을 가리킨다. 이런 세포는 죽으면 청소되고 재순환된다. 노화세포가 노화에 어떤 역할을 하는지는 지난 10년 사이에 지대한 관심사로 떠올랐다. 이 세포는 조로증 모형에서 노화가속 표현형의 주된 기여요인임이 드러났으며, 다양한 노화질환들과도 관련이 있다. 이런 세포를 제거하면 노화의 징후들을 약화시킬 수 있다는 것을 과학자들이 보여주자 생명공학기업과 제약사 들이 주목하기 시작했다. 뜨겁게 달아오를 정도로다.

2011년 대런 베이커Darren Baker, 토비어스 위셰이크Tobias Wijshake, 타마르 츠코니아Tamar Tchkonia, 네이선 르브래서Nathan LeBrasseur, 베넷 차일즈Bennett Childs, 바르트 판 더 슬라우스Bart van de Sluis, 제임스 커클랜드

James Kirkland, 얀 판 되르선Jan van Deursen 등 여덟 명으로 이루어진 메이요클리닉 연구진은 'p16INK4a'라는 노화표지를 지닌 세포를 선택적 표적으로 삼을 수 있는 생쥐모형을 개발했다.[6] 약물을 투여하여 이런 세포들을 죽이자, 생쥐의 다양한 노화 표현형들이 지연되거나 심지어 역행하는 징후가 드러났다. 노화속도가 자연적으로 가속된 조로증 생쥐도 마찬가지였다. 〈네이처〉에 발표된 이 획기적인 연구는 원칙적으로 노화세포가 생물학적 노화를 추진할 수도 있으며, 따라서 이런 세포를 제거하면 조직의 기능이 개선되고 건강수명이 늘어날 수 있음을 보여준 최초의 증거였다. 그러나 여기에는 단서가 하나 붙어 있었다. 이 모형은 이른바 '형질전환 생쥐'를 써서 만든 것이었다. 즉, 유전적으로 변형시킨 생쥐였다. 이 방법을 사람에게 적용하려면 유전자 조작 없이 쓸 수 있는 약물을 발견해야 했다.

이 논문을 낸 뒤, 판 되르선은 생명공학 기업가 내서니얼 "네드" 데이비드Nathaniel "Ned" David, 아칸소의과학대학교의 다오훙 저우Dao-hong Zhou, 샌프란시스코 베이에어리어에 있는 벅노화연구소Buck Institute for Research on Aging의 저명한 노화 연구자 주디 캠피시Judy Campisi와 함께 생명공학 기업 유니티Unity를 창업했다. 캠피시도 판 되르선의 논문에 나온 것과 비슷한 형질전환 생쥐모형을 연구했다. 유니티의 목표는 사람에게 쓸 수 있는 노화억제제를 개발하는 것이었다.

마찬가지로 그 논문의 공동저자인 제임스 커클랜드도 노화세포를 표적으로 삼아 죽이는 약물을 찾고 있었다. 사실 커클랜드는 이미 5년 넘게 그 문제에 매달려 있었다. 그는 메이요클리닉 연구진 및 스크립스연구소Scripps Research Institute에 있다가 현재 미네소타대학교로 옮긴 로라 니던호퍼Laura Niedernhofer 같은 과학자들과 공동으로 노화세포 특유의 경로들을 파악하는 연구에 나섰다. 그런 경로를 표적으로 삼는다면 정상적인 이웃세포들은 놔둔 채 노화세포만 선택적으로 죽일 수 있을 것이라고 여겨서다.

문제는 우리가 특정한 세포 표현형에 노화형이라고 꼬리표를 붙이긴 하지만, 실제로 이런 세포들이 아주 다양하다는 것이다. 노화세포를 비노화세포와 구분해줄 어떤 단일한 특징은 발견된 적이 없다. 그래서 초기의 표적 패러다임들은 성공하지 못했다. 그러나 커클랜드 연구진은 모든 노화세포들이 자살하라고 말하는 신호에 둔감하다는 공통된 특징을 지닌다는 것을 알고 있었다. 그래서 그들은 이 경로를 무너뜨리면 노화세포의 자살을 촉발할 수도 있다는 가설을 세웠다. 이윽고 생물정보학의 도움을 받아서 연구진은 노화세포가 지닌 이 적응형질의 토대를 이루는 듯한 경로를 몇 가지 발견했다.[7] 흥미롭게도 이 경로 중 일부는 암세포가 죽음을 피하기 위해 쓰는 것이기도 했다.

또 연구진은 기존 약물 중에서 이런 경로들을 표적으로 삼는 듯이 보이는 것을 두 가지 찾아냈다. 하지만 이 약물들은 보편적으로 작용하지 않는 듯했다. 하나는 지방조직에서 발견되는 것과 같은 특정한 유형의 노화세포에 효과를 보인 반면, 다른 하나는 혈관내막을 이루는 세포 같은 것에 효과가 있었다. 연구진은 두 약물을 생쥐에게 동시에 투여함으로써, 알츠하이머병과 '특발폐섬유증'이라는 만성 폐질환의 모형을 비롯하여 몇몇 심각한 노화질환들을 완화하는 데 필요한 타격을 한꺼번에 입힐 수 있음을 보여주었다. 좋은 소식은 이 약물 중 하나인 다사티닙dasatinib은 이미 FDA의 승인을 받았고, 다른 하나인 케르세틴quercetin은 식물에서 추출한 영양제라는 것이었다.

유니티의 약물발견 연구도 나름 진척을 이루고 있었고, 몇 년 지나지 않아서 캠피시 연구실과 저우 연구실에서 두 유망한 후보물질이 발견되었다. 현재 10여 곳이 넘는 대형 상장 및 비상장 기업들에서 노화억제제를 개발하고 있으며, 강력한 경쟁자가 될 가능성을 지닌 더 작은 신생기업들도 점점 늘어나고 있다.

유니티는 2020년 뼈관절염을 대상으로 주된 약물 후보물질의 임상시험을 끝냈는데, 안타깝게도 결과는 실망스러웠다. 그럼에도 노화세포를 표적으로 삼아서 생물학적 노화를 늦추려는 열의는 거의 영향을 받지 않았다. 한 후보물질이 효과가 없다고 해도(아니, 적어도 완벽하지 않다고 해도) 그 개념에 결함이 있다는 의미는 아니다. 노화세포 축적이 노화를 추진한다는 이론을 뒷받침하는 증거는 매일 쌓여가고 있다. 커클랜드는 그것을 제거함으로써 노화를 늦출 수 있음을 보여준 한편 생쥐에게 노화세포를 주입하면 반대효과가 나타난다는 것, 즉 노화 표현형이 가속된다는 것도 보여주었다. 또 노화억제제를 화학요법에 쓰이는 독한 치료제나 방사선과 함께 쓰면 부작용을 줄이면서 암의 재발 가능성도 줄일 수 있다는 증거가 나오고 있다.

더 효과적인 노화억제제를 개발하는 연구를 계속하는 한편으로, 우리는 노화세포가 본래 나쁜 것이 아니라는 점도 염두에 둘 필요가 있다. 노화세포도 존재 이유가 있다. 즉, 노화세포는 발암성을 띠는 경로로 나아가는 세포가 나름 찾아낸 우회로다. 세월이 흐르면서 노화세포가 점점 늘어나서 생기는 유독한 환경은 생물학적 노화를 추진할 수 있다. 따라서 노화세포 자체를 직접 표적으로 삼는 대신에 노화세포의 산물 SASP을 제거하는 방법도 생각해볼 수 있다.

젊은 피

몸속을 순환하는 해로운 인자들을 희석하고 세포가 살아가는 환경을 청소하는 것도 한 방법일 수 있다. 시간이 흐르면서 점점 유독해지고 있는 우리 지구환경을 생각하는 것과 비슷한 방식이라고 보면 된다. 인류 역사 내내 지구대기는 온실가스 배출, 대기오염, 스모그, 미세플라스틱 같은 무기물 배출의 증가를 겪어왔다. 이런 오염물질들은 쌓여감에 따라서 생물들에게 점점 더 피해를 입힐 수 있다. 우리 몸속에서도 비슷한 일이 일어난다고 생각할 수 있다. 몸속에서는 SASP와 염증인자, 산화물, 서로 뒤엉키거나 뭉친 단백질 같은 것들이 쌓인다. 시간이 흐르면서 이런 인자들은 세포의 기능에 영향을 미쳐서 다양한 조직과 기관에서 관찰되는 노화관련 쇠퇴를 가져올 수도 있다.

그런데 환경을 예전처럼 회복시킬 수 있다면 어떤 일이 일어날까? 지구라면 생태계의 자연적인 균형상태를 복원하는 것이라고 생각할 수 있다. 수백 년 전부터 이따금 비정통적으로 이루어진 듯한 몇몇 실험이 보여주듯이, 우리 몸도 그렇게 복원할 수 있을지 모른다.

19세기 중반에 프랑스 생리학자 파울 베르트Paul Bert는 일련의 실험을 통해서 두 흰쥐의 순환계를 수술로 연결하여 단일한 계통으로 만들 수 있음을 보여주었다.[8] 그리스어의 '나란히para'와 '생명bios'이라는 단어를 조합해서 '개체결합parabiosis'이라는 이름이 붙은 이 기법은 1950~1960년대에 혈액조성이 동물의 수명에 어떤 영향을 미치는지를 연구하는 데 쓰이기 시작했다. 이런 초기 연구들은 더 젊은 동물과 순환계를 공유한 늙은 동물이 (모든 면에서 볼 때) '회춘한다'는 단서를 최초로 제공했다. 소규모로 이루어지긴 했지만 이런 연구들은 늙은 동물을 젊은 동물과 결합했을 때 대사기능이 향상되고 수명이 늘어날 수 있음을 보여주었다. 그 뒤로 수십 년이 흐르는 동안 개체결합 연구는 변방으로 밀려났다가, 21세기에 들어서 우리 혈액을 타고 순환하는 인자들이 어떻게 노화시계를 가속하거나 되감는지를 밝혀내려는 연구가 시작되면서 다시 출현했다.

2000년대 초 스탠퍼드연구소의 이리나Irina와 마이클 콘보이Michael Conboy 부부, 에이미 웨이저스Amy Wagers, 에릭 저마Eric Girma, 어빙 와이즈먼Irving Weissman, 토머스 랜도Thomas Rando는 순환하는 환경이 뼈대근과 간의 줄기세포에 어떤 영향을 미치는지 연구하기 시작했다.[9] 대개 노화는 이런 줄기세포의 기능쇠퇴를 수반하며, 그 결과 재생능력이 떨어지고 근육의 크기와 힘이 전반적으로 줄어들고, 대사 및 해독의 능력에도 지장이 생긴다. 연구진은 늙은 동물을 젊은 동물과 연결함으로써 순환계를 공유시키면 이런 노화관련 변화들이 잦아든다는 것을 발견했다. 그들과 다른 연구진들이 한 후속연구들도 젊은 피에 노출되면 뇌의 노화를 비롯하여 여태껏 돌이킬 수 없다고 여긴 노화관련 변화들 중 상당수를 회춘시킬 수 있음을 재확인시켰다. 또 굳이 순환계를 하나로 연결할 필요가 없이 혈장과 혈청을 교환하는 것만으로 비슷한 반응을 이끌어낼 수 있다는 것도 드러났다. 흥미롭게도 젊은 동물도 늙은 피에 노출됨으로써 일찍 늙는다는 것이 드러났다. 이는 이 효과가 양쪽 방향으로 작용함을 시사했다.

따라서 논리적으로 볼 때 다음 단계는 늙은 동물과 젊은 동물의 피에서 세포노화에 그토록 심오한 영향을 미치는 듯한 인자가 무엇인지 찾아내는 것이었다. 개체결합 실험만을 고려할 때는 늙은 동물이 얻는 혜택이 피에 있는 해로운 인자들이 희석된 결과인지, 아니면 젊은 피에 들어 있는 젊음의 인자가 지닌 회춘능력 덕분인지가 불분명했다. 게다가 이 문제는 이런 연구를 토대로 실현 가능한 개입전략을 개발할 때에도 매우 중요하다. 일부 기업은 성급하게 이 흐름에 올라타서 항노화혈청을 '젊은[세포 없는] 피'라고 판매하기 시작했지만, 대다수의 과학자와 신생 생명공학 기업은 덜 흡혈귀처럼 보이는 경로를 택했다. 대다수는 개체결합이 왜 노화를 가속하거나 감속하는 힘을 지니는지 그 비밀을 밝혀낸다면, 더 표적을 좁혀서 더 안전한 방식으로 같은 혜택을 인공적으로 제공할 수 있을 것이라고 보았다. 게다가 이 접근법은 노인들의 젊음과 활력을 회복시킬 마법의 만병통치약을 만들 시료를 얻기 위해서 젊은이들을 끌어모을 필요가 없을 터였다.

많은 연구실과 기업이 찾아내기 위해 엄청난 투자를 하고 있음에도, 아직까지 연구자들은 젊은 피에 든 마법의 성분이 무엇인지 발견하지 못했다. 게다가 콘보이 연구실은 최근에 젊은 사람의 피에 특별한 성분 같은 것은 없으며, 늙은 피를 그저 염류와 알부민을 섞은 용액으로 희석하기만 해도 비슷한 결과를 얻을 수 있다는 논문을 내놓았다.[10] 그렇다면 우리 혈관을 돌아다니는 인자들이 어느 정도는 몸을 늙게 만드는 데 기여하는 것일 수도 있다. 결국은 양쪽 다 작용하는 것일 수도 있다. 나쁜 물질의 농도를 줄이는 것은 분명히 유익하겠지만, 더 젊고 더 건강한 환경을 복원하는 것들도 있을지 모른다.

8장에서 논의한 바 있는, UCSF에 있는 사울 빌레다Saul Villeda의 연구를 예로 들어보자. 그의 연구진은 운동한 생쥐의 피를 운동하지 않은 생쥐에게 주사하자 인지기능 향상과 뇌의 노화속도 감소라는 관점에서 뚜렷한 효과가 나타난다는 것을 보여주었다. 그들은 그 효과를 일으킨다고 여겨지는 단백질도 분리할 수 있었다.

버밍엄에 있는 앨라배마대학교의 콘스탄사 (코니) 코르테스 로드리게스Constanza (Connie) Cortes Rodriguez 연구실도 이와 관련이 있는 운동 모방약을 연구하고 있다. 연구진은 대개 운동 뒤에 유도되는 유전자를 계속 활성을 띠게 만드는 생쥐모형을 개발할 수 있었다. 어떤 의미에서 보자면, 방금 에어로빅 운동을 끝낸 양 착각하도록 생쥐의 근육을 속인 것이었다. 연구는 아직 진행 중이지만 연구진은 간에서 췌장에, 심지어 알츠하이머병에 걸린 생쥐의 뇌에 이르기까지 다양한 기관들에서 놀라운 변화가 일어난다는 것을 관찰해왔다. 그러니 우리 몸의 인자들과 세포기능 사이의 관계가 복잡하다는 말로 끝내기로 하자. 노화를 가속시키는 인자도 있는 반면, 젊음의 특징을 회복시킬 가능성을 보여주는 인자도 분명히 있다.

우리의 운영 체제를 재프로그래밍하기

'세포 재프로그래밍' 또는 '후성유전학적 재프로그래밍'이라고 하는 것을 수반하는 첨단연구야말로 이 마지막 인자가 무엇인지를 가장 잘 보여주는 듯하다. 앞서 말했듯이 몸의 모든 세포는 본질적으로 변하지 않는 동일한 유전체를 지닌다. 물론 돌연변이가 일어나긴 하지만, 본질적으로 우리 유전체는 선천적으로 정해진 것이다. 여기서 이런 의문들이 제기된다. 똑같은 유전자들을 지닌 세포들이 어떻게 그렇게 분화해서 다양한 표현형을 지니게 될까? 한 세포가 배아줄기세포가 될지, 성체뇌신경세포가 될지를 결정하는 것은 무엇일까? 답은 바로 후성유전체다. 각 세포에서 후성유전체는 DNA에 든 정보를 지휘해서 독특한 표현형을 빚어내는 수석지휘자다. 전반적으로 세포들 사이의 후성유전학적 양상 차이가 바로 조직 내의 다양성을 빚어낸다. 후성유전체는 새로운 세포가 만들어지는 속도를 조절하고, 세포의 물리적 구조/모양을 결정하며, 세포가 스트레스에 반응하는 양상을 규정하고, 세포 수를 안정적으로 유지하는 데 기여한

다. 안타깝게도 대부분의 것들이 그렇듯이, 이 놀라운 생물학적 운영
체제도 시간이 흐르면서 군데군데 망가지고 잘못 작동하곤 하면서,
몸에 각종 문제를 일으키고 노화의 질환들을 일으킬 수 있다. 그런데
믿을 만한 애플케어 전문가가 고장 난 맥북의 운영체제를 복구하는
것과 비슷하게, 과학자들이 망가져가는 후성유전학적 체계를 재프
로그래밍할 방법을 찾아낼 수 있다면 어떻게 될까? 급진적인 개념처
럼 들릴 수 있다. 어쨌든 우리는 컴퓨터가 아니고 생물은 분명히 IT
기기보다 훨씬 더 복잡하니까. 그런데… 그렇지 않을 수도 있다.

2006년 후성유전체, 세포 정체성, 더 나아가 노화를 보는 우리의
관점을 뒤바꿀 획기적인 발견이 이루어졌다. 일본 교토대학교 첨단
의과학연구소Institute for Frontier Medical Sciences의 줄기세포 연구자 야마나
카 신야Yamanaka Shinya는 세포의 정체성을 결정하는 인자들을 발견하
고자 했다. 그는 박사후 연구원인 다카하시 카즈토시Takahashi Kazutoshi
와 함께 성체세포를 배아줄기세포로 전환하는 엄청난 도전과제처럼
보이는 연구에 착수했다.[11]

그들은 배아줄기세포에서 발현됨으로써, 다른 모든 종류의 세포
로 분화할 능력 등 독특한 특성을 부여하는 유전자들이 있을 것이라
고 가정하고서 조사하기 시작했다. 이윽고 그들은 배아줄기세포의
프로그램을 조절할 가능성이 있다고 여겨지는 단백질 인자 24가지
를 찾아냈다. 그리고 생쥐 성체의 피부세포에 이 모든 인자들을 주
입하자 진정으로 놀라운 변화가 일어나는 것을 보았다. 세포가 배아
줄기세포처럼 변한 것이다. 그 뒤에 일련의 실험을 통해서 그들은 이

인자들을 하나씩 따로따로 주입했을 때는 이런 효과가 나타나지 않지만, 단 네 개의 인자(OCT 3/4, SOX2, KLF4, MYC─줄여서 OSKM)를 주입했을 때 이 효과를 일으킬 수 있음을 보여주었다. '야마나카 인자Yamanaka factor'라고 불리게 된 이 유전자들은 현재 전 세계의 과학자들이 연구하고 있다. 야마나카 신야는 2012년 노벨 의학상을 받았다.

야마나카 인자는 과학과 의학에 폭넓게 쓰이고 있다. 연구실에서는 사람의 뉴런 같은 다양한 세포를 만드는 데 쓰인다. 따라서 부검을 통해 뇌를 기증받아서 세포를 채취할 필요 없이 배양접시에서 질병을 이해하는 연구를 할 수 있다. 예를 들어, 생물학자들은 알츠하이머병 환자와 그 병에 걸리지 않은 사람의 피부세포를 채취하여 양쪽을 줄기세포로 전환시킨 다음('유도만능 줄기세포induced pluripotent stem cell, iPSC'라고 한다), 그것을 뉴런(신경세포)로 분화시킨 뒤 신경퇴행성 질환이 있는 사람과 없는 사람의 뉴런이 어떤 차이를 보이는지 살펴볼 수 있다. 의학 쪽에서 iPSC는 재생치료 분야를 혁신시키고 있다. 이제 의사들은 윤리와 규제의 부담을 심하게 받는 배아줄기세포에 의존할 필요 없이 환자 자신의 피부로부터 줄기세포를 생성할 수 있다. 그렇다면 이 이야기가 노화와 어떻게 연결될까? 내가 볼 때 이 발견의 가장 놀라운 점 중 하나는 야마나카 인자가 세포의 노화시계도 재설정하는 듯이 보인다는 것이다.

내가 50세인 사람의 피부세포를 채취하여 DNA메틸화(후성유전학)를 토대로 신체나이를 추정한다면, 나온 추정값은 45~50세의 어딘가에 놓일 가능성이 높다. 같은 세포에서 야마나카 인자들을 발현시킨 다음 2주 뒤에 후성유전학적 나이를 다시 측정한다면, 이제 그 나이는 0보다 작은 값이 나올 것이다. 즉, 태아 단계에 있다는 뜻이다! 이는 우리가 늘 가정해왔던 노화 양상과 변화가 재프로그래밍이 가능한 손상의 무작위적 축적에 불과함을 시사한다. 즉, 우리 세포는 자신의 더 젊은 판본으로 돌아갈 수 있으며, 우리 모두의 세포는 이 더 젊은 기본 상태를 기억하고 있다. 우리는 그저 복구 스위치를 켜는 법을 알기만 하면 된다.

최근에 우리는 늙은 세포에서 젊은 세포로 전환시키는 이 스위치를 배양접시에 있는 세포에서뿐 아니라 몸에 있는 세포에서도 작동시킬 수 있다는 것을 알아냈다. 2020년 하버드 데이비드 싱클레어 연구실의 대학원생인 위안청 루Yuancheng Lu는 야마나카 인자를 써서 생쥐 시신경의 세포를 재프로그래밍하는 데 성공했다.[12] 그럼으로써 연구진은 일부러 손상시켜서 유도한 녹내장 관련 시력상실을 회복시킬 수 있었고, 우리 연구진과 공동으로 이런 세포의 후성유전학적 노화도 역전시킬 수 있음을 보여주었다.

다른 연구진들도 생물학적 노화를 재프로그래밍할 수 있다는 놀라운 가능성을 보여주는 초기 증거들을 내놓았다. 캘리포니아 라호이아에 있는 솔크연구소의 후안 카를로스 이즈피수아 벨몬테Juan Carlos Izpisua Belmonte 연구진은 재프로그래밍을 써서 생쥐의 노화를 지연시키거나 역전시킬 수 있었다.[13] 그들은 조로증 생쥐에게서 노화를 가속시키는 돌연변이들을 후성유전체의 재설정을 통해 상쇄시킬 수 있는지 조사했다. 그들은 돌연변이 자체를 바꾸는 일은 전혀 하지 않고서도 더 젊은 시기의 후성유전체로 복원시킴으로써 생쥐의 수명을 18~24주(사람으로 치면 약 8년) 늘릴 수 있음을 보여주었다. 또 연구진은 '정상' 생쥐의 후성유전체를 재프로그래밍함으로써 대사질환과 근육손실에 맞서는 저항력 증진 등 여러 노화관련 증상들을 상쇄시킬 수 있다는 것도 보여주었다.

그런데 이 연구는 후성유전학적 재프로그래밍을 통해 노화를 억제한다는 개념이 옳다는 증거를 제시하는 한편으로, 한 가지 중요한 점도 보여주었다. 연구진은 배양한 세포를 재프로그래밍한 기존 연구들과 달리, '부분' 또는 '주기적' 재프로그래밍이라고 이름 붙인 실험방법을 썼다. 야마나카 인자를 짧은 기간(몇 주가 아니라 이틀)만 켰다는 뜻이다. 야마나카 인자가 장기적으로 발현될 때 '기형종 teratoma'이라는 치명적인 형태의 암이 생긴다는 것이 알려졌기 때문이다. 기형종은 으레 이빨, 털, 뼈, 근육 등 다양한 조직과 기관이 다 들어 있는 희귀한 종양이다. 재프로그래밍된 생쥐에게 이런 일이 일어나는 것은 생쥐의 몸에서 분화한 기관들을 이루는 완전히 발달한 세포들이 줄기세포처럼 바뀌었다가 다른 종류의 세포로 분화하곤 하기 때문이다. 간은 대부분 간세포로 이루어지는 대신에 줄기세포가 많이 섞이면서, 이윽고 온갖 종류의 세포들이 뒤범벅된 곳이 되었다. 우리는 그런 일이 벌어지기를 결코 원치 않는다.

다행히도 벨몬테 연구진은 재프로그래밍 과정 때 세포가 줄기세포처럼 바뀌기 전에 노화표지가 먼저 역전된다는 것을 발견했다. 그래서 벨몬테는 세포가 바뀌기 전에(즉 '탈분화'하기 전에) 야마나카 인자를 끔으로써, 세포의 원래 정체성을 유지하면서 노화를 역전시킬수 있음을 보여주었다. 후성유전학적 노화패턴이 다시 젊은 시절의 패턴으로 돌아갔고, 늙은 간세포였던 것이 더 젊은 간세포가 되었다.

그래도 후성유전학적 재프로그래밍이 사람에게 써도 좋은 요법이라고 여겨지려면 먼저 해결해야 할 질문들이 여전히 많다. 예를 들어 우리는 이 요법을 얼마나 오래 적용해야 할지 알지 못한다. 세포와 조직의 종류에 따라 다를 수도 있다. 또 재프로그래밍 인자들이나 메커니즘들을 어떻게 조합해야 세포의 탈분화를 더 잘 막을 수 있는지, 이 효과가 얼마나 오래 지속될지도 알지 못한다. 개체결합 실험때 젊은 세포가 늙은 환경에 노출되면 더 빨리 늙는다고 나왔다는 점을 명심하자. 또 우리는 이 요법을 몸 전체에 적용하는 것이 가장 큰 혜택을 이끌어낼 수 있는지, 아니면 특정한 기관과 세포를 표적으로 삼아야 하는지도 알지 못한다. 게다가 위험을 적게 안고서 상당한 혜택을 누리려면 이 요법을 몇 번까지 안전하게 할 수 있는지도 알지 못한다.

더 근본적인 차원에서 보자면, 우리는 자연과 생명이 어떻게 이 놀라운 성취를 이루는지도 아직 이해하지 못하고 있다. 세포는 어떤 식으로든 간에 기억을 하고 있는 듯하다. 그들은 예전과 아주 가까운 후성유전학적 상태로 돌아갈 수 있고, 어느 모로 보아도 진정한 배아 줄기세포와 단순히 전환된 늙은 세포를 구별하기 어렵다. 아직 답을 모르는 이런 온갖 의문들이 있긴 하지만, 이 놀라운 현상은 노화가 융통성 있는 현상임을 입증한다. 시간의 화살은 한 방향을 가리킬지 모르지만, 생명현상은 꼭 그래야 할 이유가 없다.

왜 기다리고 있는 걸까?

후성유전학적 재프로그래밍 같은 전략은 훗날 인류가 시간을 되돌려서 노화의 많은 질병들을 피하도록 도울 수 있을지 모른다. 반대로 전 세계의 뛰어난 과학자들이 최선을 다해 노력하고 헌신했으나 이 전략이 별 성과를 보지 못할 가능성도 있다. 인류는 과학과 기술의 가능한 한계를 밀어붙이려고, 자신이 가능하다고 생각한 수준을 넘어서려고 끊임없이 노력한다. 건강과 노화를 최적화하는 문제에서는 개선을 반드시 알약이나 주사바늘을 통해서 할 필요가 없다. 획기적인 발견이 이루어지기를 기다리는 동안, 우리 각자가 스스로 할 수 있는 일들이 있다.

자신의 노화과정을 이해하고 추적함으로써 우리는 자신의 노화를 지연시킬 방법을 발견하고, 자신에게 맞는 습관을 발견하고, 아프기 전에 의학적 조언을 받을지의 여부를 판단하고, 살아가는 기간 내내 건강과 안녕을 도모할 수 있다.

덧붙이는 말

이해 충돌

이 책을 마무리하면서, 지금까지 다룬 내용 중 내가 경제적으로 연관되어 있어서 이해충돌로 비칠 수 있는 영역이 일부 있다는 점을 공식적으로 인정하고 싶다. 이 책을 내가 개발에 도움을 준 제품의 판매 혹은 광고의 수단으로 삼으려는 의도는 전혀 없다. 책에서 내내 나는 독자에게 자신의 노화과정을 추적할 수 있는 다양한 대안과 방법이 있음을 알리는 것을 목표로 삼았다. 그러다 보니 내가 관여하고 있는 몇몇 제품과 기업을 언급하기도 했다. 그러나 내가 개발해온 도구들 중에는 무료로 이용할 수 있는 것들도 있다. 연구와 개인적인 건강유지 노력을 통해서 나는 신체나이 추적이 엄청난 잠재력을 지닌다는 것을 알아차렸고, 그렇기에 모두가 그 가능성을 활용해야 한다고 강하게 느낀다. 나는 과학과 기술을 현대사회에 만연한 건강격차를 더욱 부추기는 수단으로 삼아서는 안 된다고 굳게 믿는다. 대신에 과학은 그런 격차를 메우는 도구로 비쳐야 한다. 덧붙이자면, 국가는 가장 덜 건강한 국민만큼만 건강할 뿐이다.

옮긴이의 말

최근 들어 노화를 늦추거나 더 나아가 되돌릴 수 있다는 연구결과들이 잇달아 나오면서, 이 분야에 많은 관심이 쏟아지고 있다. 가능성이 엿보이는 약물연구도 지속적으로 이루어지고 있으며, 식이요법, 단식, 운동, 명상 등 노화억제에 효과가 있다고 밝혀지거나 추정되는 생활습관들을 실천하려는 이들도 많다.

그런데 약물이든 영양제든 생활습관이든 간에 노화를 억제하겠다고 무언가를 했을 때, 정말로 효과가 있는지의 여부를 어떻게 알까? 젊어진 기분이 든다, 피부가 팽팽해졌다, 덜 피곤하다 같은 주관적 평가 외에 객관적으로 판단할 기준이 있을까?

이 책의 저자 모건 레빈은 바로 그 기준을 개발하는 일을 하는 과학자다. 오늘날에는 화장과 시술의 힘도 관여하는 까닭에, 실제로 얼마나 젊고 건강한지를 파악하는 일이 꽤 까다로워졌다. 즉 겉모습과실제 몸의 노화 및 건강상태가 어긋나는 사례도 많다. 이렇게 자신이실제로 얼마나 젊고 건강한지도 파악하기 어려운데, 노화억제를 위해 열심히 무언가를 했을 때 효과가 있는지의 여부를 판단하는 것이 과연 가능할까?

저자는 가능하다고 말한다. 저자는 이 책에서 무엇보다도 우리가 노화를 늦추거나 또는 안 좋은 생활습관을 들여서 노화를 촉진한다고 말할 때, 그 기준이 달력상의 숫자나이가 아니라는 점을 염두에 두어야 한다고 강조한다. 즉, 숫자나이는 비교 기준 역할을 하며, 바뀌는 것은 생물학적인 신체나이라는 것이다.

그렇다면 신체나이를 측정하는 객관적인 기준이 있을까? 저자는 피부결, 머리숱, 주름 같은 겉으로 보이는 특징이 아니라, 혈액검사 등을 통해 얻는 수치가 중요한 역할을 한다고 말한다. 그렇다면 온갖 검사를 추가로 받아야만 신체나이를 알 수 있다는 의미가 되지 않나? 단식을 일주일 한 뒤에 효과가 있는지 알려면, 일주일 간격으로 피를 빼서 값비싼 검사를 받아야 하나?

이 책에서는 그것은 아니라고 말한다. 그런 성가시고 부담스러운 방식을 쓰지 않기 위해서 저자는 많은 노력을 기울였으며, 그 결과 사람들이 건강검진 때 으레 받는 검사 같은 자료를 통해서 신체나이를 파악할 기준을 내놓았다. 저자는 건강검진 때에는 우리의 콜레스테롤 수치 같은 것이 정상범위에 있는지만 알려주지만, 그런 자료에는 정상인지의 여부를 떠나서 우리의 건강상태를 훨씬 더 상세히 알려줄 내용이 담겨 있다고 말한다. 그런 여러 수치들을 나름의 모형을 통해 종합하면 건강과 노화상태를 충분히 알 수 있다는 것이다. 그런 전제하에 저자는 따로 추가로 시간과 비용을 들이지 않고도 노화수준을 알 수 있는 기준들을 개발하는 노력을 지속적으로 기울여왔다.

저자는 그렇게 신체나이와 노화 수준을 객관적으로 파악할 수 있어야만, 운동이든 식단이든 어떤 노력을 했을 때 실제로 효과가 있는지를 알 수 있다고 말한다. 그런 객관적인 기준을 마련한 덕분에, 노화를 억제한다는 이런저런 방법들이 과연 실제로 효과가 있는지를 판별할 수 있었다.

이 책은 그런 객관적인 기준을 마련하기 위해 연구자들이 어떤 일들을 했는지를 잘 보여준다. 또 그런 기준을 써서 살펴보았을 때, 효과가 있었던 노화 재설계 방법들이 어떤 것인지도 살펴본다. 그리고 신체나이를 정기적으로 측정하는 것이 노화의 예방과 억제에 매우 중요한 수단이라는 점도 강조한다. 젊어진 기분이 든다거나 피부가 좋아졌다 같은 주관적인 평가가 아니라, 객관적인 기준에 따라 체계적인 방식을 택할 때 진정으로 신체나이를 젊게 유지할 수 있다는 점을 설득력 있게 제시하는 책이다.

주석

1장

1. A. Ghossain and M. A. Ghossain, "HistoryofMastectomy Before and After Halsted," *Lebanese Medical Journal* 52, no. 2 (2009): 65–71.

2. CDC, COVID-19, "Older Adults: At Greater Risk of Requiring Hospitalization or Dying if Diagnosed with COVID-19," https:// www.cdc.gov/coronavirus/2019-ncov/ need-extra-precautions/older-adults.html.

3. C. K. Chumley, "Coronavirus Case and Death Counts in U.S. Ridiculously Low," *Washington Times*, April 14, 2020.

4. S. J. Olshansky," Articulating the Case for the Longevity Dividend," *Cold Spring Harbor Perspectives in Medicine* 6, no. 2 (February 2016): a025940.

2장

1. CDC, *How Tobacco Smoke Causes Disease: The Biology and Behavioral Basis for Smoking-Attributable Disease: A Report of the Surgeon General*, Centers for Disease Control and Prevention, 2012.

2. M. Weietal., "Fasting-Mimicking Diet and Markers/Risk Factors for Aging, Diabetes, Cancer, and Cardiovascular Disease," *Science Translational Medicine* 9, no. 377 (February 2017): https://doi:10.1126/scitransl med.aai8700.

3장

1. W. Makalowski, J. Zhang, and M. S. Boguski, "Comparative Analysis of 1196 Orthologous Mouse and Human Full-Length mRNA and Protein Sequences," *Genome Research* 6, no. 9 (September 1996): 846–57.

2. J. Nielsenetal., "Eye Lens Radio-Carbon Reveals Centuries of Longevity in the Greenland Shark (*Somniosus microcephalus*)," *Science* 353, no. 6300 (August 2016): 702–4.

3. E. O. Wilson, *The Insect Societies* (Cambridge, MA: Belknap Press, 1971), x, 548.

4. The larva queen feasts on "royal jelly": M. H. Haydak, "Honey Bee Nutrition," *Annual Review of Entomology* 15, no. 143 (January 1970): 143–56.

5. altered epigenetic patterns: W. Zhou et al., "DNA Methylation Loss in Late-Replicating Domains Is Linked to Mitotic Cell Division," *Nature Genetics* 50, no. 4 (April 2018): 591–602.

6. C. Minteer et al., "A DNAmRep Epigenetic Fingerprintf or Determining CellularReplication Age," *bioRxiv* (2020): https://doi.org/10.1101/2020.09.02.280073.

7. B. McClintock, "The Origin and Behavior of Mutable Loci in Maize," *PNAS* 36, no. 6 (June 1950): 344–55.

8. A. Weismann, *Essays upon Heredity and Kindred Biological Problems*, 2nd ed. (Oxford, UK: Clarendon Press, 1891).

9. Hayflick and Moorhead showed that cells: L. Hayflick and P. S. Moorhead, "The Serial Cultivation of Human Diploid Cell Strains," *Experimental Cell Research* 25, no. 3 (December 1961): 585–621.

10. C. W. Greider and E. H. Blackburn, "Identification of a Specific Telomere Terminal Transferase Activity in Tetrahymena Extracts," *Cell* 43, no. 2, pt. 1 (December 1985): 405–13.

11. J. P. de Magalhães and J. F. Passos, "Stress, Cell Senescence and Organismal Ageing," *Mechanisms of Ageing and Development* 170 (March 2018): 2–9.

12. J.-P. Coppé et al., "The Senescence-Associated Secretory Phenotype: The Dark Side of Tumor Suppression," *Annual Review of Pathology* 5 (2010): 99–118.

13. J. Oh, Y. D. Lee, and A. J. Wagers, "Stem Cell Aging: Mechanisms, Regulators and Therapeutic Opportunities," *Nature Medicine* 20, no. 8 (August 2014): 870–80.

14. S. Jaiswal et al., "Age-Related Clonal Hematopoiesis Associated with Adverse Outcomes," *New England Journal of Medicine* 371, no. 26 (December 2014): 2488–98.

15. J. Cairns, "Mutation Selection and the Natural History of Cancer," *Nature* 255, no. 5505 (May 1975): 197–200.

16. D. Lehotzky and G. K. H. Zupanc, "Cellular Automata Modeling of Stem-Cell-Driven Development of Tissue in the Nervous System," *Developmental Neurobiology* 79, no. 5 (May 2019): 497–517.

17. N. A. Christakis, "Social Networks and Collateral Health Effects," *BMJ* 329, no. 7459 (July 2004): 184–85.

18. A. Brooks, "Guns, Germs and Steel: A Short History of Everybody for the Last 13,000 Years," *BMJ* 318, no. 7193 (May 1999): 1294A.

19. J.-H. Yang et al., "Erosion of the Epigenetic Landscape and Loss of Cellular Identity as a Cause of Aging in Mammals," *bioRxiv* (October 2019): https://doi.org/10.1101/808642.

20. A. Marusyk and J. DeGregori, "Declining Cellular Fitness with Age Promotes Cancer Initiation by Selecting for Adaptive Oncogenic Mutations," *Biochimica et Biophysica Acta* 1785, no. 1 (January 2008): 1–11.

21. Alzheimer's Association, "What Is Alzheimer's Disease?," accessed 2021, https://www.alz.org/alzheimers-dementia/what-is-alzheimers.

22. P. Zhang et al., "Senolytic Therapy Alleviates Aβ-Associated Oligodendrocyte Progenitor Cell Senescence and Cognitive Deficits in an Alzheimer's Disease Model," *Nature Neuroscience* 22, no. 5 (May 2019): 719–28.

4장

1. Rockwood and A. Mitnitski, "Frailty in Relation to the Accumulation of Deficits," *Journals of Gerontology*, series A, *Biological Sciences and Medical Sciences* 62, no. 7 (July 2007): 722–27.

2. J. Lin et al., "Telomere Length Measurement by qPCR—Summary of Critical Factors and Recommendations for Assay Design," *Psychoneuroendocrinology* 99 (January 2019): 271–78.

3. E. S. Epel et al., "Accelerated Telomere Shortening in Response to Life Stress," *PNAS* 101, no. 49 (December 2004): 17312.

4. M. E. Levine et al., "An Epigenetic Biomarker of Aging for Lifespan and Healthspan," *Aging* (Albany, NY) 10, no. 4 (April 2018): 573–91.

5. Z. Liu et al., "Associations of Genetics, Behaviors, and Life Course Circumstances with a Novel Aging and Healthspan Measure: Evidence from the Health and Retirement Study," *PLoS Medicine* 16, no. 6 (June2019): e1002827.

6. V. Moorhouse, "How Much We Spend on Anti-Aging Cream over a Lifetime Is ASTOUNDING," *InStyle*, October 12, 2018.

7. J. Carreyrou, *Bad Blood: Secrets and Lies in a Silicon Valley Startup* (New York: Knopf, 2018).

8. N. Ahuja et al., "Aging and DNA Methylation in Colorectal Mucosa and Cancer," *Cancer Research* 58, no. 23 (December 1998): 5489–94.

9. S. Bocklandt et al., "Epigenetic Predictor of Age," *PLoS ONE* 6, no. 6 (June 2011): e14821.

10. G. Hannum et al., "Genome-Wide Methylation Profiles Reveal Quantitative Views of Human Aging Rates," *Molecular Cell* 49, no. 2 (January 2013): 359–67.

11. S. Horvath, "DNA Methylation Age of Human Tissues and Cell Types," *Genome Biology* 14, no. 3156 (December 2013).

12. M. E. Levine et al., "Menopause Accelerates Biological Aging," *PNAS* 113, no. 33 (July 2016): 9327–32.

13. M. E. Levine et al., "DNA Methylation Age of Blood Predicts Future Onset of Lung Cancer in the Women's Health Initiative," *Aging* (Albany, NY) 7, no. 9 (September 2015): 690–700.

14. A. Quach et al., "Epigenetic Clock Analysis of Diet, Exercise, Education, and Lifestyle Factors," *Aging* (Albany, NY) 9, no. 2 (February 2017): 419–37.

15. J. E. Carroll et al., "Epigenetic Aging and Immune Senescence in Women with Insomnia

Symptoms: Findings from the Women's Health Initiative Study," *Biological Psychiatry* 18, no. 2 (January 2017): 136–44.

16. B. H. Chen et al., "DNA Methylation-Based Measures of Biological Age: Meta-Analysis Predicting Time to Death," *Aging* (Albany, NY) 8, no. 9 (September 2016): 1844–65.

17. Levine et al., "An Epigenetic Biomarker of Aging for Lifespan and Healthspan.".

18. M. Kaeberlein, M. McVey, and L. Guarente, "The SIR2/3/4 Complex and SIR2 Alone Promote Longevity in Saccharomyces cerevisiae by Two Different Mechanisms," *Genes & Development* 13, no. 19 (October1999): 2570–80.

19. S. Imai et al., "Transcriptional Silencing and Longevity Protein Sir2 Is an NAD-Dependent Histone Deacetylase," *Nature* 403, no. 6771 (February 2000): 795–800.

20. S. Michan and D. Sinclair, "Sirtuins in Mammals: Insights into Their Biological Function," *Biochemical Journal* 404, no. 1 (May 2007): 1–13.

5장

1. S. Ahadi et al., "Personal Aging Markers and Ageotypes Revealed by Deep Longitudinal Profiling," *Nature Medicine* 26, no. 1 (January 2020): 83–90.

2. WorldData.info, "Life Expectancy for Men and Women," cited 2021, https://www.worlddata.info/life-expectancy.php.

3. M. K. Andrew and M. C. Tierney, "The Puzzle of Sex, Gender and Alzheimer's Disease: Why Are Women More Often Affected Than Men?," *Women's Health* 14 (December 2018): https://doi.org/10.1177/1745506518817995.

4. S. G. Leveille et al., "Sex Differences in the Prevalence of Mobility Disability in Old Age: The Dynamics of Incidence, Recovery, and Mortality," *Journals of Gerontology*, series B, *Psychological Sciences and Social Sciences* 56, no. 5 (September 2001): S294–301.

5. D. L. Wingard, "The Sex Differential in Morbidity, Mortality, and Lifestyle," *Annual Review of Public Health* 5 (1984): 433–58.

6. Y. Li et al., "A Programmable Fate Decision Landscape Underlies Single-Cell Aging in Yeast," *Science* 369, no. 6501 (July 2020): 325–29.

7.   C. -L. Kuo et al., "Genetic Associations for Two Biological Age Measures Point to Distinct Aging Phenotypes," *medRxiv* (July 2020): https://doi.org/10.1101/2020.07.10.20150797.

6장

1.   L. An, *The Huainanzi*, trans. and ed. John S. Major et al. (Columbia University Press, 2010): 161.

2.   C. Moreschi, *"Beziehungen Zwischen Ernährung und Tumorwachstum," Zeitschrift für Immunitätsforsch* 2 (1909): 651–75.

3.   P. Rous, "The Influence of Diet on Transplanted and Spontaneous Mouse Tumors," *Journal of Experimental Medicine* 20, no. 5 (November 1914): 433–51.

4.   Rous, "The Influence of Diet on Transplanted and Spontaneous Mouse Tumors," 450–51.

5.   T. B. Osborne, L. B. Mendel, and E. L. Ferry, "The Effect of Retardation of Growth upon the Breeding Period and Duration of Life of Rats," *Science* 45, no. 1160 (March 1917): 294–95.

6.   L. Rosenfeld, "Vitamine—Vitamin: The Early Years of Discovery," *Clinical Chemistry* 43, no. 4 (1997): 680–85.

7.   C. M. McCay, M. F. Crowell, and L. A. Maynard, "The Effect of Retarded Growth upon the Length of Life Span and upon the Ultimate Body Size: One Figure," *Journal of Nutrition* 10, no. 1 (July 1935): 63–79.

8.   Carl Zimmer, "The Lost History of One of the World's Strangest Science Experiments," *New York Times*, March 29, 2019.

9.   R. Weindruch et al., "The Retardation of Aging in Mice by Dietary Restriction: Longevity, Cancer, Immunity and Lifetime Energy Intake," *Journal of Nutrition* 116, no. 4 (April 1986): 641–54.

10. R. J. Colman et al., "Caloric Restriction Delays Disease Onset and Mortality in Rhesus Monkeys," *Science* 325, no. 5937 (July 2009): 201–4.

11. Nicholas Wade, "Dieting Monkeys Offer Hope for Living Longer," *New York Times*, July 9, 2009, https://www.nytimes.com/2009/07/10/science/10aging.html.

12. J. A. Mattison et al., "Impact of Caloric Restriction on Health and Survival in Rhesus Monkeys from the NIA Study," *Nature* 489, no. 7414 (September 2012): 318–21.

13. J. A. Mattison et al., "Caloric Restriction Improves Health and Survival of Rhesus Monkeys," *Nature Communications* 8, no. 14063 (January 2017): https://doi.org/10.1038/ncomms14063.

14. S. B. Racette et al., "One Year of Caloric Restriction in Humans: Feasibility and Effects on Body Composition and Abdominal Adipose Tissue," Journals of Gerontology, series A, *Biological Sciences and Medical Sciences* 61, no. 9 (September 2006): 943–50.

15. E. Ravussin et al., "A 2-Year Randomized Controlled Trial of Human Caloric Restriction: Feasibility and Effects on Predictors of Health Span and Longevity," *Journals of Gerontology*, series A, *Biological Sciences and Medical Sciences* 70, no. 9 (July 2015): 1097–104.

16. D. W. Belsky et al., "Change in the Rate of Biological Aging in Response to Caloric Restriction: CALERIE Biobank Analysis," *Journals of Gerontology*, series A, *Biological Sciences and Medical Sciences* 73, no. 1 (December 2017): 4–10.

7장

1. Z. Liu et al., "A New Aging Measure Captures Morbidity and Mortality Risk Across Diverse Subpopulations from NHANES IV: A Cohort Study," *PLoS Medicine* 15, no. 12 (December 2018): e1002718.

2. K. L. Spalding et al., "Dynamics of Fat Cell Turnover in Humans," *Nature* 453, no. 7196 (May 2008): 783–87.

3. D. Swain-Lenz et al., "Comparative Analyses of Chromatin Landscape in White Adipose Tissue Suggest Humans May Have Less Beigeing Potential Than Other Primates," *Genome Biology and Evolution* 11, no. 7 (July 2019): 1997–2008.

4. M. A. Mendez and A. B. Newman, "Can a Mediterranean Diet Pattern Slow Aging?,"

Journals of Gerontology, series A 73, no. 3 (March 2018): 315–17.

5. L. Fontana et al., "Long-Term Effects of Calorie or Protein Restriction on Serum IGF-1 and IGFBP-3 Concentration in Humans," *Aging Cell* 7, no. 5 (October 2008): 681–87.

6. M. E. Levine et al., "Low Protein Intake Is Associated with a Major Reduction in IGF-1, Cancer, and Overall Mortality in the 65 and Younger but Not Older Population," *Cell Metabolism* 19, no. 3 (March 2014): 407–17.

7. D. Buettner and S. Skemp, "Blue Zones: Lessons from the World's Longest Lived," *American Journal of Lifestyle Medicine* 10, no. 5 (September–October 2016): 318–21.

8. I. Rubaum-Keller, "Hara Hachi Bu: Eat Until You Are 80% Full," The Blog, *HuffPost*, September 21, 2011, https://www.huffpost.com/entry/not-overeating_b_969910.

9. K. O. Sarri et al., "Effects of Greek Orthodox Christian Church Fasting on Serum Lipids and Obesity," *BMC Public Health* 3, no. 16 (May 2003), https://doi.org/10.1186/1471-2458-3-16.

10. M. LaFargue, review of The Daoist Tradition: An Introduction, by Louis Komjathy, *Religious Studies Review* 40, no. 2 (2014): 121.

11. R. M. Anson et al., "Intermittent Fasting Dissociates Beneficial Effects of Dietary Restriction on Glucose Metabolism and Neuronal Resistance to Injury from Calorie Intake," *PNAS* 100, no. 10 (May 2003): 6216–20.

12. "5 Human Fasting Studies with Dr. Mark Mattson," LifeApps, March 14, 2019, https://lifeapps.io/fasting/5-human-fasting-studies-with-dr-mark-mattson/.

13. K. A. Varady et al., "Alternate Day Fasting for Weight Loss in Normal Weight and Overweight Subjects: A Randomized Controlled Trial," *Nutrition Journal* 12, no. 146 (November 2013): https://doi.org/10.1186/1475-2891-12-146.

14. J. F. Trepanowski et al., "Effect of Alternate-Day Fasting on Weight Loss, Weight Maintenance, and Cardioprotection Among Metabolically Healthy Obese Adults: A Randomized Clinical Trial," *JAMA Internal Medicine* 177, no. 7 (July 2017): 930–38.

15. M. J. Wilkinson et al., "Ten-Hour Time-Restricted Eating Reduces Weight, Blood Pressure, and Atherogenic Lipids in Patients with Metabolic Syndrome," *Cell Metabolism* 31, no. 1 (January 2020): 92–104.e5.

16. M. N. Roberts et al., "A Ketogenic Diet Extends Longevity and Healthspan in Adult Mice," *Cell Metabolism* 26, no. 3 (September 2017): 539–46.e5.

17. E. L. Goldberg et al., "Ketogenesis Activates Metabolically Protective γδ T Cells in Visceral Adipose Tissue," *Nature Metabolism* 2, no. 1 (January 2020): 50–61.

8장

1. E. G. Wilmo et al., "Sedentary Time in Adults and the Association with Diabetes, Cardiovascular Disease and Death: Systematic Review and Meta-Analysis," *Diabetologia* 55, no. 11 (November 2012): 2895–905.

2. S. R. Colberg et al., "Physical Activity/Exercise and Diabetes: A Position Statement of the American Diabetes Association," *Diabetes Care* 39, no. 11 (November 2016): 2065–79.

3. M. D. Holmes et al., "Physical Activity and Survival After Breast Cancer Diagnosis," *JAMA* 293, no. 20 (May 2005): 2479–86.

4. S. C. Moore et al., "Association of Leisure-Time Physical Activity with Risk of 26 Types of Cancer in 1.44 Million Adults," *AMA Internal Medicine* 176, no. 6 (June 2016): 816–25.

5. I. -M. Lee et al., "Effect of Physical Inactivity on Major Non-Communicable Diseases Worldwide: An Analysis of Burden of Disease and Life Expectancy," *Lancet* 380, no. 9838 (July 2012): 219–29.

6. G. A. Brooks, "The Science and Translation of Lactate Shuttle Theory," *Cell Metabolism* 27, no. 4 (April 2018): 757–85.

7. K. Lindert et al., "Cumulative Clinical Experience with MF59-Adjuvanted Trivalent Seasonal Influenza Vaccine in Young Children and Adults 65 Years of Age and Older," *International Journal of Infectious Diseases* 85s (August 2019): S10–17.

8. A. M. Horowitz et al., "Blood Factors Transfer Beneficial Effects of Exercise on Neurogenesis and Cognition to the Aged Brain," *Science* 369, no. 6500 (July 2020): 167–73.

9. S. S. Y. Yeung et al., "Sarcopenia and Its Association with Falls and Fractures in Older

Adults: A Systematic Review and Meta-Analysis," *Journal of Cachexia, Sarcopenia and Muscle* 10, no. 3 (June 2019): 485–500.

10. R. Bross, M. Javanbakht, and S. Bhasin, "Anabolic Interventions for Aging-Associated Sarcopenia," *Journal of Clinical Endocrinology & Metabolism* 84, no. 10 (October 1999): 3420–30.

11. M. M. Robinson et al., "Enhanced Protein Translation Underlies Improved Metabolic and Physical Adaptations to Different Exercise Training Modes in Young and Old Humans," *Cell Metabolism* 25, no. 3 (March 2017): 581–92.

12. A. Merghani, A. Malhotra, and S. Sharma, "The U-Shaped Relationship Between Exercise and Cardiac Morbidity," *Trends in Cardiovascular Medicine* 26, no. 3 (April 2016): 232–40.

9장

1. N. E. Fultz et al., "Coupled Electrophysiological, Hemodynamic, and Cerebrospinal Fluid Oscillations in Human Sleep," *Science* 366, no. 6465 (November 2019): 628–31.

2. A. Serrano-Pozo et al., "Neuropathological Alterations in Alzheimer Disease,". *Cold Spring Harbor Perspectives in Medicine* 1, no. 1 (September 2011); https://doi.org/10.1101/cshperspect.a006189.

3. E. D. Buhr and J. S. Takahashi, "Molecular Components of the Mammalian Circadian Clock," *Handbook of Experimental Pharmacology* 217 (September 2013): 3–27.

4. H. -C. Chang and L. Guarente, "SIRT1 Mediates Central Circadian Control in the SCN by a Mechanism That Decays with Aging," *Cell* 153, no. 7 (June 2013): 1448–60.

5. F. O. James, N. Cermakian, and D. B. Boivin, "Circadian Rhythms of Melatonin, Cortisol, and Clock Gene Expression During Simulated Night Shift Work," *Sleep* 30, no. 11 (November 2007): 1427–36.

6. C. M. Morin and J. Carrier, "The Acute Effects of the COVID-19 Pandemic on Insomnia and Psychological Symptoms," *Sleep Medicine* 77 (January 2021): 346–47.

7. J. Caputo, E. K. Pavalko, and M. A. Hardy, "Midlife Work and Women's Long-Term

Health and Mortality," *Demography* 57, no. 1 (December 2019): 373–402.

8. H. Ellis, "Harvey Cushing: Cushing's Disease," *Journal of Perioperative Practice* 22, no. 9 (September 2012): 298–99.

9. S. W. Cole, "The Conserved Transcriptional Response to Adversity," *Current Opinion in Behavioral Sciences* 28 (August 2019): 31–37.

10. A. J. Crum, J. P. Jamieson, and M. Akinola, "Optimizing Stress: An Integrated Intervention for Regulating Stress Responses," *Emotion* 20, no. 1 (February 2020): 120–25.

11. Kelly McGonigal, *The Upside of Stress: Why Stress Is Good for You, and How to Get Good at It* (New York: Avery, 2015).

12. A. A. Taren et al., "Mindfulness Meditation Training Alters Stress-Related Amygdala Resting State Functional Connectivity: A Randomized Controlled Trial," *Social Cognitive and Affective Neuroscience* 10, no. 12 (June 2015): 1758–68.

13. E. M. Crimmins, J. K. Kim, and T. E. Seeman, "Poverty and Biological Risk: The Earlier 'Aging' of the Poor," *Journals of Gerontology*, series A, *Biological Sciences and Medical Sciences* 64, no. 2 (February 2009): 286–92.

14. N. E. Watson et al., *Worst Case Housing Needs: 2019 Report to Congress*, Washington, DC: U.S. Department of Housing and Urban Development, June 2020.

15. World Economic Forum, *Global Social Mobility Index 2020: Why Economies Benefit from Fixing Inequality*, January 2020.

16. M. D. Hayward and B. K. Gorman, "The Long Arm of Childhood: The Influence of Early-Life Social Conditions on Men's Mortality," *Demography* 41, no. 1 (February 2004): 87–107.

17. L. C. Schulz, "The Dutch Hunger Winter and the Developmental Origins of Health and Disease," *PNAS* 107, no. 39 (September 2010): 16757.

18. C. N. Hales and D. J. Barker, "The Thrifty Phenotype Hypothesis,") *British Medical Bulletin* 60 (2001): 5–20.

19. M. E. Levine and E. M. Crimmins, "Evidence of Accelerated Aging Among African Americans and Its Implications for Mortality," *Social Science & Medicine* 118 (October

2014): 27–32.

20. A. T. Geronimus, "The Weathering Hypothesis and the Health of African-American Women and Infants: Evidence and Speculations," *Ethnicity & Disease* 2, no. 3 (Summer 1992): 207–21.

10장

1. A. I. Geller et al., "Emergency Department Visits for Adverse Events Related to Dietary Supplements," *New England Journal of Medicine* 373, no. 16 (October 2015): 1531–40.

2. M. Kaeberlein et al., "Regulation of Yeast Replicative Life Span by TOR and Sch9 in Response to Nutrients," *Science* 310, no. 5751 (November 2005): 1193–96.

3. Jacalyn Duffin, *Stanley's Dream: The Medical Expedition to Easter Island* (Montreal: McGill-Queen's Uni-versity Press, 2019): 3.

4. D. E. Harrison et al., "Rapamycin Fed Late in Life Extends Lifespan in Genetically Heterogeneous Mice," *Nature* 460, no. 7253 (July 2009): 392–95.

5. J. B. Mannick et al., "mTOR Inhibition Improves Immune Function in the Elderly," *Science Translational Medicine* 6, no. 268 (December 2014): 268ra179.

6. D. J. Baker et al., "Clearance of p16Ink4a-Positive Senescent Cells Delays Ageing-Associated Disorders," *Nature* 479, no. 7372 (November 2011): 232–36.

7. Y. Zhu et al., "The Achilles' Heel of Senescent Cells: From Transcriptome to Senolytic Drugs," *Aging Cell* 14, no. 4 (August 2015): 644–58.

8. P. Bert, "*Sur la Greffe Animale*," *Comptes rendus de l'académie des sciences* 61 (1865): 587–89.

9. I. M. Conboy et al., "Rejuvenation of Aged Progenitor Cells by Exposure to a Young Systemic Environment," *Nature* 433, no. 7027 (February 2005): 760–64.

10. M. Mehdipour et al., "Rejuvenation of Three Germ Layers Tissues by Exchanging Old Blood Plasma with Saline-Albumin," *Aging* (Albany, NY) 12, no. 10 (May 2020): 8790–819.

11. K. Takahashi and S. Yamanaka, "Induction of Pluripotent Stem Cells from Mouse Em-

bryonic and Adult Fibroblast Cultures by Defined Factors," *Cell* 126, no. 4 (August 2006): 663–76.

12. Y. Lu et al., "Reprogramming to Recover Youthful Epigenetic Information and Restore Vision," *Nature* 588, no. 7836 (December 2020): 124–29.

13. A. Ocampo et al., "In Vivo Amelioration of Age-Associated Hallmarks by Partial Reprogramming," *Cell* 167, no. 7 (December 2016): 1719–33e12.

노화의 재설계

초판 1쇄 발행 2023년 5월 3일
초판 2쇄 발행 2023년 6월 15일

지은이 모건 레빈
옮긴이 이한음
펴낸이 이승현

출판2 본부장 박태근
W&G 팀장 류혜정
디자인 조은덕
교정교열 장윤정

펴낸곳 ㈜위즈덤하우스   **출판등록** 2000년 5월 23일 제13-1071호
주소 서울특별시 마포구 양화로 19 합정오피스빌딩 17층
전화 02) 2179-5600   **홈페이지** www.wisdomhouse.co.kr

ISBN 979-11-6812-620-6 03510